KB245950

한방 발효액 ②

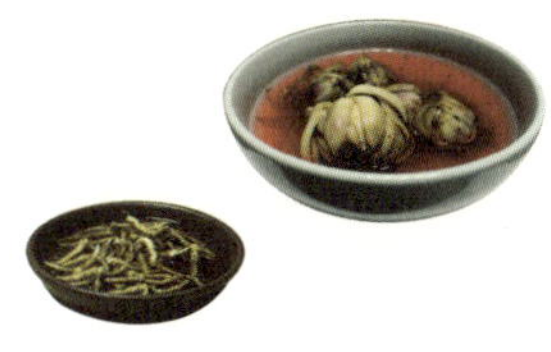

고전에서 만나는

한방 발효액 ❷

지은이 | 최양수 · 신경순
펴낸이 | 배기순
펴낸곳 | 하남출판사

초판1쇄 발행 | 2014년 3월 31일
등록번호 | 제10-0221호

서울시 종로구 관훈동 198-16 남도B/D 302호
전화 (02)720-3211(代) | 팩스 (02)720-0312
홈페이지 http://www.hnp.co.kr
e-mail : hanamp@chollian.net, hanam@hnp.co.kr

ⓒ 최양수 · 신경순, 2014

ISBN 978-89-7534-225-7(13510)

고전에서 만나는
한방 발효액 ②

최양수·신경순 지음

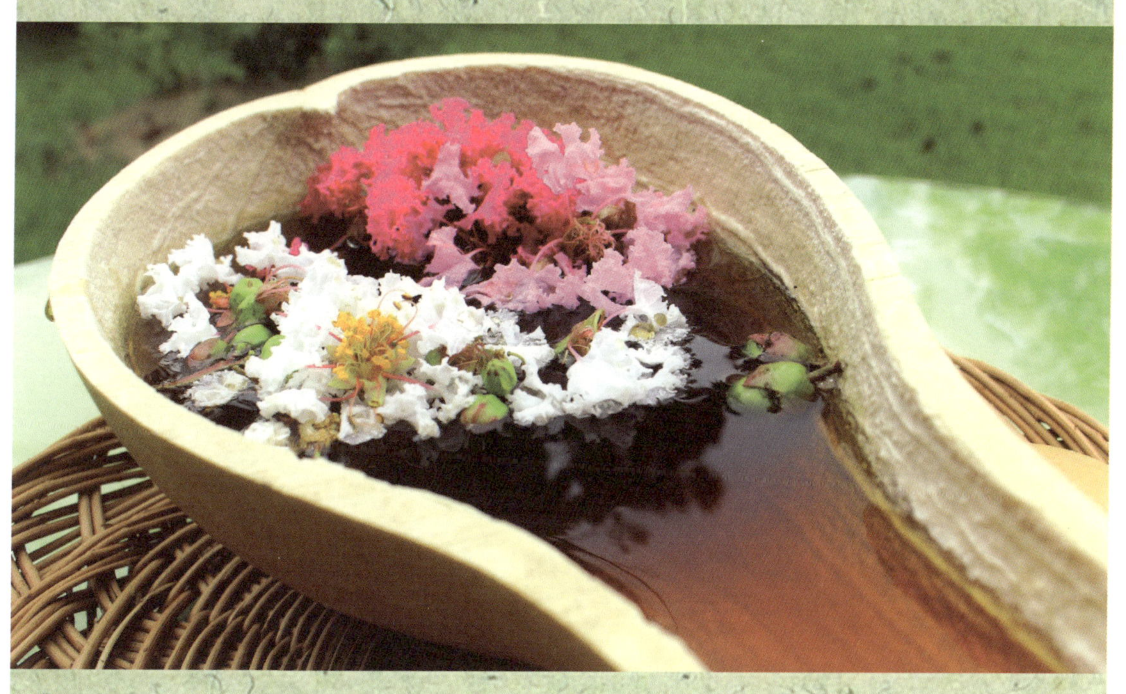

하남출판사

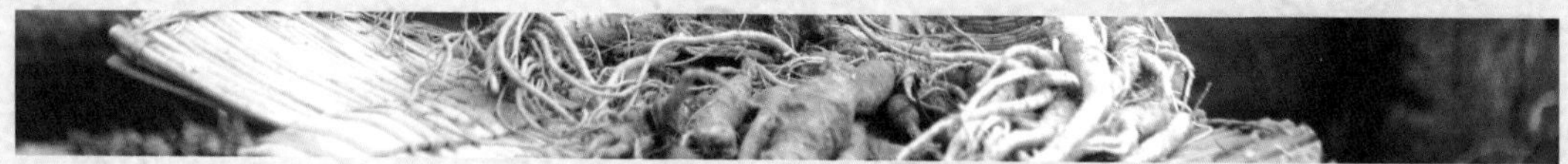

한방 발효액에 쓰이는 대표적 약재 8

제1장 간장에 좋은 한방 발효액

● **인진호**

인진호+치자 16 / 인진호+건강(생강) 17 / 인진호+후박 18 / 인진호+창출(삽주) 19

● **박하**

박하+국화 22 / 박하+녹차 23 / 박하+상심자(오디) 24 / 박하+죽엽 25

● **용담초**

용담초+시호 28 / 용담초+인진호 29 / 용담+맥문동+사삼 30 /
간(肝)과 신맛(酸味) 31

● **모과**

모과+오가피+위령선 34 / 모과+산사+지실 35 / 모과+우슬+방풍 36 /
시럽화의 의미 **1** 두 가지 이상의 약재로 발효액 만들기 37

● **울금 · 강황**

울금+석창포 40 / 울금+지각 41 / 울금+창포 42 / 강황+계지 43

● **국화**

국화+상엽 46 / 국화+포공영 47 / 국화+방풍 48 / 국화+강활 49

● **포공영**

포공영+과루피 52 / 포공영+자화지정(제비꽃) 53 / 포공영+인진호 54 /
포공영+어성초+동과인 55 / 포공영+감초 56 /
시럽화의 의미 **2** 두 가지 이상의 약재로 발효액 만들기 57

제 2 장 심장에 좋은 한방 발효액

● **구맥**
구맥+산치자 62 / 구맥+단삼 63 / 구맥+금전초 64 /
심(心)과 쓴맛(苦味) 65

● **홍화**
홍화+도인 68 / 홍화+익모초 69 / 홍화+자초 70
함께 쓰면 안 되는 약재들 **1** 71

● **산조인**
산조인+오미자 74 / 산조인+생지황 75 / 산조인+치자 76 / 산조인+단삼 77

● **복령**
복령+계지 80 / 복령+황기 81 / 복령+백출 82 / 복령+동규자 83

● **죽엽 · 죽여**
죽엽+귤피 86 / 죽여+노근 87 / 죽여+목통+생지황 88 /
함께 쓰면 안 되는 약재들 **2** 식물성 89

● **감초**
감초+인삼 92 / (자)감초+생지황 93 / 감초+백작약 94 / 감초+길경 95 /
감초+봉밀(꿀) 96 / 함께 쓰면 안 되는 약재들 **3** 동물성 97

● **단삼**
단삼+인삼 100 / 단삼+갈근 101 / 단삼+목단피 102 / 단삼+향부자 103

제 3 장 비장에 좋은 한방 발효액

● **건강 · 생강**
생강+감초 108 / 생강(건강)+후박 109 / 생강(건강)+백출 110 /
생강(건강)+오미자 111

● **곽향**
곽향+자소엽 114 / 곽향+진피+후박 115 / 곽향+하엽 116 / 곽향+백출 117

● **후박**

후박+지각 120 / 후박+행인 121 / 후박+창출+진피 122 /

비(肥)와 단맛(甘味) 123

● **백지**

백지+고본 126 / 백지+세신 127 / 백지+천궁 128 / 백지+길경 129

● **자소엽**

자소엽+생강 132 / 소엽+황련 133 / 자소+진피 134 / 자소경+길경 135

● **승마**

승마+생지황 138 / 승마+시호 139 / 승마+인삼 140 / 승마+황련 141

● **산사**

산사+신곡 144 / 산사+소엽 145 / 산사+감초 146 / 산사+하엽(연잎) 147

제 4 장 폐장에 좋은 한방 발효액

● **맥문동**

맥문동+오미자 152 / 맥문동+옥죽 153 / 맥문동+패모 154 / 맥문동+사삼+현삼 155

● **지모**

지모+황백 158 / 지모+맥문동 159 / 지모+산조인 160 / 지모+백합 161

● **전호**

전호+상백피 164 / 전호+길경 165 / 전호+자소엽+행인 166 / 전호+패모+관동화 167

● **패모**

패모+지모 170 / 패모+과루(실) 171 / 패모+하고초 172 / 패모+연교 173

● **백모근**

백모근+(건)지황 176 / 백모근+노근 177 / 백모근+소계 178 / 백모근+우절 179

● **우방자(근)**

우방자+현삼 182 / 우방자+감초 183 / 우방자+길경+패모 184 /

폐(肺)와 매운맛(辛未) 185

● **상엽 · 상백피**

상엽+행인 188 / 상엽+상지 189 / 상백피+황금 190 / 상백피+지골피 191

제 5 장 신장에 좋은 한방 발효액

● **산약**

산약+복령 196 / 산약+백출(창출) 197 / 산약+당삼(만삼) 198 /
산약+천화분 199

● **두충**

두충+구기자+산수유 202 / 두충+호도육 203 / 두충+상기생 204 /
두충+백작약 205

● **현삼**

현삼+우방자 208 / 현삼+목단피 209 / 현삼+생지황+맥문동 210 /
현삼+사삼+맥문동 211

● **골쇄보**

골쇄보+속단 214 / 골쇄보+숙지황+산수유 215 / 골쇄보+산약+보골지 216 /
골쇄보+보골지+우슬+호도인 217

● **복분자**

복분자+금앵자+검실 220 / 복분자+숙지황+구기자+여정자 221 /
복분자+토사자+구기자+오미자+차전자 222 /
신(腎)과 짠맛(鹹味) 223

● **보골지**

보골지+토사자 226 / 보골지+상기생(곡기생) 227 / 보골지+육두구 228 /
보골지+호도육 229

● **택사**

택사+백출 232 / 택사+복령 233 / 택사+우슬+백출 234 /
산야초 효소 발효액과 설탕 235

후기 효소 발효액에 대하여 236

참고문헌 239

광고 천장사와 함께 하는 산야초 참살이 강좌 240

한방 발효액 에 쓰이는 대표적 약재

건강을 지켜주는 산야초라도 각각의 효능과 약성 등을 제대로 알지 못하고 응용하면 내 몸에 약이 아니라 독이 될 수 있다. 때문에 이용하려는 산야초의 효능을 자세히 알고 나의 체질에 맞는 산야초를 고를 수 있어야 한다.

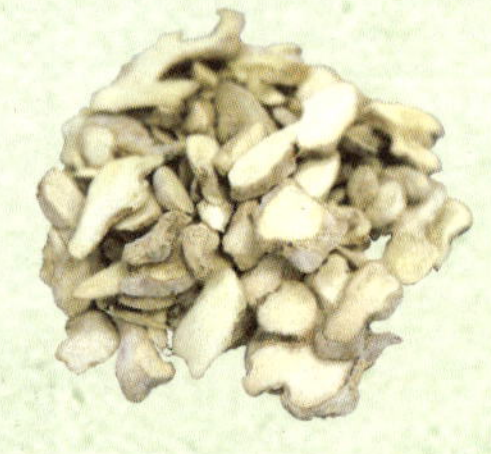

건강

한기를 없애고 감기를 치료하며
가래를 삭이고 기침을 멎게 한다.

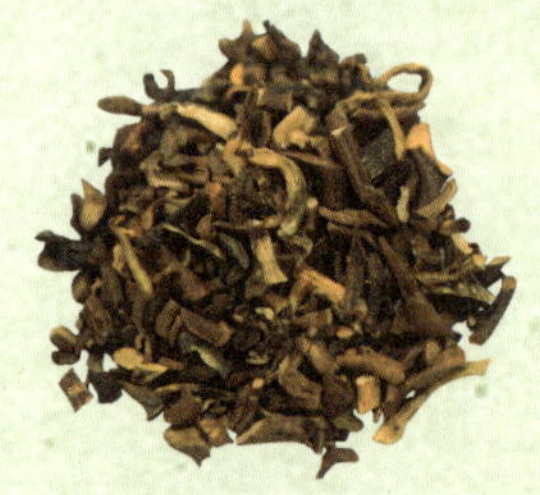

골쇄보

혈액순환을 원활하게 하며 상처를
치료하며 신장을 보호한다.

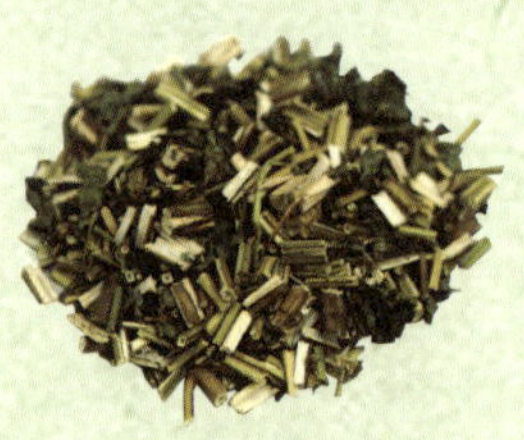

곽향

땀이 나게 하고 열을 내리며
체내에 있는 습탁을 치료한다.

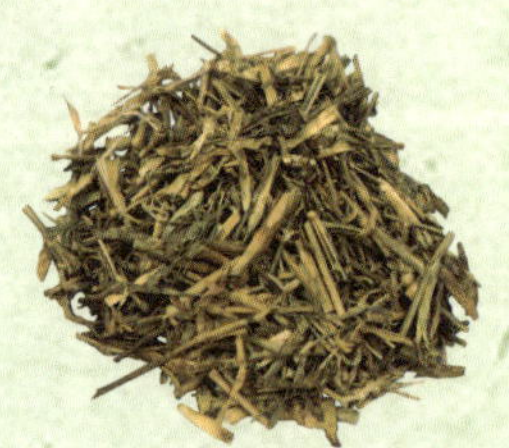

구맥

열증을 제거하고
소변이 잘 나오게 한다.

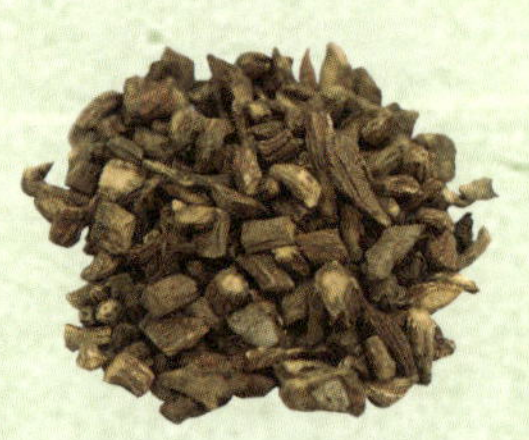

단삼

혈액순환을 촉진하여
어혈을 제거하고
부스럼을 치료한다.

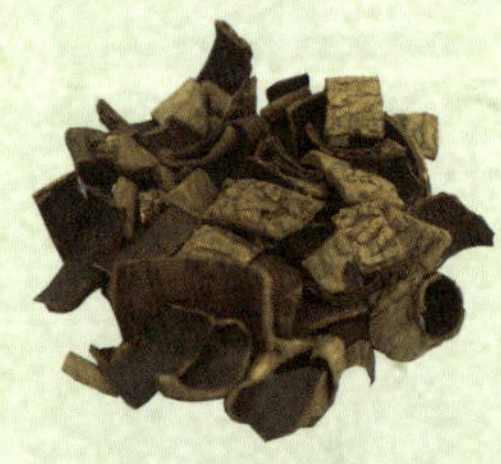

두충

근육과 뼈를 강하고 튼튼하게 하고
임신부의 태아가 동태된 것을
다스려 편안하게 한다.

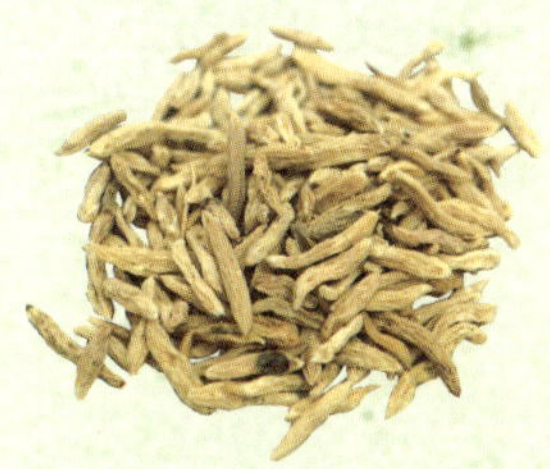

맥문동

위장의 열기를 가라앉히고
영양분을 공급한다.

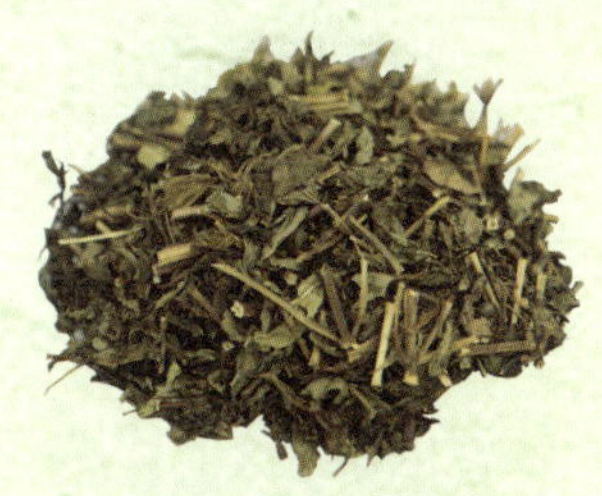

박하

뭉쳐있거나 얽혀있는 것을 풀어주고
발열과 오한을 치료한다.

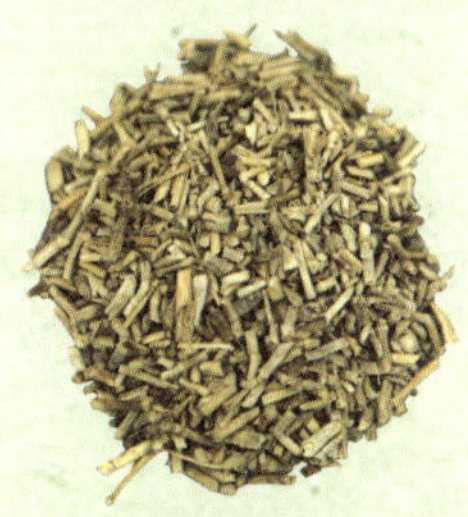

백모근

열기를 식히고 소변을
잘 나가게 하여 열기를 빼낸다.

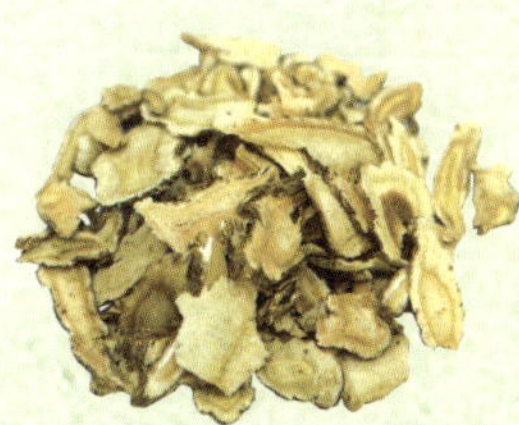

백지

종기와 상처를 치료하고
고름을 배출한다.

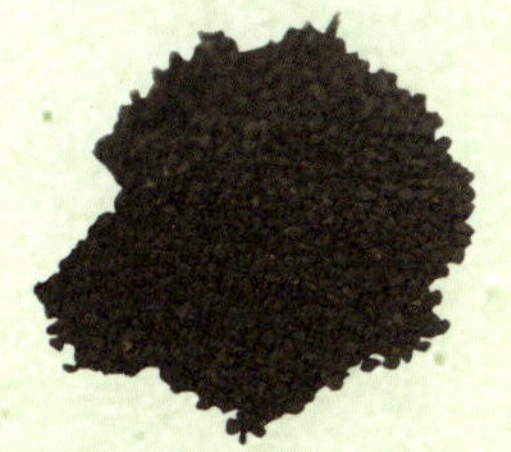

보골지

비장을 따뜻하게 하여
설사를 멎게 한다.

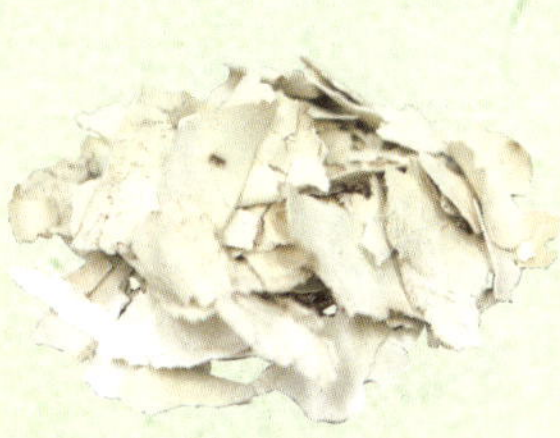

복령

냉열 자극에 적응성을 높이고
면역기능을 강화한다.

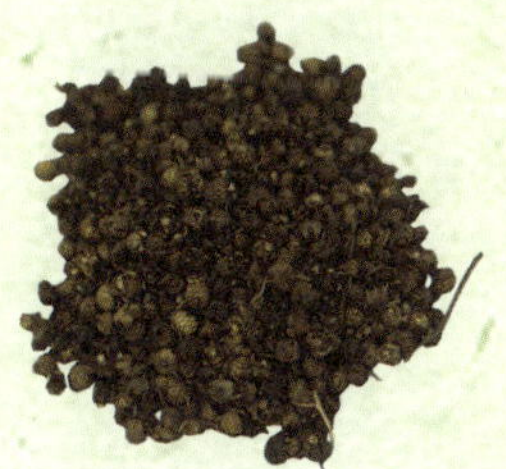

복분자

신장의 기를 돋우고
병자의 정력을 강하게 한다.

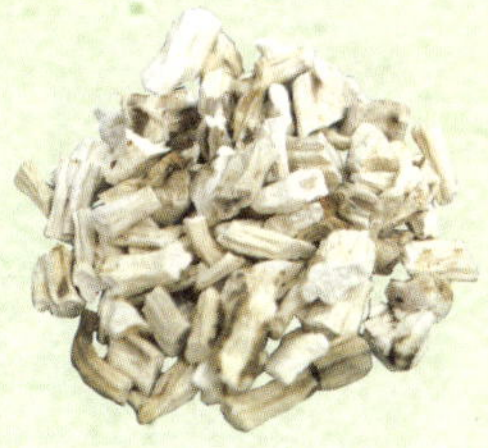

산약

병자나 허약한 사람의 정력을
강하게 하고 유정을 치료한다.

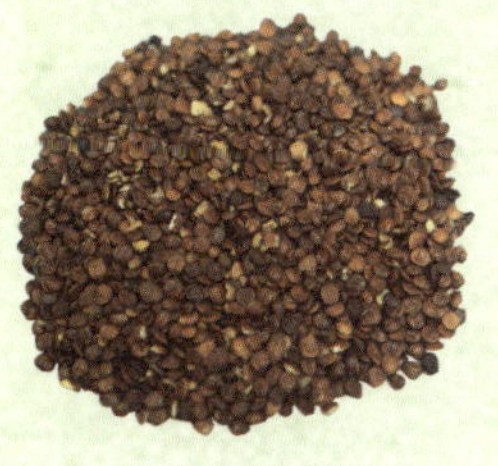

산조인

저절로 땀이 나고 식은땀이 나는
것을 수렴시킨다.

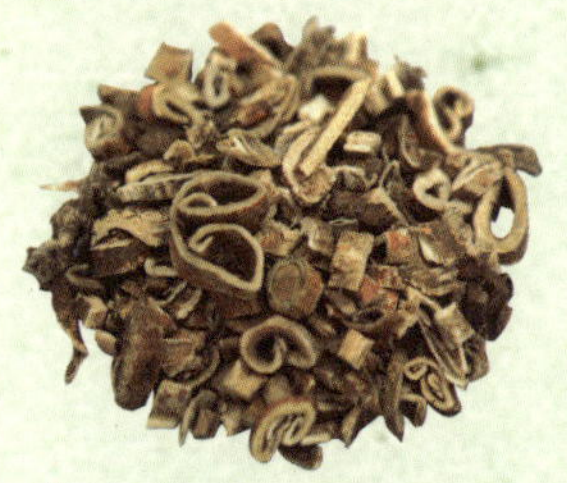

상백피

열에 의해 손상된 폐기를 식히고
손상된 진액을 보충한다.

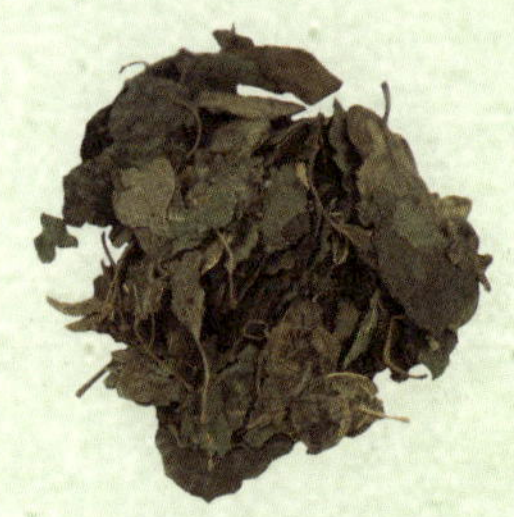

상엽

감기로 인한 발열과 오한을
치료한다.

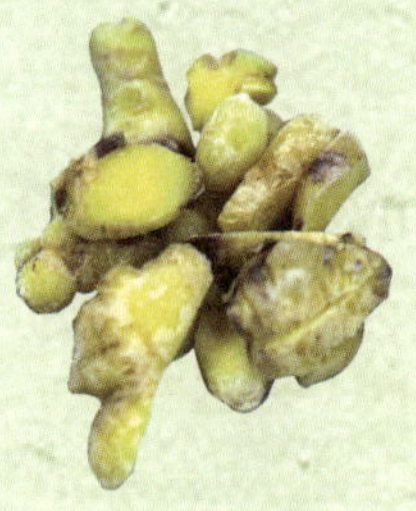

생강

소화액의 분비를 촉진시키고
위산을 억제한다.

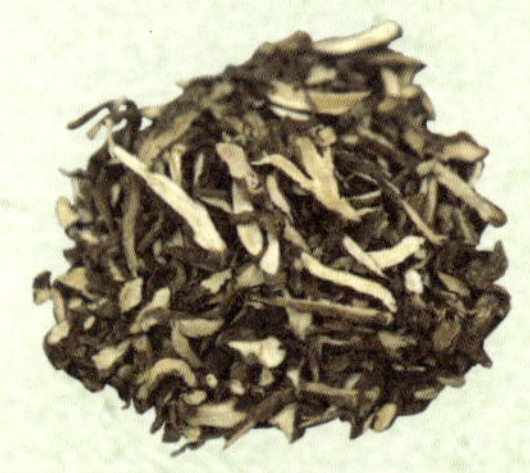

석창포

위장의 기능을 좋게 하고
뇌를 건강하게 한다.

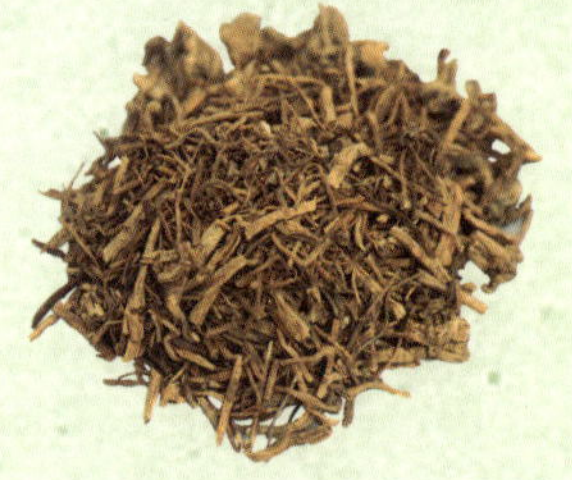

용담

열기를 식히고 습기를 말리며
간의 기운을 쏟게 하고 놀란 것을
다스린다.

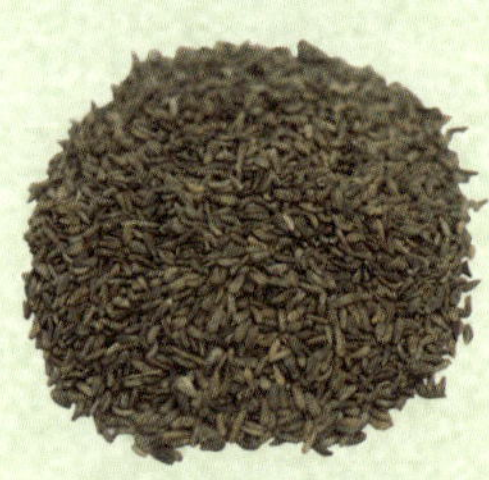

우방자

열에 의해 손상된 폐기를 맑게
식히고 목구멍을 매끄럽게 한다.

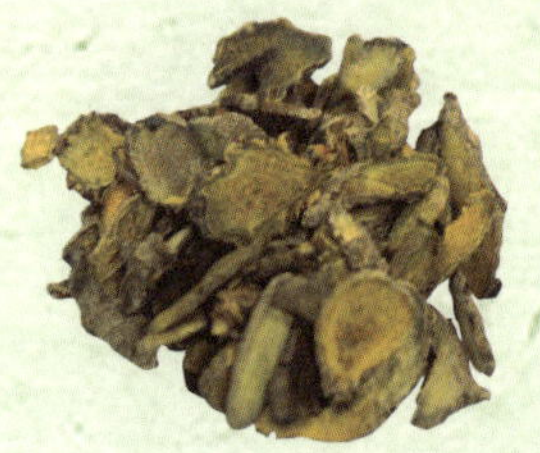

울금

혈액 순환을 촉진하고
기를 돌게 하며
통증을 멈추게 한다.

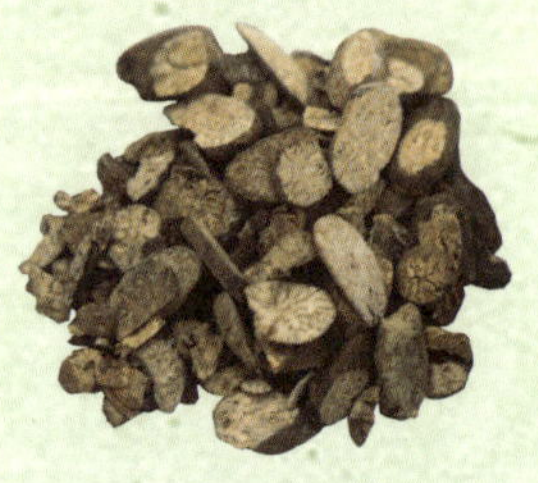

육두구

호흡기관과 소화기 치료에
사용한다.

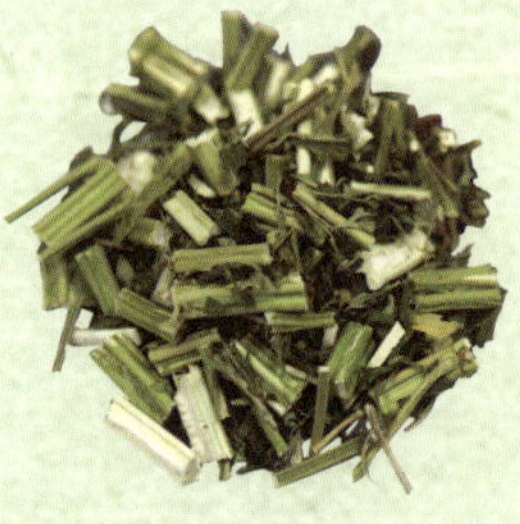

익모초

부인을 위한 약초로
여성의 눈을 맑게 하고
정수를 넘치게 한다.

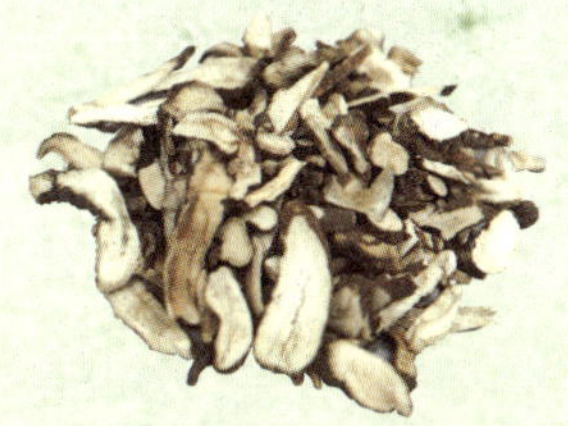

전호

기를 내리고 담을 없애며
감기로 인한 발열과 오한을 제거한다.

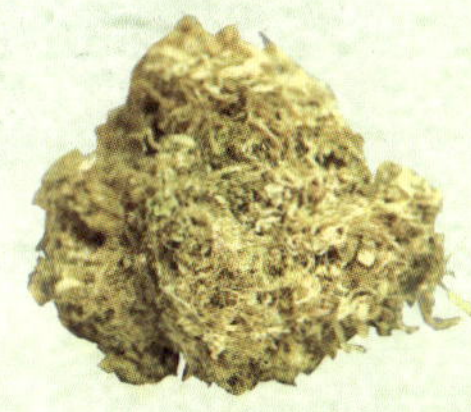

죽여

사열이 폐에 쌓여 진액이
말라 생긴 열담을 치료한다.

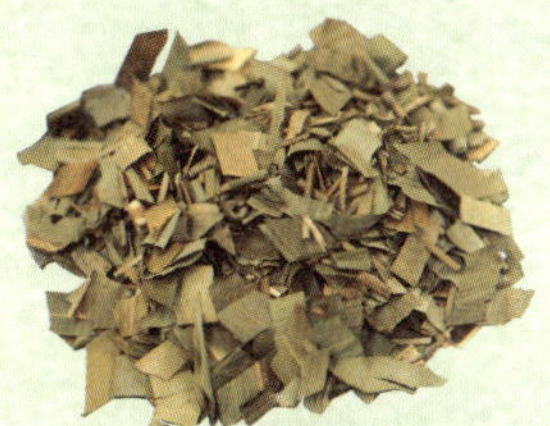

죽엽

번조한 것을 제거하며
구역을 그치게 한다.

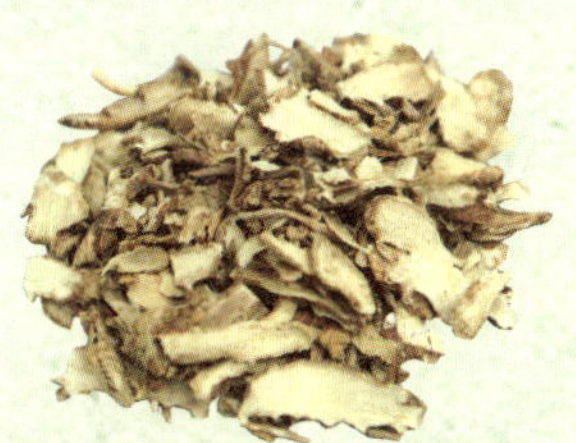

지모

열기를 식히고 화기를 제거하여
폐와 위의 열을 내린다.

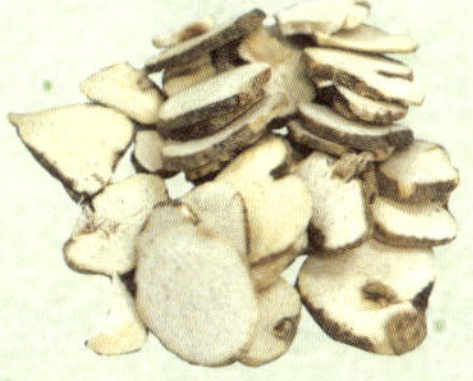

택사

체내의 습을 원활하게 하여
소변 등으로 배출시킨다.

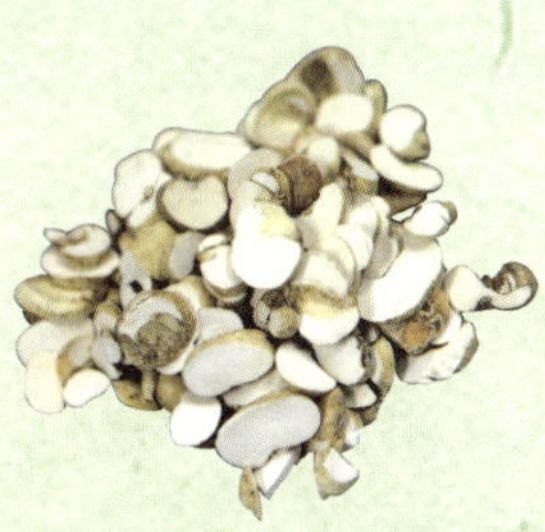

패모

폐의 기운을 원활하게 하여
기침을 멎게 한다.

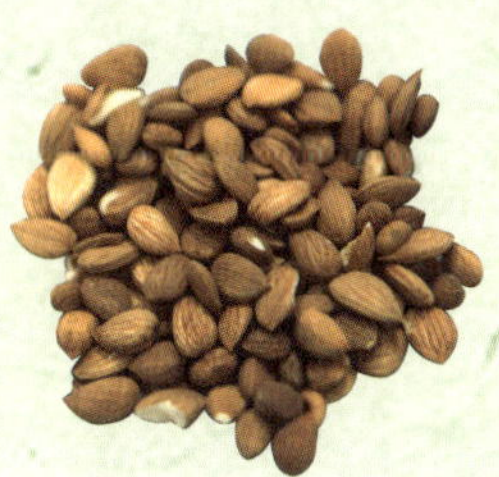

행인

폐의 기를 통하게 하여
담을 제거한다.

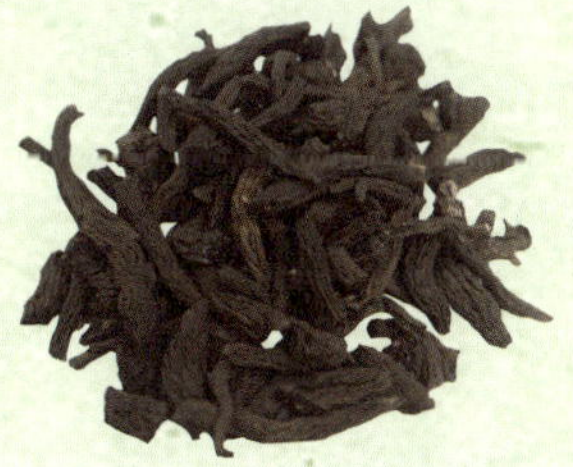

현삼

열기를 식히고 열로 인해 고갈된
음액을 보충하여 회복시킨다.

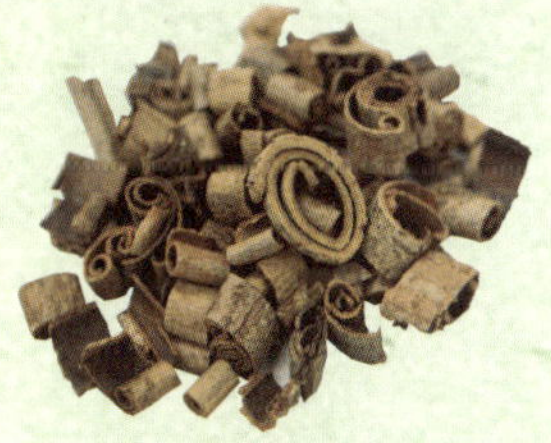

후박

기를 소통시키고 습을 말리며
기를 강하게 하여 천식을 다스린다.

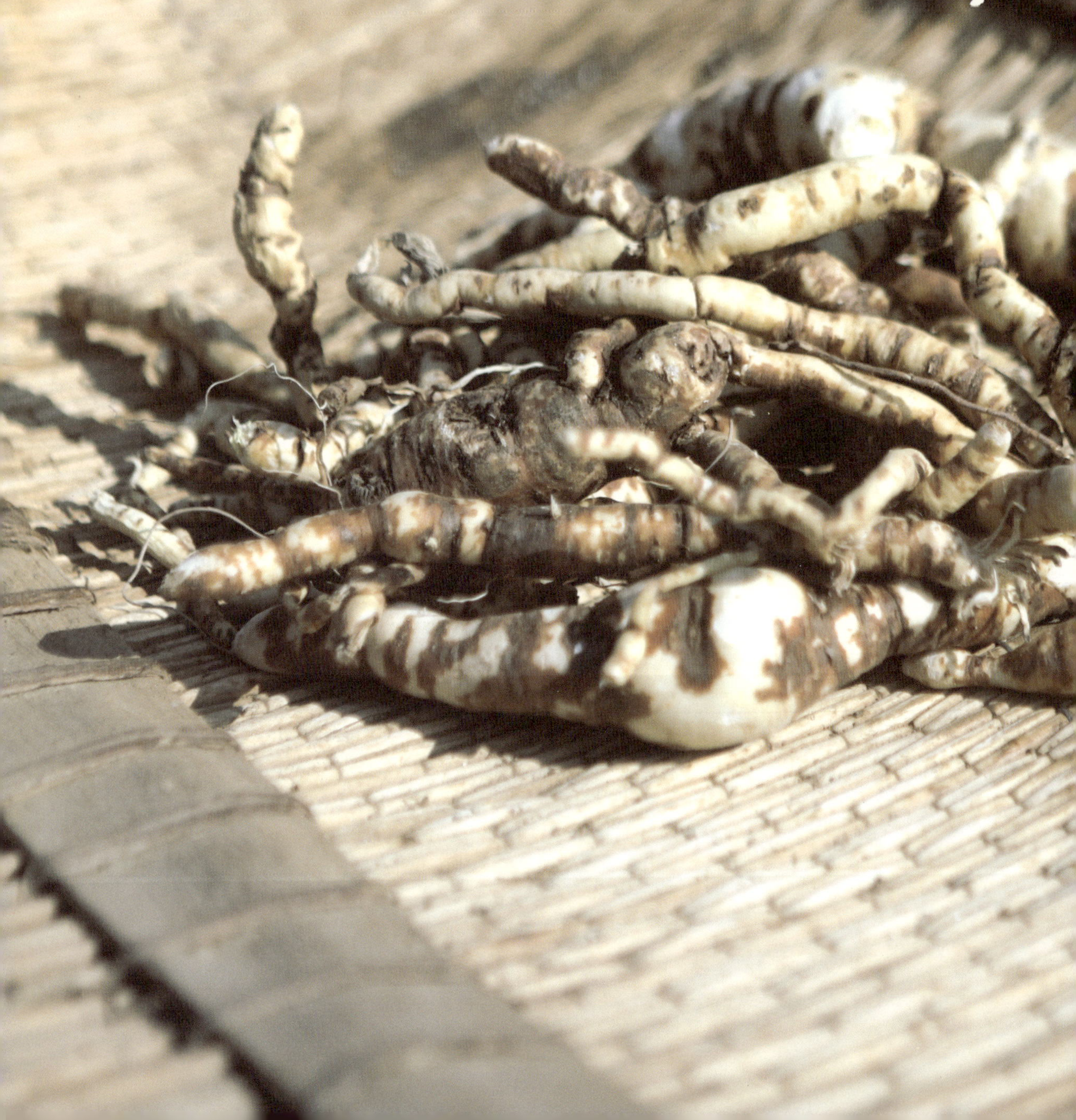

제1장
간장에 좋은 한방 발효액

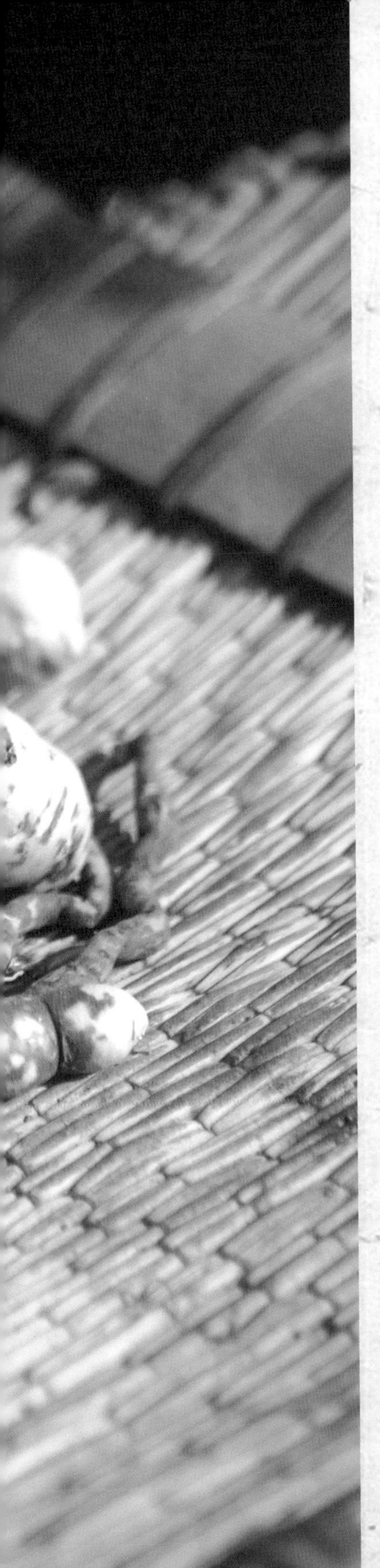

간(肝)과 신맛(酸味)

몸 안의 산(酸)은 모두 간(肝)에 소속된다. 그 예로 담즙은 산성 소화액이며 산과다증은 간장의 병적 변화로 말미암아 생기는 현상이니 이것이 산(酸)과 간(肝)의 관계를 입증해 주는 것이다.

아이를 밴 여자가 정신에 변화가 일어나 신경질어 되고 감정이 극렬하며 신맛을 지닌 음식물을 많이 찾는데, 노하기 쉬운 것은 간과 연관된 감정이며 신맛을 즐기는 것은 간의 요구에 따르는 것이다.

《통속한의학 원론(증후학편)》

맛은 쓰고 성질은 약간 차다
(苦, 微寒)
간과 쓸개(비장과 위)로 들어간다
(入肝膽(脾·胃)經)

인진호

• 소변을 통하게 하여 하초에 막힌 습사를
  제거하여 황달을 치료한다 (利濕退黃)
• 열독 병증을 열을 내리고 독을 없앤다
  (淸熱解毒)

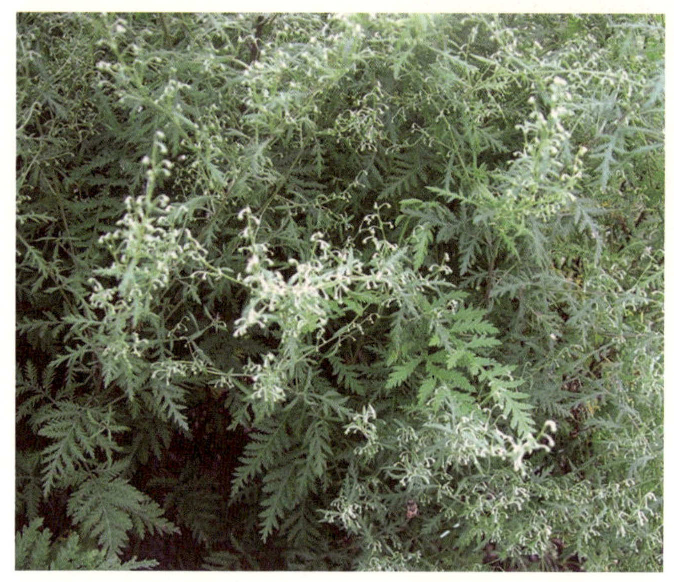

인진쑥

‘생당쑥’, ‘인진쑥’, ‘더위지기’ 등의 여러 이름이 있다. 어린순은 나물로 무쳐 먹고 약초로 쓴다. 북한에서는 ‘흰 더우지기(Artemisia messerschmi-dtiana Besser var. dis-color(Komarov) Nakai)’ 라고도 하며, 그와 비슷한 생당쑥을 여름철 꽃피기 전에 전초를 베어 그늘에서 말려 쓴다.

인진호 성질과 효능

성질은 약간 차고[微寒, 서늘하다고도 한다], 맛은 쓰고 매우며[苦辛] 독이 없다[조금 독이 있다고도 한다]. 열이 몰려 황달이 생겨 온몸이 노랗게 되고 오줌이 잘 나가지 않는 것을 낫게 한다. 돌림병으로 열이 몹시 나면서 발광하는 것, 머리가 아픈 것과 장학을 낫게 한다.

《입문》 족태양경(足太陽經)에 들어간다. 뿌리와 흙을 버리고 잘게 썰어서 쓴다. 이담, 간기능보호, 항균·항바이러스, 혈압강하, 진통소염, 해열작용 등의 효능이 있다.

담즙분비와 청간작용 소염성 이담제로서 담즙을 많이 나오게 하는 동시에 담즙 속의 덩어리를 밖으로 배출하여 간을 깨끗하게 한다.

이뇨와 혈압강하, 항균과 해열작용 주성분은 쿠마린·클로로겐산·카페인산과 정유이며, 황달과 관련된 증상을 치료한다.

습열제거 인진은 습기가 원인이 되어 생기는 병을 치료한다.

1) 습열(濕熱)과 황달(黃疸)을 치료하는 요약(要藥)이다.

2) 청습열(淸濕熱)의 효능으로 습창소양(濕瘡瘙痒) · 습진(濕疹) · 선(癬) · 개창(疥瘡)에 내복하거나 외용한다.

1) 《본초비요》에 '비위에 습열이 있으면 황달을 발하는데, 황색은 비장의 색이다. 열이 심한 것은 몸이 귤색과 같으며 땀은 황백즙과 같다. 또한 한습으로 황달이 발하는 것은 몸이 그을린 황색이면서 색이 어둡다. 대개 인진을 위주로 하여 다스리고 양적인 황달에는 대황 · 치자를 더하고 음적인 황달엔 부자 · 사간(射干)을 가하여 치료하는데 각각 한열을 따라서 치료하여야 한다.'고 하였다.

2) 원발성 간암에는 인진 · 산치자 · 삼릉 · 아출 · 천산갑 · 울금 · 지각 · 모려 · 백화사설초 등을 가해 치료를 할 수 있다.

3) 황달 · 간염 · 간경화에 민간에서는 생즙을 먹기도 하며 달여서 먹기도 하고 조청을 만들어 먹기도 한다. 보통 소화가 잘 안 되는 사람도 차처럼 끓여 마시거나 엿으로 만들어 먹는다.

:: 인진쑥 발효액

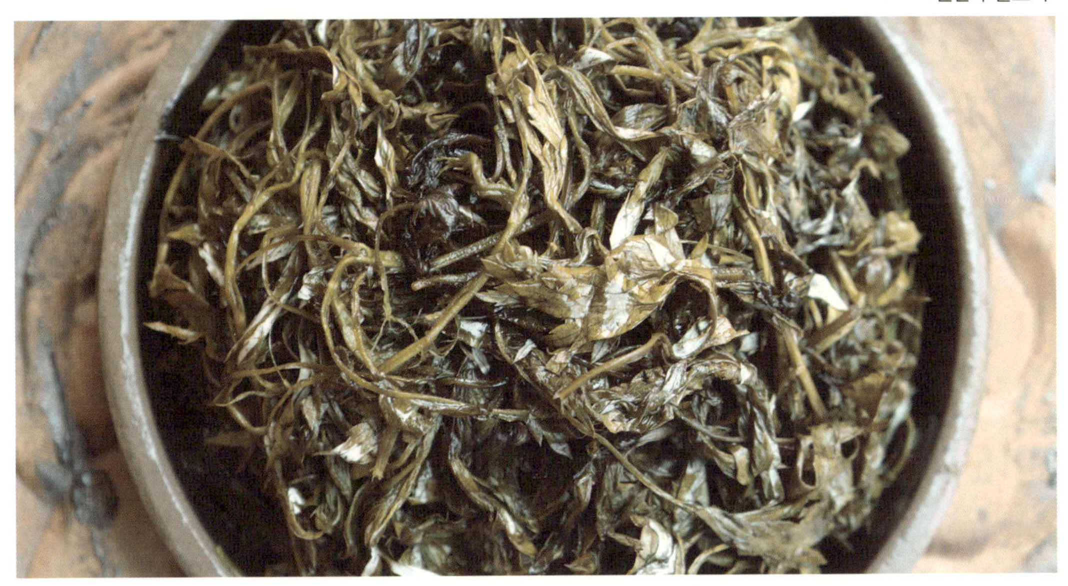

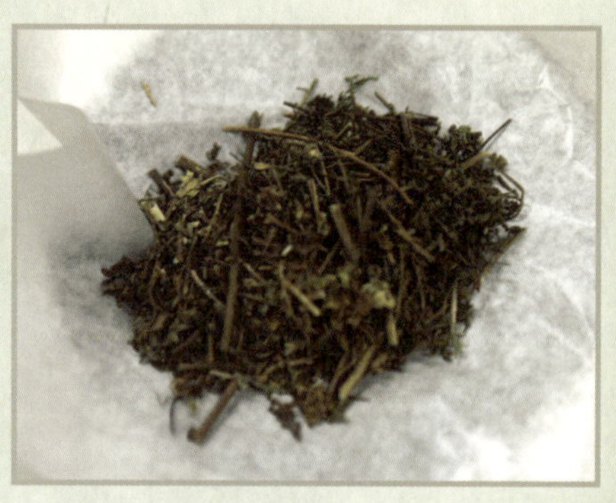

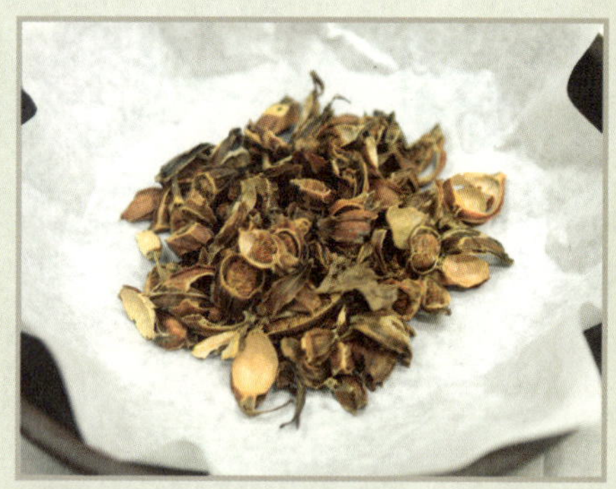

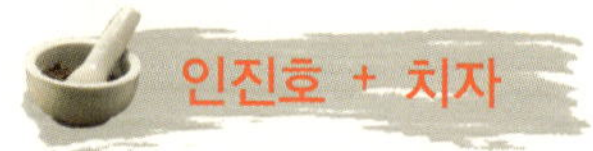

인진호와 치자 **발효액 담그기**

인진쑥을 발효액으로 담으려면 초봄에 한 뼘 정도 자랐을 때 지상부만 베어서 쓰는데, 새로 나온 잎과 줄기를 채취하여 잘 씻어서 잘게 잘라 쓴다.

인진호와 치자를 발효시킬 때에는 인진호는 잎과 줄기를, 치자는 열매를 쓰기 때문에 담그기가 쉽지 않다.

가장 무난한 방법으로는 인진호 발효액을 담글 때 치자를 잘게 잘라서 설탕을 넣고 발효를 시키는 방법과 마른 치자를 감초 · 대추 · 설탕 등을 넣고 시럽을 만들어 넣는 방법이 있다.

인진호의 습열을 청리하여 담즙의 흐름을 정상화하고 이뇨를 도모하여 황달을 치료하는 작용과 치자의 삼초습열을 청리하고 또한 혈분열을 청하게 하여 해독하는 약재와의 배합이다.

이 두 약재를 배합하여 발효액으로 만들면 습열을 청리하고 해독함으로써 황달을 소실시키는 효능을 가진 발효액이 탄생된다.

이 인진호 · 치자 발효액에 대황을 배합한 방제는 인진호탕으로서 체내에 침체한 묵은 열을 청하게 하고 통변하는 작용을 나타내므로 비위의 습열이 표에서 발산하지 못하고, 한편 체내에서는 하행하여 배설되지 않으므로 훈증 울결하여 발생시키는 눈이나 전신에 황색을 나타내는 즉 양황증의 치료에 사용할 수 있다.

> **Tip**
>
> **인진호의 여러 가지 명칭**
>
> '생당쑥' · '인진쑥' · '더위지기' 등의 여러 이름이 있다. 어린순은 나물로 무쳐 먹고 약초로 쓴다. 북한에서는 '흰 더우지기 (Artemisia messerschmi-dtiana Besser var. dis-color(Komarov) Nakai)' 라고도 하며, 그와 비슷한 생당쑥을 여름철 꽃피기 전에 전초를 베어 그늘에서 말려 쓴다.

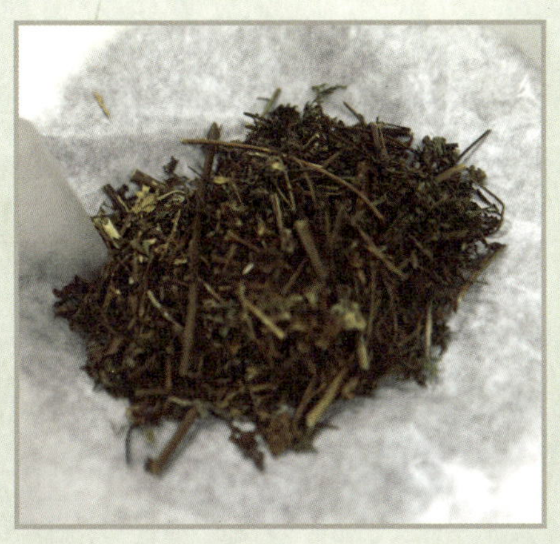

+

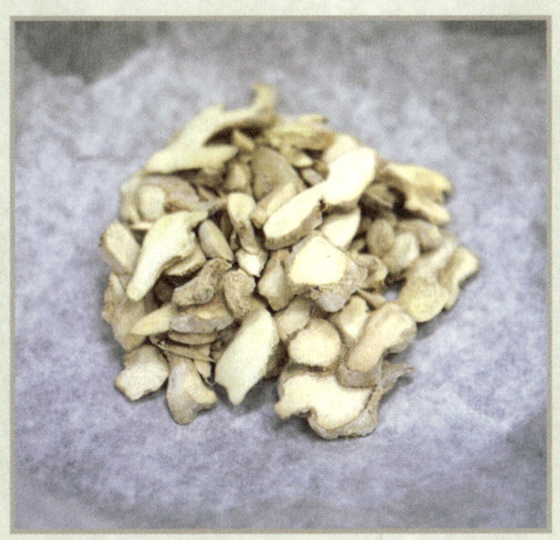

인진호와 생강 발효액은 약재를 잘 씻어 동량의 설탕을 넣어 만들면 간편하고 쉽다.

그러나 인진호에 건강을 넣어 만드는 방법은 건강이 마른 재료이기 때문에 그것을 진하게 끓여서 시럽화해서 인진호 발효액에 넣는 방법 밖에는 없다.

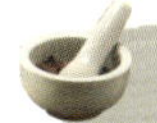

인진호·생강 발효액은 비위를 정체하고 있는 한습을 온산하여 황달을 치료하는 효능을 나타낸다.

이 발효액에 신양을 온보하는 작용을 가진 부자를 배합하면 이한습을 추출하기 때문에 한습이 정체하여 양기가 운화불능으로 되어 담기가 외설하여 신체나 눈에 암황색을 나타내고 신지궐랭하며 맥이 침세를 나타내는 음황증의 치료에 사용할 수 있다.

Tip

인진쑥 발효액

인진쑥을 발효시키기 위해선 음력 3월경에서부터 4월경쯤 한 뼘 정도 자랐을 때 지상부만 베어서 쓴다.

잡질과 흙을 털어 내고 짧게 잘라서 항아리에 넣고 흑설탕을 재료의 1/2 정도 넣고 밀봉하여 5~6개월 지난 뒤 음용한다.

말린 인진쑥을 사용할 때는 감초·대추와 생강을 적당히 넣어 약한 불로 진하게 고아 낸 뒤 흑설탕과 엿기름을 넣고 발효시킬 수 있다. 성질이 차기 때문에 열성 체질에 특히 좋다.

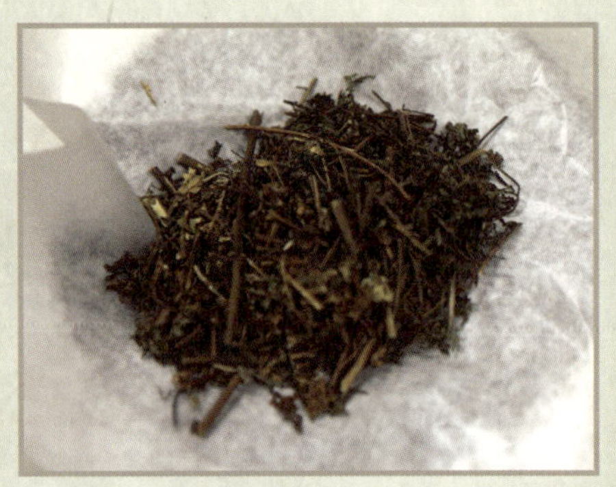

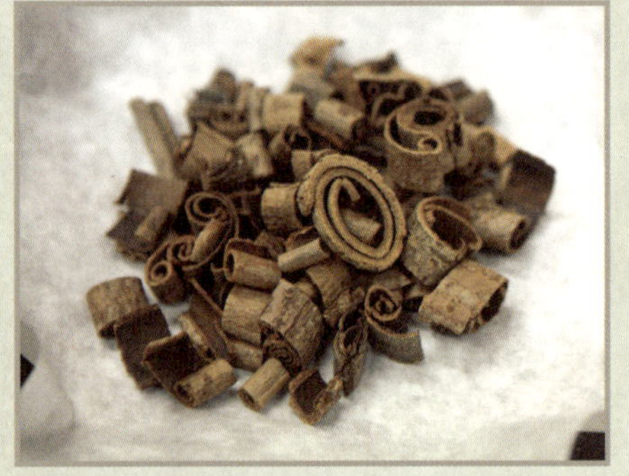

인진호와 후박 발효액 담그기

인진쑥은 3월에 먹어야 약효가 있다는 말이 있다. 초봄인 3월을 넘기면 약효가 떨어져 불쏘시개일 뿐이라는 것이다.

이러한 인진쑥과 후박을 합하여 발효액을 담기 위해서는 초봄에 나온 인진쑥의 잎과 줄기를 후박의 어린순과 합해서 발효시키면 된다. 인진쑥과 후박순을 같은 양으로 잘 씻어서 동량의 설탕과 잘 섞어 항아리에 넣어준다.

다른 방법은 인진쑥 발효액을 담글 때 후박의 마른약재를 시럽화하여 함께 넣어주는 방법이 있다.

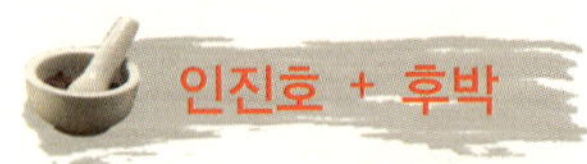

인진호 + 후박

이 두 약재는 인진호의 습열을 청해하게 하고 이담하는 작용과, 후박의 기역을 하강시켜 습탁을 제거하는 작용과의 배합이다.

이 두 약재를 배합하여 발효액으로 만들면 열을 청해하고 습을 제거함으로써 기기를 조리하여 황달을 소실시키는 작용을 나타낸다. 여기에 건비조습 효능이 있는 창출을 배합하면 황달, 혹은 서습이나 습탁이 중초에 정체하여 복부창만을 일으키는 증상을 치료할 수 있다.

인진호와 후박 발효액에 식체가 수반한 증상이 나타날 때에는 지실, 산사자를 배합하면 그 치료효과가 비교적 양호해진다.

후박을 이용한 치료법

후박의 주요 기능은 습기를 말리고 배속의 거북한 것을 제거한다.

최고의 소화제 후박은 위를 튼튼하게 하고 음식을 소화시키는 작용이 있어 위장 질환의 상용약으로 쓰인다. 대기 중의 습도가 높아 소화흡수에 장애가 생겼을 경우 후박을 쓰면 좋다. 갑자기 위통이 일어났을 때 후박의 이기·지통효과는 대단히 좋다. 장내의 가스제거에도 효과가 있다. 수술 전에 복용하면 더욱 좋은 예방 효과가 있다.

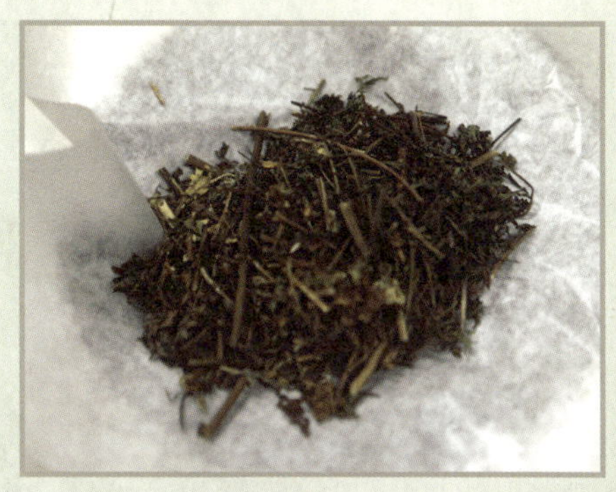

+

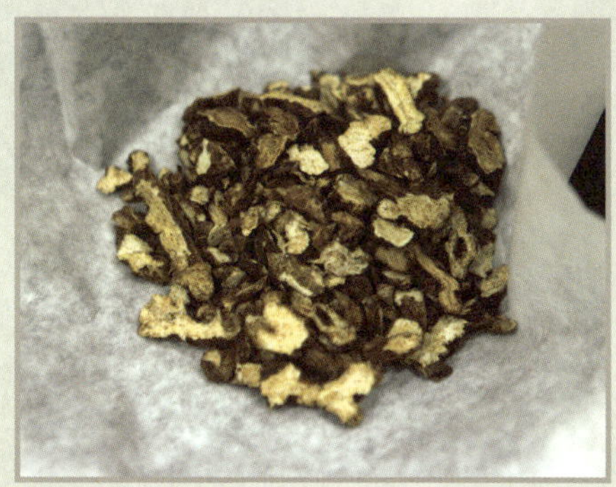

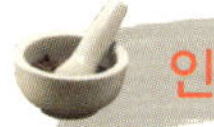

인진호와 창출을 합방하여 발효액을 담그면 황달, 급·만성 간염, 간경화증 등 간질환에 좋은 약이 된다.

인진호와 창출(삽주) 발효액 담그기

인진쑥을 발효액으로 담으려면 초봄에 한 뺨 정도 자랐을 때 지상부만 베어서 쓴다.

새로 나온 잎과 줄기를 채취하여 잘 씻어서 잘게 잘라 쓴다. 말린 인진호를 사용할 때에는 감초·대추와 생강을 적당히 넣어 약한 불로 진하게 고아낸 뒤 흑설탕과 엿기름을 넣고 발효시킬 수 있다. 5~6개월 후에 걸러서 쓰면 된다.

이러한 인진호 발효액에 창출(삽주) 같은 양을 잘 씻어서 잘게 자른 뒤에 물기를 제거한 후 동량의 설탕을 넣어서 항아리에 담그는 방법은 다른 것들과 거의 동일하다.

발효액과 설탕

발효액을 만들 때 설탕의 비율에 대한 이야기가 많이 나오는데 그것은 약재의 종류에 따라 다르다.

발효액이 많이 나오는 약재는 설탕의 양을 좀 많이 넣어 주고 발효액이 적게 나오는 약재는 설탕의 양을 약재의 양보다 좀 적게 넣어주면 된다.

▼ 발효액에 쓰이는 설탕

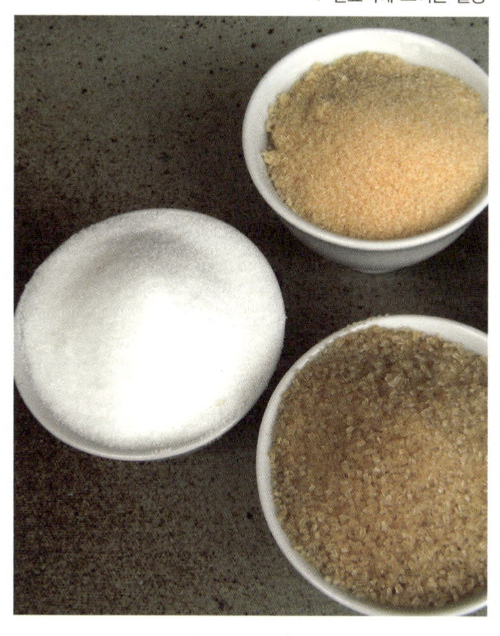

박하

- 뭉쳐있거나 얽혀있는 것을 풀어주고 발열과 오한을 치료한다(疏散風熱)
- 머리와 눈을 맑게 하고 인후를 편하게 한다 (淸頭目利咽候)
- 발진이 잘 돋게 한다(透疹)
- 정체된 간의 기를 고르게 하고 막혀 있는 기를 풀어준다(疏肝解鬱)

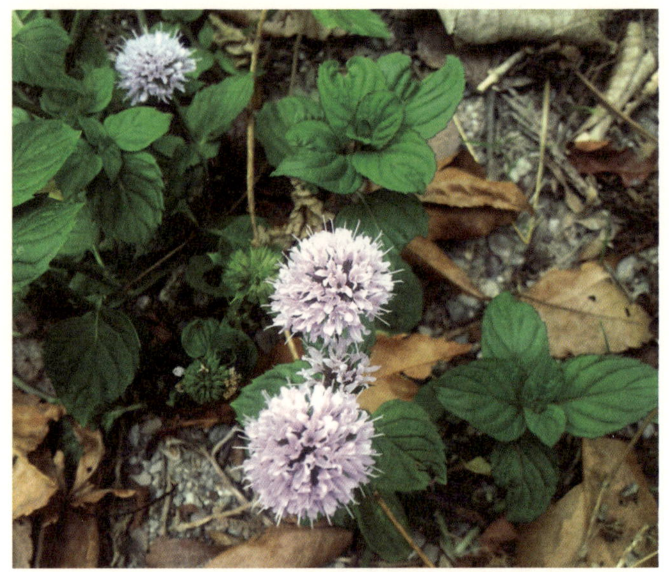

박하의 꽃

우리나라 각처의 개울가와 저지대의 습지에서 나는 꿀풀과의 여러해살이풀로서 약초로 재배한다. '영생이', '승하'로도 불린다. 박하에는 휘발유가 함유되어 있고 기름중의 주성분은 멘틀이다. 붉은 줄기와 푸른 줄기가 있는데 약으로는 붉은 줄기의 약효가 더 있다.

박하 성질과 효능

풍열을 없애고 머리와 눈을 맑게 하며 인후를 잘 통하게 하고 발진을 가라앉게 한다. 탁하고 뭉치는 것을 깨끗하게 하는 방향성분이 있다. 성질이 따뜻하고[溫](평(平)하다고도 한다) 맛이 매우면서[辛] 쓰며[苦] 독이 없다. 모든 약 기운을 영위(榮衛)로 이끌어 간다. 땀이 나게 하여 독이 빠지게 하는데 상한·두통·중풍·적풍(賊風)·두풍(頭風)을 치료한다. 그리고 뼈마디가 잘 놀려지게 하며 몹시 피로한 것을 풀리게 한다.

《탕액》 성질이 서늘하고[冷] 맛이 맵다[辛]. 머리와 눈을 아주 시원하게 하고 골증(骨蒸)을 낫게 한다. 수태음과 수궐음경으로 들어가는데 약 기운이 위[上]로 올라가는 약이다. 국부자극작용·소염·해열작용·항균·항바이러스·살충작용·거담작용·평활근 이완작용·이담작용이 있다.

1) 외감풍열(外感風熱)로 인한 발열(發熱)·두통(頭痛)·무한(無汗)과 온열초기발열오한(溫病初起 發熱惡寒) 치료한다.

2) 외감풍열(外感風熱)이나 풍화상공(風火上攻)으로 인한 두통목적(頭痛目赤), 인후종통(咽喉腫痛) 등을 치료한다.

3) 질경기향(質輕氣香)하여 마진투발(麻疹透發)하고 피부소양(皮膚搔痒) 등을 치료한다.

4) 간울기체(肝鬱氣滯)로 인한 흉민불서(胸悶不舒)·협력창통(脇肋脹痛) 등에 사용한다. 풍열감기 나 머리가 아프고 눈이 충혈되며 인후종통에 효과가 있으며 입에 창상이 생기거나 입냄새가 나는 것을 막아주고 잇몸이 붓고 아프거나 풍열로 인한 가려움증에 좋다. 또한 여름철 청량 음료로 더위를 막아주는 효과도 있다.

응용

1) 해수와 인후종통으로 해수가 심하고 인후가 가렵고 아프면서 담이 황색을 띠며 담을 뱉기가 어렵고 호흡이 촉박하면 동과자·우방자·행인·전호를 가미해 복용한다.

2) 목소리가 쉬고, 목구멍이 붓거나 건조하면 석곡·박하·맥문동을 끓여 마신다. 이때 석곡을 단미로서 사용해도 좋다. 10g을 차처럼 끓여 아침, 저녁으로 늘 마시면 성대를 부드럽게 하고 목소리가 맑고 커진다.

3) 풍열감기 및 온열병 초기에는 형개·연교·금은화 등과 같이 쓴다.

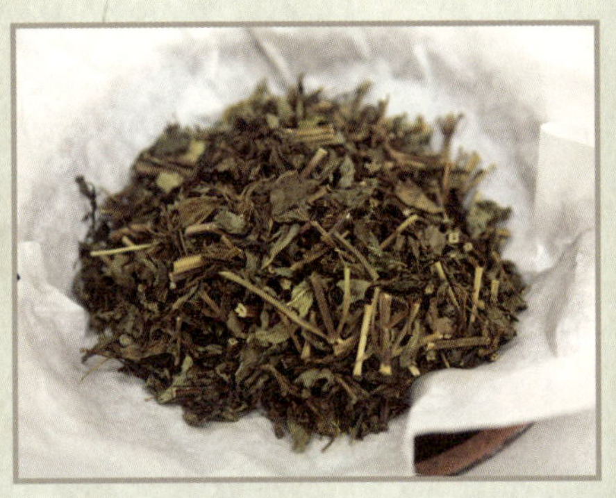

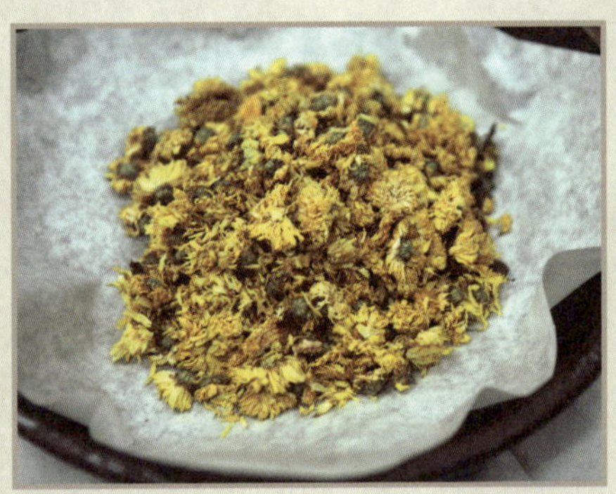

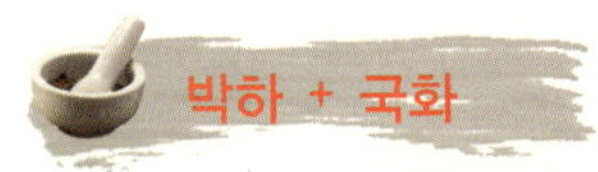

박하와 국화 발효액 담그기

박하를 발효액으로 만들기 위해서는 잎과 줄기 등 전초를 채취해서 사용한다. 박하잎과 줄기를 채취하여 잘 씻고 잘라서 설탕을 넣어 발효시킨다. 향이 좋고 중추신경을 흥분시키는 작용이 있어 생체의 열을 흩어지게 하여 청량 해열작용을 하기 때문에 발효액으로 담가 놓으면 여러모로 쓰임새가 많은 좋은 발효액이 될 것이다.

박하는 잎과 줄기를 활용해서 발효액을 담그고, 국화는 갓 피어난 꽃을 채취하여 발효액을 담근다.

국화는 성질이 서늘하여 달고 쓰며, 거풍·해열·진통·해독·소염효과가 있다. 보통 감국을 약재로 많이 쓰나 산국이나 식용국화 등도 발효액으로 쓴다.

박하와 국화는 둘 다 신량 해표약에 속하는 약재들이다. 신선한 두 약재를 채취하여 깨끗이 씻어서 설탕과 함께 담그면 여름 감기를 이기는 좋은 발효액이 될 것이다.

국화·박하 발효액은 열을 내리고 더위를 해소하는 소산풍열 효능을 더하면 해독작용과 정신을 안정시키는 작용이 더 강해진다.

Tip

국화차

꽃이 활짝 필 때 따서 그늘에 말린 후, 같은 양의 꿀을 넣어 잘 버무려서 항아리에 밀봉하여 그늘에 보관한다. 3~4주일이 지난 뒤 꺼내어 뜨거운 물에 타서 마신다.

국화 응용법

국화를 건조시켜 포대에 넣어 베개로 사용하면 심신을 진정시켜 잠이 잘 오며, 신경쇠약으로 인한 두통을 치료하고 시력을 증강시킨다.

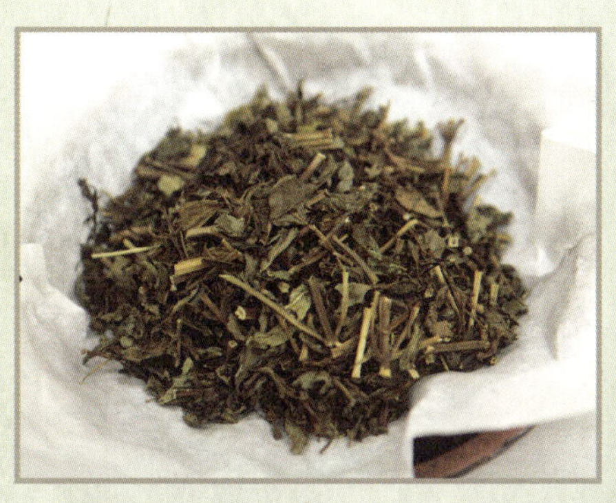

+

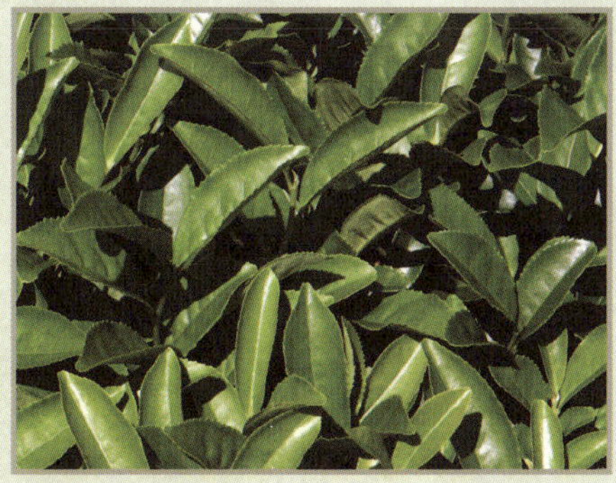

두 약재를 채취하여 잘라서 물기를 빼고 같은 양의 설탕을 넣고 5~6개월 발효를 시키면 아주 좋은 발효액이 된다.

또한 박하의 전초를 채취하여 잘 씻고 잘라서 먼저 박하 발효액을 만든 후에 그 발효액에 봄철의 깨끗한 녹차잎을 설탕과 함께 넣어 박하·녹차 발효액을 만드는 방법도 있다. 향기롭고 몸에 좋은 발효액이 될 것이다.

박하 + 녹차

박하의 성질은 차고 맛은 맵다. 건위·구풍·산열·소종작용이 있다. 박하에는 휘발유가 함유되어 있고 기름중의 주성분은 멘틀이다.

박하의 잎과 줄기, 녹차의 잎과 꽃을 합하여 발효액을 담그면 정신을 맑게 하는 환상적인 차나 음료가 된다. 진액을 만들고 정신을 안정시키며 정신적인 일을 하는 사람에게 효과가 있다.

Tip

발효액으로 쓰이는 녹차

녹차를 발효액으로 만들기 위해서는 차나무 잎을 채취하는 시기가 가장 중요하다. 대체로 4월 말이나 5월 초순경이 가장 좋다. 봄에 새순이 터서 식물이 성장하여 한창 싱그러워지기 시작하는 시기에 생장점의 잎을 따야 향기와 맛이 가장 알맞게 살아난다.

▼ 차나무의 꽃

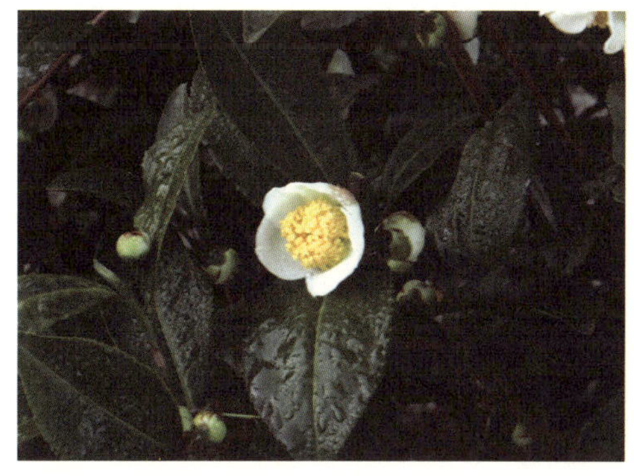

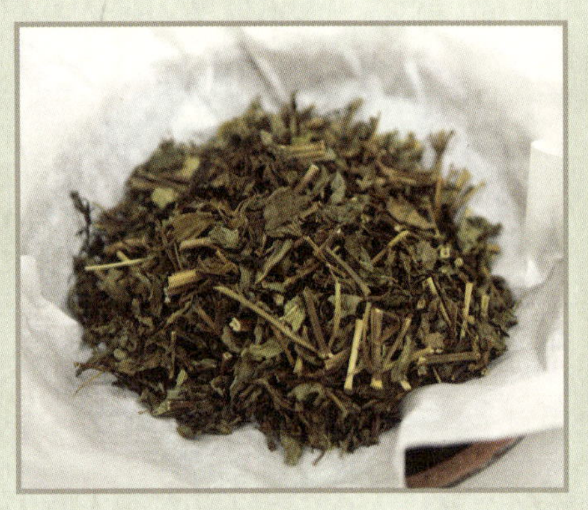

+

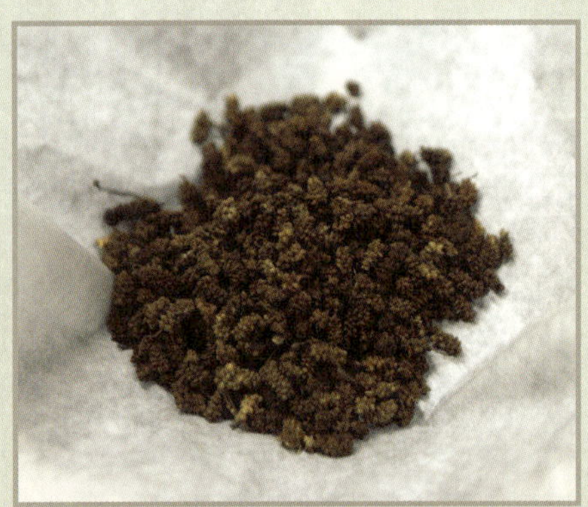

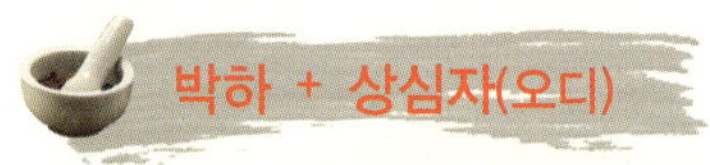

오디(상심자)는 자양강장약으로 영양분이 풍부하고 소화기관의 만성 질환을 치료하는데 좋은 식품으로 향이 좋다. 신랑해표해 주는 박하와 함께하면 좋은 발효액이 된다.

이렇게 박하와 뽕나무 열매인 오디를 배합하여 발효액으로 만들면 요통·이명·관절통증·시력감퇴 등에 효과가 있으며 진액을 만들어 갈증을 해소할 수 있을 것이다.

박하와 상심자(오디) **발효액 담그기**

박하·오디 발효액을 만들기 위해서는 박하의 잎과 줄기를 채취하여 준비하고, 잘 익은 오디를 따서 살짝 씻어 잡티를 없애고 물기를 말려서 설탕과 버무리면 된다.

또는 박하의 전초를 설탕과 함께 넣어 먼저 발효액을 만들고, 6월에 잘 익은 까만 오디 열매를 따서 박하 발효액에 넣어 만드는 방법도 있다. 이렇게 발효액을 만들면 달면서도 향기가 좋은 발효액이 된다.

Tip

오디주

오장을 보하고 귀를 밝게 한다.

① 덜 익은 오디 500g을 씻어서 말린다.

② 꿀 300g과 소주 1.8L에 붓고 그늘에서 익힌다.

③ 한달이 지나면 걸러서 마실 수 있다.

주의

❶ 오디는 수분이 많으므로 술로 이용할 때는 도수가 높은 소주를 쓴다.

❷ 하루에 30~60g씩 복용하면 고혈압에 도움이 된다.

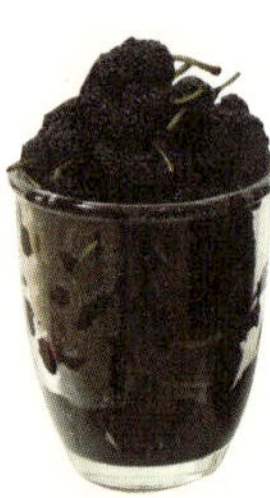

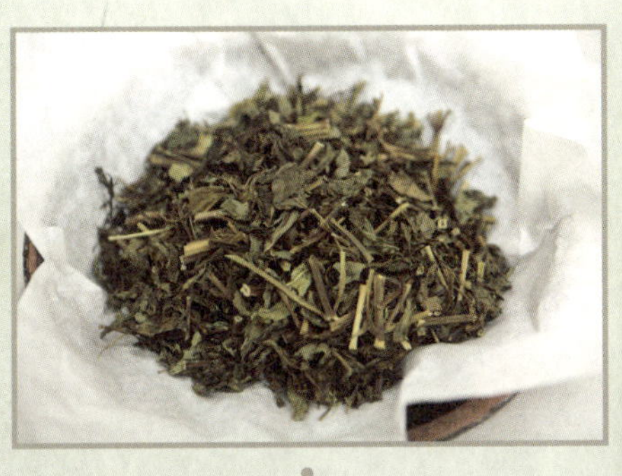

+

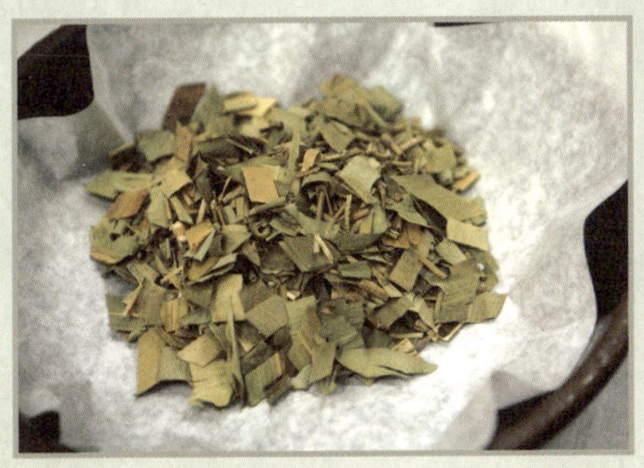

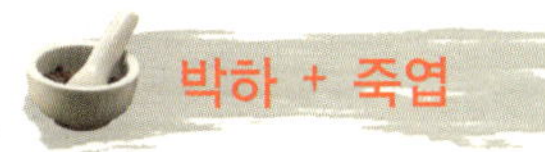

박하는 향이 좋고 중추신경을 흥분시키는 작용이 있어 생체의 열을 흩어지게 하여 청량 해열작용을 하기 때문에 발효액으로 담가 놓으면 여러가지 쓰임새가 많은 좋은 발효액이 될 것이다.

이러한 박하·죽엽 발효액은 청열해표작용이 있으며 한액의 분비를 촉진시키고 피부의 모세혈관을 확장시킨다.

죽엽 응용법

감기가 들어 고열이 날 때 석고와 함께 담죽엽을 사용한다. 모든 열이 나는 증상에, 가슴 속이 답답하고 조급증이 날 때, 물을 마셔도 갈증이 멈추지 않으면 담죽엽을 끓여서 복용하면 좋다.

석고·맥문동과 함께 사용하면 진액을 충족시키는 효과도 얻을 수 있다. 유명한 '죽엽석고탕' 이 이것인데, 만일 열이 없어지지 않고 정신이 혼비한 가운데 떠들거나 돌아 다닌다든지 하면 '삼황탕' 과 함께 배합한다.

박하와 죽엽(대나무잎)을 채취하여 같은 양으로 잘 씻어 설탕과 함께 발효시킨다. 이때 대나무 잎은 효소 발효액이 거의 나오지 않기 때문에 박하 발효액을 먼저 만들어 놓은 다음에 그 속에 죽엽을 넣어서 발효를 시키는 것이 더 효율적이다.

먼저 박하로 발효액으로 만들기 위해서는 잎과 줄기 등 전초를 채취해서 사용한다. 박하 잎과 줄기를 채취하여 잘 씻고 잘라서 설탕을 넣어 발효시킨다. 이렇게 만들어 놓은 박하 발효액에 죽엽을 같은 양으로 넣고 설탕을 더 첨가해서 박하·죽엽 발효액을 만든다. 여기에 찻잎을 더해주면 향과 효과가 더 배가된다.

용담초

- 열기를 식히고 습기를 말린다(淸熱燥濕)
- 간의 기운을 쏟고 놀란 것을 다스린다
  (瀉肝定驚)

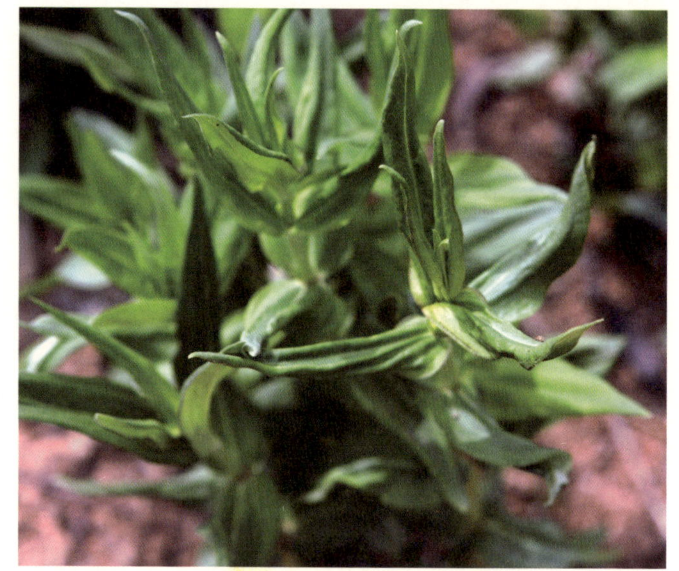

용담의 잎

우리나라 각처의 산지에서 자라는 용담과의 여러해살이풀이다. 같이 쓸 수 있는 것으로서 칼잎용담·큰용담·과남풀이 있다. 칼잎용담은 중부 이북에서 자라고 근생엽과 털이 없으며 밑의 잎은 작고 위로 올라갈수록 커진다. 과남풀은 백두산 지역의 습지에서 자라며 칼잎용담과 비슷하지만 잎이 조금 더 넓으며 꽃은 7~8월에 피는데 하늘색이다.

용담초 성질과 효능

성질은 차고[寒] 맛은 쓰다[苦]. 간·담·위경에 들어가 작용한다. 이 약의 쓴맛은 조습작용, 한성은 청열작용이 있는 것을 의미하고 침강의 성질이 있음을 나타낸다. 오직 간담의 실화를 사하고 하초의 습열을 청설하는 효능이 있다.

간담실화나 혹은 하초습열로 인하여 발생하는 눈의 충혈·안검염·장부의 자통·인후종통·이롱·이부종창·황달·경련 및 음낭종통·임탁·대하 또는 습진의 창독으로 인한 두통증상에 상용한다. 항균·항기생충작용·소염·면역증강·간기능 보호·이담작용이 있다.

적응증

1) 청하초습열(淸下焦濕熱)하여 간담습열(肝膽濕熱)로 인한 황달(黃疸), 대하(帶下), 음양(陰痒), 습진(濕疹) 등을 치료한다.
2) 간담실화(肝膽實火) 제거, 간경실열울화(肝經實熱鬱火)에 상용(常用)한다. 〈용담사간탕〉

응용

1) 고한(苦寒)한 성질이 강해서 비위(脾胃)를 손상할 수 있어 위비허약자(胃脾虛弱者)는 사용하지 않는다.

:: 용담초 발효액

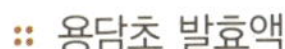

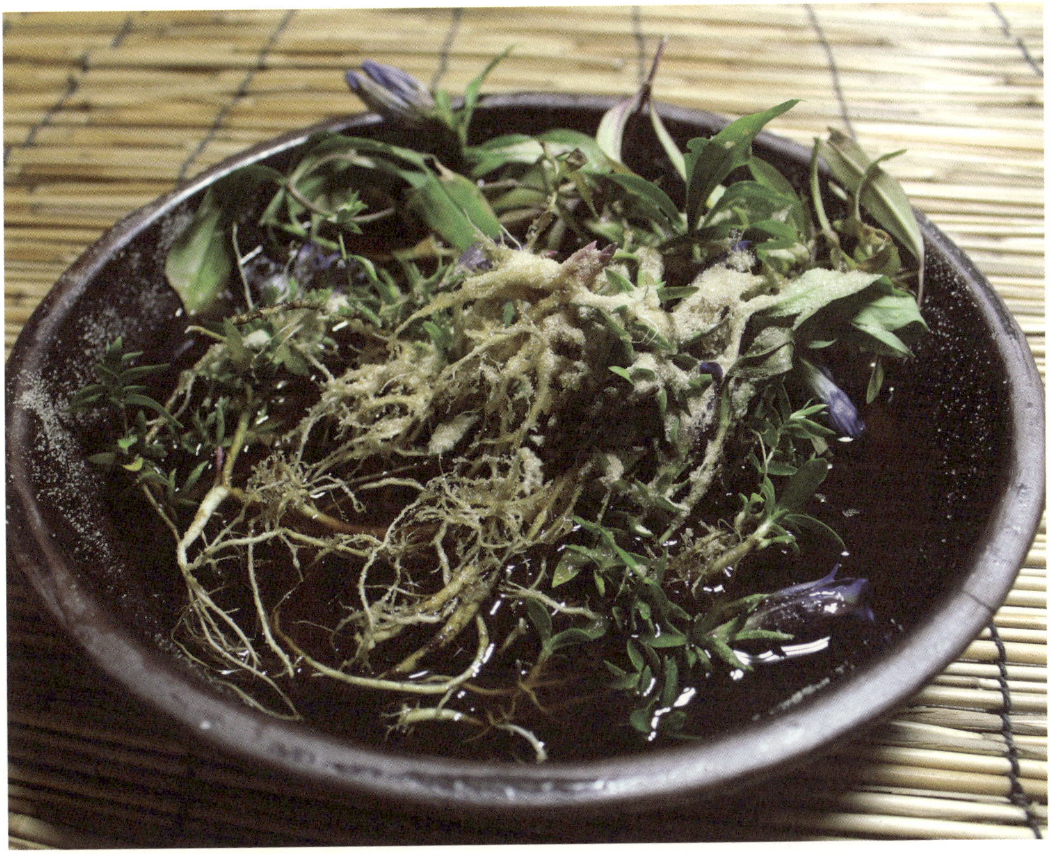

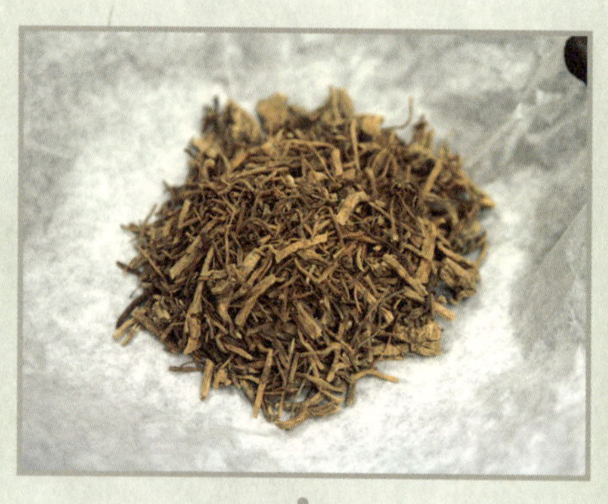

+

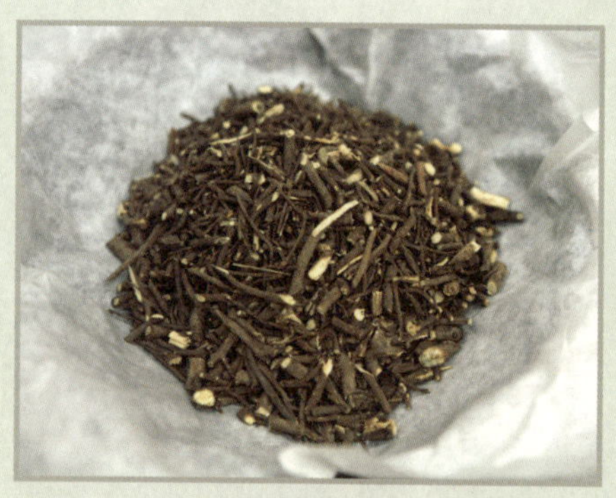

용담초와 시호 발효액 담그기

　용담을 발효시키려면 용담초의 뿌리를 채취하여야 한다. 용담초 발효액은 설탕의 단 성분과 결합하여 쓴맛이 많이 사라진다.

　이러한 용담초와 시호를 함께 발효시키기 위해서는 두 약재의 싱싱한 뿌리를 채취하여 잘 씻고 물기를 제거하고 잘게 썰어 설탕을 넣고 항아리에 넣어야 한다.

　그러나 용담초와 시호는 발효액이 많이 나오지 않는 약재이므로 용담초 발효액을 먼저 담근 다음, 마른 시호에 감초·대추·생강을 넣고 시럽화시켜 만들기도 한다.

용담초 + 시호

　용담초는 우리나라 각처의 산지에서 자라는 용담과의 여러해살이풀로 용의 쓸개처럼 쓰다고 하여 붙여진 이름이다.

　시호는 전국 산야의 풀밭에서 드물게 자라는 산형과의 여러해살이풀이다. 야생종은 거의 없고 주로 약용으로 재배를 한다. 주로 한열 왕래의 외감발열을 치료하는 약재이다.

　이렇게 해서 만들어진 용담초·시호 발효액은 간화 혹은 습열에 의해서 일어나는 목적종통·협흉자통·이롱·구고·음랑종통·소변단적·임탁에 사용될 수 있다.

동의학사전에 기록된 시호

　《동의학사전》에 의하면 "큰 시호의 뿌리는 독성이 세다.

　시호와 참시호는 각지의 낮은 산 양지쪽 특히 석회암 지대에서 널리 자라고 큰 시호는 깊은 산 그늘진 곳에서 자란다. 가을에 캔 것보다 봄에 캔 것이 독성이 더 세다."고 한다. 허약한 상태에서의 감기에는 신중히 사용해야 한다

▼ 갓 채취한 시호

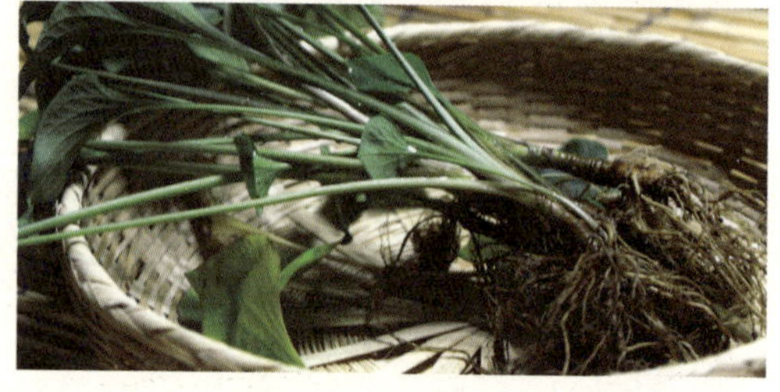

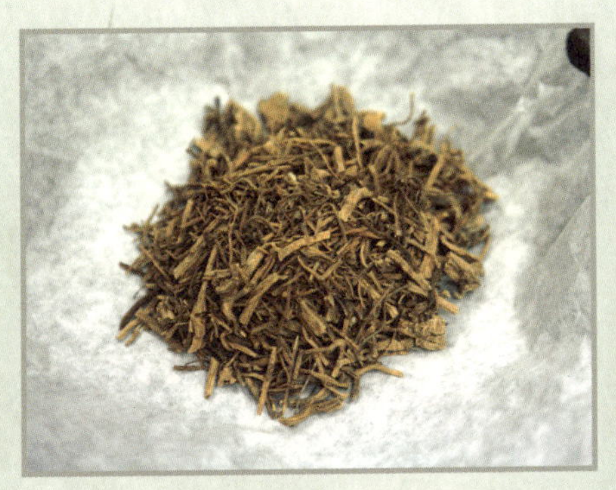

+

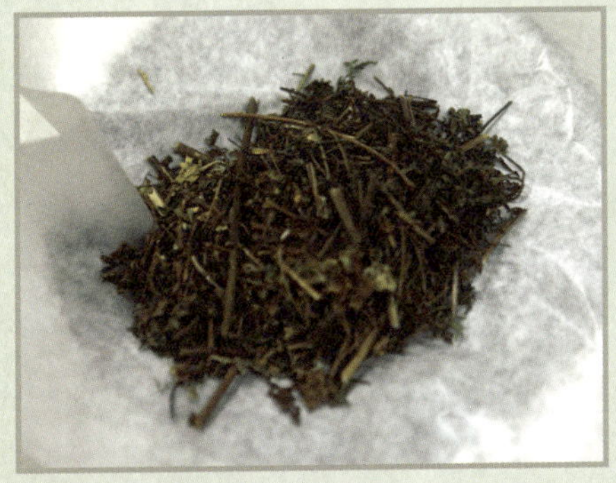

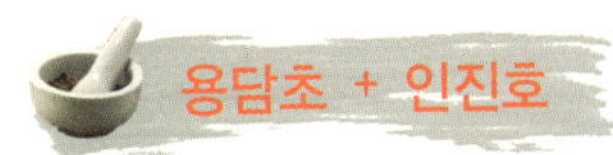

용담초의 맛은 무척 쓴데 간병을 치료하는 명약으로 급성 전염성 간염으로 전신에 황달 증상이 있을 때 눈의 흰자위가 노랗고 누런 소변에 발열·협통·간종대가 보이면 '용담사간탕(龍膽瀉肝湯)'을 사용하여 치료한다. 인진쑥도 사철쑥·인진호·생당쑥 등으로 불리며 국화과에 속하는 여러해살이풀로 높이는 1.5m까지 자란다. 줄기의 밑 부분은 나무처럼 딱딱하고 가지가 많이 갈라진다. 어릴 때는 비단 같은 털로 덮여 있다.

용담·인진 발효액은 습열에 의한 황달, 간담습열로서 일으키는 흉협창통, 구고 등의 증상을 치료할 수 있다.

용담초와 인진호 발효액 담그기

용담초는 가을에 뿌리를 채취하여 말려서 그대로 썰어 사용한다.

인진쑥은 잎과 줄기를 채취하여 발효액을 만든다. 물기를 제거하고 잘게 잘라서 설탕을 넣어 용기에 담는다.

또는 용담초나 인진호 발효액을 먼저 만들고난 후 대추·생강·감초를 넣고 시럽화하여 설탕과 함께 만들기도 한다.

Tip.

용담사간탕

용담·시호·택사 각 4g, 목통·차전자·적복령·생지황·당귀·치자·황금·감초 각 2g으로 1첩을 달여 마신다.

용담주

잘 말린 용담초 300g에 소주 1,800cc 정도 붓고 흑설탕을 조금 넣어 밀봉시킨 다음 서늘한 곳에서 1~2개월 숙성시킨다. 걸러서 담은 후 공복에 한 잔씩 마신다.

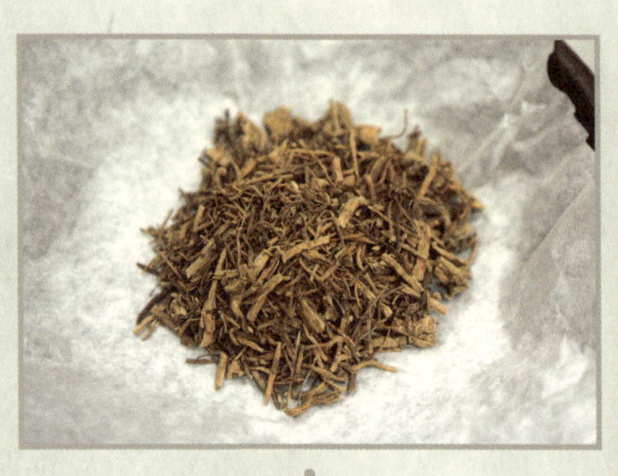

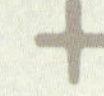

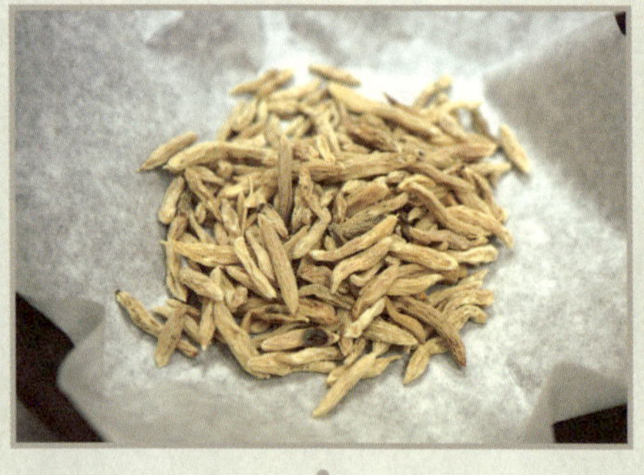

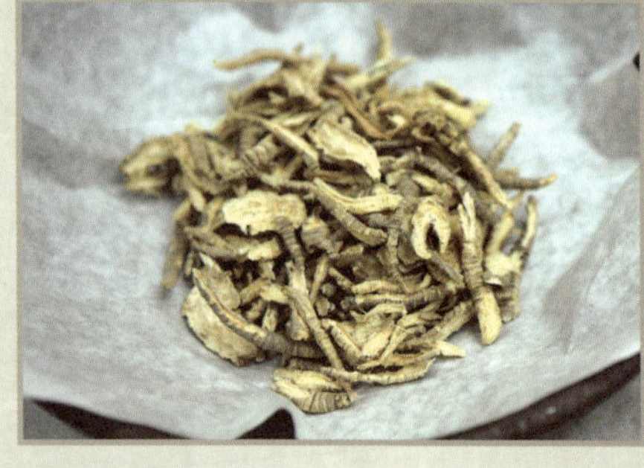

용담과 맥문동과 사삼 **발효액 담그기**

세 가지 약재, 용담과 맥문동 그리고 잔대의 뿌리를 채취하여 발효액을 만든다. 물기를 제거하고 잘게 잘라서 설탕을 넣어 용기에 담그면 된다.

용담은 용담과에 속하는 약재로 약간 특이한 냄새가 난다.

맥문동은 뿌리가 달린 모양이 마치 껍질이 두꺼운 보리 같다 하여 보리 '맥(麥)' 자를 붙여 부른다. 중부 이남의 산지에서 나무 그늘 아래 자라는 백합과의 늘푸른 여러해살이풀이다. 꽃은 백색 또는 연분홍색으로 피며 꽃잎의 갈래는 6장이다. 열매는 10~11월에 열리는데 짙은 하늘색이며 둥글다. 뿌리를 약재로 쓰는데 가을과 봄 사이에 채취하여 심지를 빼고 사용한다. 예로부터 맥문동은 폐를 보하고 강장효과가 뛰어난 약재로 알려져 있다. 맥문동은 적응증이 넓어 진액이 부족한 증상엔 어떤 경우든 사용해도 된다.

사삼은 잔대를 말하는데, 더덕과 같이 초롱꽃과에 속하고 줄기는 둥글고 곧으며 풀 전체에 작은 털이 있다. 잎이 가늘고 긴 타원형이며, 끝이 뾰족하다. 가장자리가 껄쭉껄쭉하고 4~5개가 둥근형이 되어 줄기에 붙어 있다. 여름에 줄기 끝에서 청자색이 매달린 종같이 생긴 꽃이 4~5개 밑으로 향해 핀다. 잔대는 맛이 달고 성질은 서늘하며 폐 · 간 · 비경에 작용한다. 강장 · 청폐 · 진해 · 거담 · 소종작용을 한다.

용담 · 맥문동 · 사삼 발효액은 위장동통 · 구건 · 설홍 · 식후창만 등을 치료하는 효능이 있다.

간(肝)과 신맛(酸味)

신맛인 산미는 염환·염기·지사·섭정·축뇨·지대·지혈 등의 작용을 가지고 있다. 신맛을 느낄 때는 구강의 근육들이 수축하고 몸을 오그리게 된다. 때문에 산미는 이러한 수축·수렴작용을 통해 기혈·진액 등 체내의 물질들이 유실되는 것을 저지하는데 쓰인다.

수렴지한의 효능을 가진 오배자나 오미자, 염한지혈 효능의 선학초·백급, 삽장지사효능의 적석지·석류피, 섭정지대 등의 효능을 가지고 있는 금앵자·상표초 등의 약재들이 산미를 가지고 있으며, 이들은 정허무사 즉, 정기가 허하지만 사기의 침습이 일어나지 않은 상태의 활탈불금으로 인한 여러 증상을 치료하는데 사용된다. 이외에 산미는 생진·개위·소식작용이 있어 위음부족으로 인해 입안이 마르고 갈증이 나며 식욕이 없고 설홍소태한 등의 증상에 사용할 수 있으며, 진액의 손상으로 근맥이 실양되면서 근맥구련·굴신불리 등의 증상이 나타나는 데에 사용할 수 있다.

신맛은 주로 약재나 식재에 존재하는 수소이온에 의해 감지되는 맛으로 유기한 성분을 많이 함유하고 있을 때 강하게 느낀다고 알려져 있다. 이들은 주로 땀샘과 소화관과 비뇨생식기 평활근의 활동을 조절한다. 또 식품조리에 식초를 이용한 단백질 응고처리와 같이 산미를 가진 약재나 식재들은 조직내의 단백질을 침천하고 응고시켜 점막이나 상처면을 보호하는 역할을 함으로써 지사와 지혈작용을 일으킨다고 알려져 있다. 단, 산미는 그 수렴작용으로 인해 염사하기 쉬우므로 실사가 있는 경우에는 신용하거나 금용한다.

〈약선식료학개론 제2절 오미〉

모과

- 근육을 이완시키고 경락을 소통시킨다
  (舒筋活絡)
- 상초에 있는 습사를 없애고 조화롭지 못한
  위의 기를 치료한다(化濕和胃)

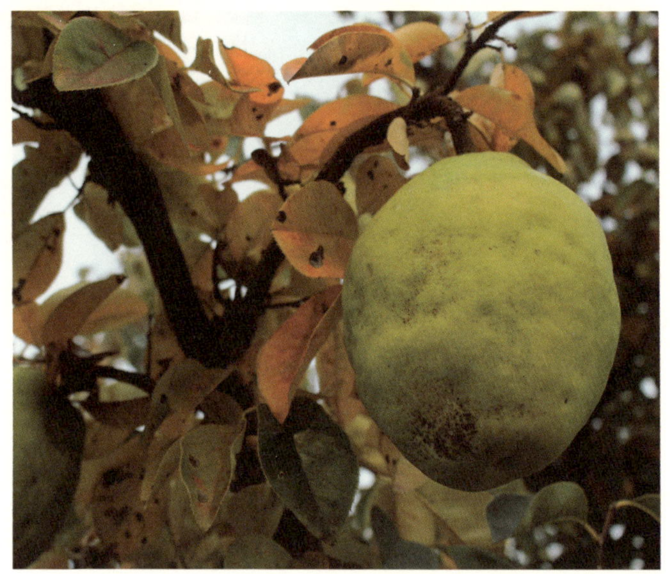

모과

모과나무는 원산지가 중국으로 오래전부터 과일나무 또는 관상용으로 재배하였다. 장미과에 속하는 낙엽이 지는 큰키나무이다. 높이가 10여m에 달하며 어린 가지는 윤기가 흐르고 털이 있으며 가시는 없다. 오래된 줄기는 봄이 오면 껍질이 비늘조각으로 벗겨지며 매끄럽다.

모과 성질과 효능 근육을 부드럽게 하고 경락을 잘 통하게 하며 위를 편안하게 하고 습을 제거하는 효능이 있다. 성질은 따뜻하며[溫] 맛이 시고[酸] 독은 없다. 곽란으로 몹시 토하고 설사하며 계속 쥐가 이는 것을 치료하며 소화를 잘 시키고 이질 뒤의 갈증을 멎게 한다. 또한 분돈(奔豚) · 각기(脚氣) · 수종(水腫) · 소갈 · 구역과 담연이 있는 것 등을 치료한다. 또한 힘줄과 뼈를 든든하게 하고 다리와 무릎에 힘이 없는 것을 낫게 한다. 열매는 작은 참외 같으며 시큼하기는 하나 먹을 수 있다. 그러나 이와 뼈를 상하기 때문에 많이 먹지 말아야 한다.

《입문》 이것은 간에 들어가기 때문에 힘줄과 혈을 보한다. 수족태음경(手足太陰經)에 들어가기 때문에 폐를 도와주고 습을 없애며 위를 고르게 하고 비(脾)를 자양한다.

소화촉진·구갈제거 효과가 있어 소화가 잘 되게 하며, 이질 뒤에 나는 갈증을 멎게 한다. 곽란으로 몹시 토하고 설사하는 데에 쓴다. 간과 신장의 원기를 회복시켜 장기의 활동을 원활하게 하고 주독을 풀어준다. 피곤하고 식욕이 부진할 때도 효과적이다. 경련을 진정시키고 위장평활근과 사지근육에 대한 진경작용이 있으며 항이뇨작용도 있다.

1) 단순한 풍습성으로 또는 척추병변으로 일어난 좌골신경통에 모과 20~25g을 단삼·천궁·적작약을 더해 쓴다.

2) 다발성 신경염에는 사지가 마비되는 초기에 황기·우슬·진교·백출을 배합해 쓴다. 오랫동안 하지가 마비되면 당삼·황기·부자·육계를 배합해 장기간 써도 좋다.

3) 여름철에 더위나 습기로 인한 경련으로 갑자기 구토·설사·복통이 일어나면 의이인·잠사·황련·오수유와 함께 쓴다. 급성 장염으로 인한 탈수 증상에도 쓴다.

4) 충수염이 아니면서 복통과 장교통이 나타나는 증상에도 모과를 쓰는데, 이때 목향과 함께 사용하면 지통효과를 빨리 얻을 수 있다.

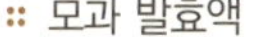

:: 모과 발효액

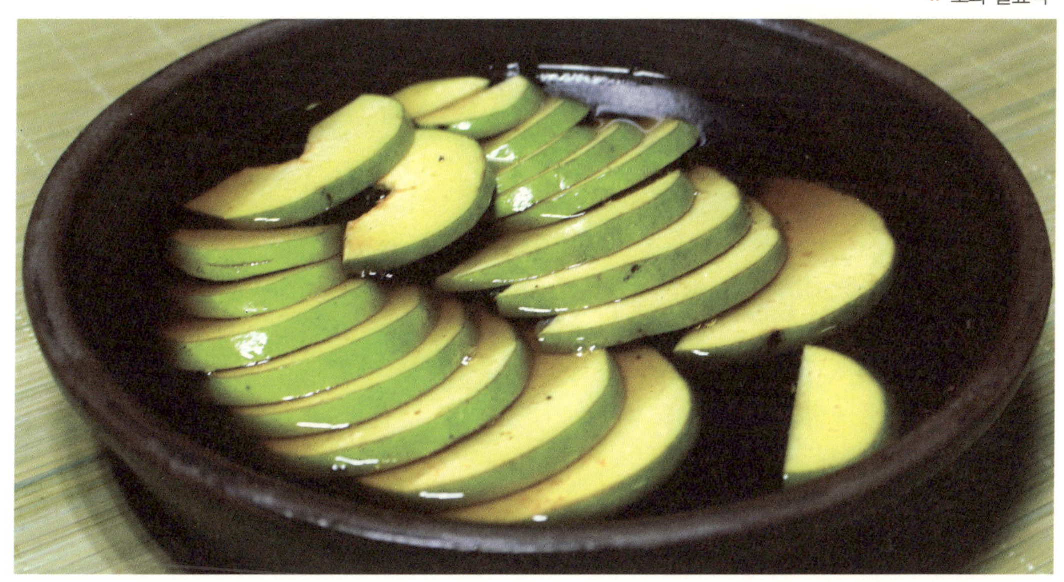

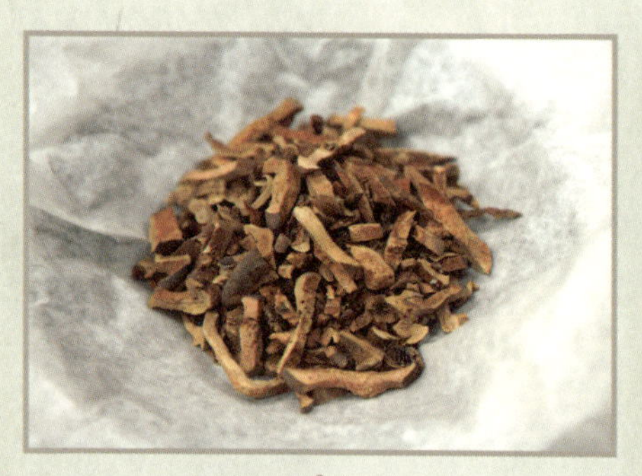

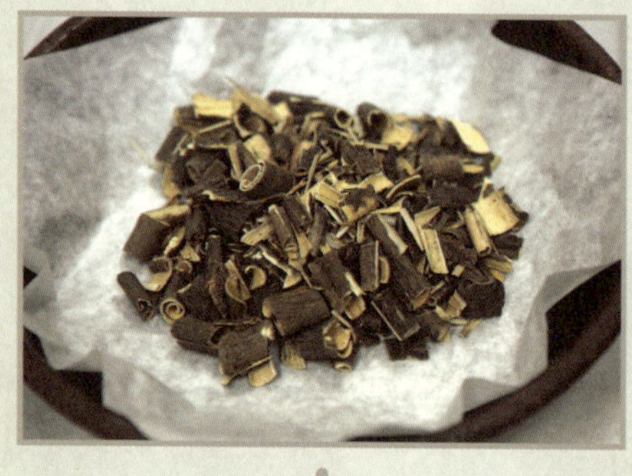

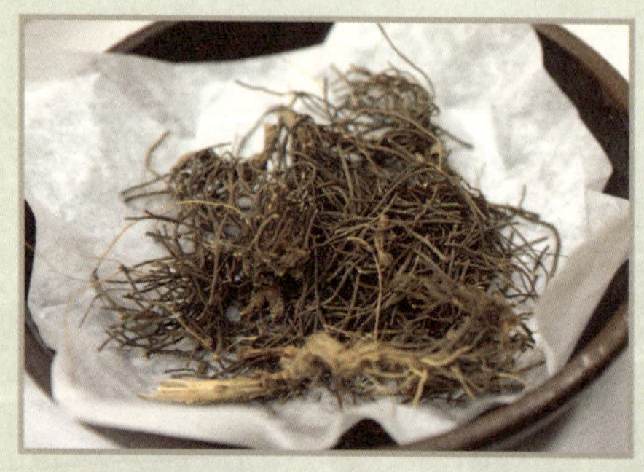

세 가지 약재, 모과의 열매와 오가피의 뿌리 껍질 그리고 위령선의 뿌리를 채취하여 잘 씻고 잘게 잘라서 설탕과 함께 발효액을 담근다.

모과 + 오가피 + 위령선

모과나무의 효능은 지통·진경·진해작용이 있다. 소화촉진과 구갈세거의 효능이 있어 소화가 잘 되게 하며, 이질 뒤에 나는 갈증을 멎게 한다. 곽란으로 몹시 토하고 설사하는 데에 쓴다.

오갈피나무는 종류가 많은데, 모두 어린순을 먹을 수 있다. 봄에서 여름에 걸쳐 잎을 말려 두고 차로 이용하면 향기롭고 피로회복에 특효를 보이는 차를 맛볼 수 있다. 거습·지통작용하는 효능이 있어 만성 류머티즘의 허약자에게 적용하며 각종 마비증상·부종·뇌신경 쇠약을 보이는 경우에도 쓴다.

위령선은 만성 관절염에 뛰어난 효과를 나타내는데, 특히 통증이 이리저리 움직이며 가볍게 반복해서 발작이 일어나는 경우에 빠른 효과가 있다. 인후통의 치료제로 급성 편도선염과 후두염에 쓰며, 위령선으로 달인 액을 가지고 씻으면 해독·지양의 효과가 있다. 위령선은 효능이 강하여 오래 복용하면 기혈을 손상시키므로 체질이 약하거나 풍한 습사가 없을 때는 신중히 사용해야 한다.

세 가지 재료로 만든 발효액은 모과는 평간서근작용이 강하여 풍습비통과 각기부종에 쓰고, 오가피는 거풍습·강근골작용이 있고, 위령선의 거풍제습 효능이 있어서 풍습근골증에 좋은 발효액이 된다.

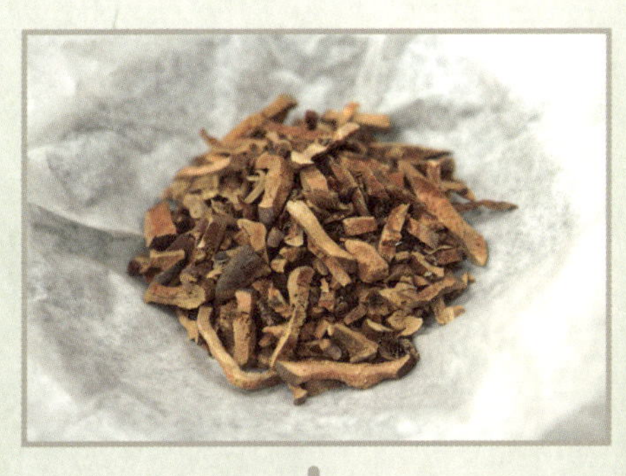

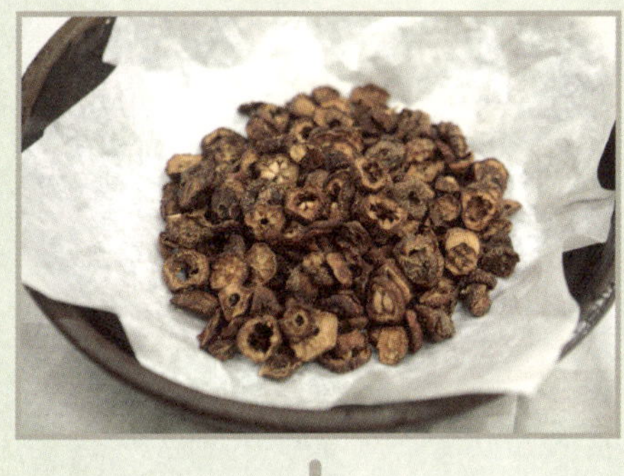

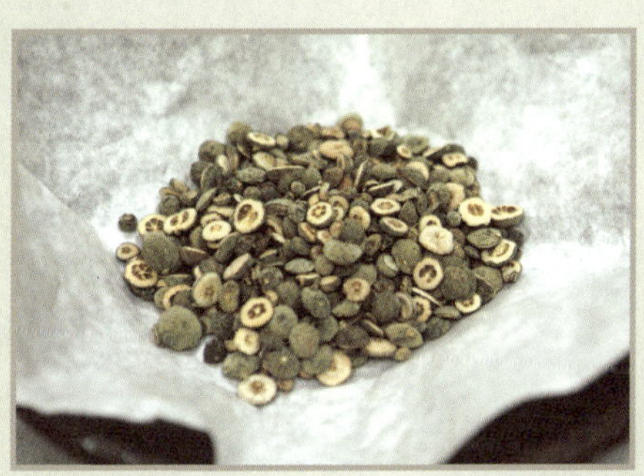
모과와 산사와 지실 **발효액 담그기**

세 가지 약재를 합방하여 발효액으로 담기 위해서는 가을에 잘 익은 모과·산사·지실의 열매들을 채취하여 잘 씻고 물기를 제거한 후에 잘게 잘라서 동량의 설탕과 함께 발효를 시켜야 한다.

모과는 장미과에 속하는 낙엽 지는 작은 교목의 열매로 소화촉진·구갈제거 등으로 뛰어난 소화작용을 하는 약재이다.

산사 또한 건위약로 소화 흡수기능을 증진시키고 특히 육류의 과식으로 인한 증상을 잘 제거한다. 산사는 혈관을 확장시키고 혈류의 저항을 줄이는 작용이 있어 혈압을 서서히 내려주는 역할도 한다. 꾸준히 복용하면 어혈을 없애고 활혈화어(活血化瘀)작용이 있어 어혈이 막혀 생기는 여러 증상을 제거할 수 있다.

지실은 맛이 쓰고 성질이 약간 찬 편이다. 기체로 인해 복부가 팽만하고 더부룩하면서 아프고, 메스껍고 트림이 나며 대변이 시원치 않은 경우에 쓴다. 소화기의 각종 급성 염증에 쓰며 담적을 제거한다. 파기작용이 강해 기(氣)를 손상하므로 실증이 아니면 쓰지 않고 허약자나 임산부는 주의하여 쓴다.

모과·산사·지실로 만든 발효액은 육류의 과다섭취로 가슴과 배기 그득하고 아플 경우에 쓴다(모과 16g, 산사 12g, 지실 8g을 끓여 농축해서 1일 3회 3일간 복용해도 효과가 있다).

+

+

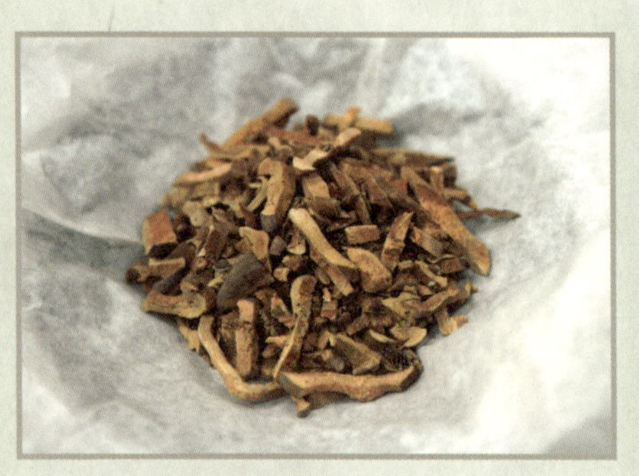

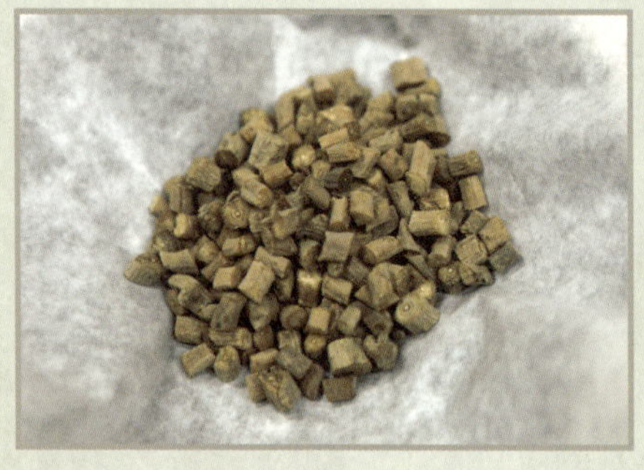

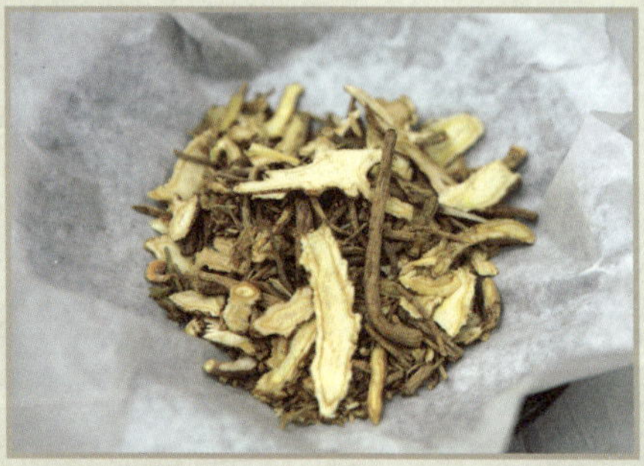

모과와 우슬과 방풍 발효액 담그기

이들 약재를 구하여 모과의 열매와 우슬의 뿌리 그리고 방풍 전초를 잘 씻고 잘게 잘라서 설탕과 함께 발효액을 담근다.

모과 + 우슬 + 방풍

소화가 잘되는 소화제 역할을 하는 모과에 우슬과 방풍을 넣어 발효을 시키면 관절통과 신경통을 낫게 하는 발효액이 된다.

우슬은 중부 이남의 산기슭이나 길섶, 들판의 물기 많은 곳에서 잘 자라는 쇠무릎의 뿌리이다. 쇠무릎은 비름과에 딸린 여러해살이풀로 봄철에 채취하여 산나물로 먹는다. 신경통과 관절염에는 뿌리인 우슬을 술에 오랫동안 담가 먹으면 효과가 좋다. 잎과 줄기를 찧어서 상처 난 자리에 붙이면 독을 없애 주기도 한다.

방풍은 산형과에 속하는 약재로 땀을 나게 하여 몸의 풍사를 제거하고, 몸속의 습(濕)을 제거하며, 통증을 가라앉히는 효과가 있다. 감모로 인한 두통 · 어지러움 · 뒷목이 뻣뻣함 · 몸이 저리는 증상 · 골절이 매우 시리면서 아픈 경우 · 사지에 경련이 일어나는 경우 · 파상풍 등에 다양하게 이용된다.

이렇게 만든 발효액은 풍습비통이 있어 거동이 곤란하고 각슬근(脚膝筋)이 긴급한 풍습성 관절염과 신경통을 다스린다.

시럽화의 의미　**1**　두 가지 이상의 약재로 발효액 만들기

　두 가지 이상의 약재를 합해서 발효액을 만들기 위해서는 발효액에 들어가는 만큼의 생약재가 필요한데, 모두 생약재로 구하기가 쉽지 않은 경우가 많다. 계절별로 나오는 시기가 다르거나 지역적으로 멀리 떨어져 있기 때문에 발효액에 필요한 모든 약재를 생으로 구하기 어려울 때는 마른 건재를 시럽화해서 다른 발효액에 넣어 발효액을 담그는 방법을 이용한다. 마른 건재를 시럽화해서 발효액을 만드는 방법은 다음과 같다.

　당귀 발효액을 가지고 천궁 건재를 시럽화하여 궁귀(천궁, 당귀) 발효액을 만드는 방법을 예로 들어보자. 가을에 신선한 토당귀의 뿌리를 구하여 잘 씻고 잘라서 동량의 설탕을 넣어 당귀 발효액을 만든다. 그런 다음 1주일쯤 뒤에 잘 저어서 발효가 잘 되도록 도와준다. 1주일 간격으로 잘 저어 주면서 한 달쯤 되면 질 좋은 당귀 발효액이 만들어지게 된다. 이렇게 1달에서 3달 사이의 발효력이 센 당귀 발효액에 건재 천궁을 시럽화하여 넣으면 되는데, 이때 시럽화하는 방법은 다음과 같다.

　먼저 천궁과 당귀 1kg씩을 건재로 구하여 큰솥에 넣고(감초 · 대추 · 생강도 함께 넣음) 물을 3~4배로 넣어 처음에는 센불(무화)로 다리다가 30분이 지나면 중간불(문화)로 물이 반으로 줄 때까지 끓인다. 그런 다음 그 약재를 다른 곳으로 옮기고, 다시 물을 붓고 재탕으로 역시 물이 반으로 줄 때까지 끓인다(필요하면 3탕을 하는 수도 있다).

57페이지에 계속 ➡

울금 · 강황

- 혈액순환을 촉진하고 기를 돌게 하며 통증을 멈추게 한다(活血, 行氣, 止痛)
- 담의 기능을 원활하게 하여 황달을 없앤다 (利膽退黃)

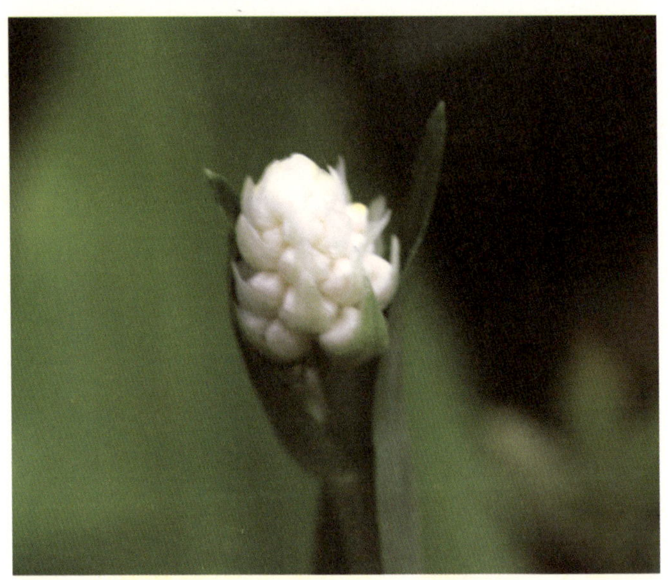

울금의 꽃

울금은 기원전 600년경 〈아시리아 식물지〉에 착색성의 물질로 기재되어 있다. 인도·동남아·중국에서는 옛날부터 견·면의 염색과 식품의 착색에 이용하였다. 염료로 사용할 경우 황색의 염색을 위한 것으로 치자 대신 사용하기도 한다.

울금과 강황 성질과 효능

혈액순환을 활발하게 하고 기체를 잘 풀어주고 여성들의 생리가 잘 통하도록 하며 통증을 완화시킨다. 또한 방향성이 있으며 건위작용이 있다.

울금 성질이 한량(寒凉)에 치우치고 행기해울(行氣解鬱)하는 효능이 더 나으므로 혈어유열(血瘀有熱)에 더 적합하고, 아울러 청심개규(淸心開竅)하고 양혈지혈(凉血止血)하며 이담퇴황(利膽退黃)하여 온병(溫病)으로 인한 신혼(神昏)·혈열출혈(血熱出血)·습열황달(濕熱黃疸) 등을 치료한다.

강황 성질이 온조(溫燥)에 치우쳐서 활혈산어력(活血散瘀力)이 더 강하므로 한응기체혈어자(寒凝氣滯血瘀者)에게 더 적합하며, 아울러 능히 거풍지통(祛風止痛)하여 풍한습비(風寒濕痺)를 치료한다. 풍한사를 없애고, 습기로 인한 질병을 제거하며(散風寒, 祛濕), 옹저 및 종독을 없앤다(消癰散腫).

여성들이 어혈로 인하여 생리가 나오지 않거나 어혈이 뭉쳐 단단한 덩어리가 있는 경우, 또는 산후복통에 적합하다. 배가 창만하고 통증이 있거나 어깨나 등이 아프고 다쳐서 멍이 있을 때도 효과가 있다. 울금과 강황은 모두 활혈행기(活血行氣)하므로 기체혈어(氣滯血瘀)로 인한 흉협심복 제통(胸脇心腹諸痛) 및 혈어통경(血瘀痛經)·폐경(閉經) 등에 사용된다.

1) 흉복협늑(胸腹脇肋)의 모든 통증과 황달의 치료 : 울금 10g, 쌀 100g을 같이 죽을 끓여 2차례 나누어 복용한다. 〈경험방(經驗方)〉

2) 토혈·뉵혈·뇨혈·혈림·부녀도경(婦女倒經)의 치료 : 울금 12g에 물 200㎖를 넣고 달여 부추즙 20㎖와 생강즙 20㎖을 넣고 잘 섞어서 3차례 나누어 복용한다. 〈경험방(經驗方)〉

3) 기체혈어(氣滯血瘀)와 오로불하(惡露不下)의 치료 : 울금 10g, 합환화(合歡花, 말린 것) 12g, 돼지간 150g, 소금 약간을 준비한다. 울금과 합환화를 그릇에 넣고 물을 약간 부어 5시간 동안 담가두었다가 절편한 돼지간을 같이 넣고 소금을 넣어 맛을 내어 찜통에 넣고 쪄서 익힌 후 돼지간을 먹는다. 〈중화임상약선식료수책〉

4) 오비탕 : 강황·방풍·당귀·강활을 물에 끓여 탕을 만들어 먹는다. 풍습관절염에 효과가 있다. 〈부인양방〉

:: 울금 발효액

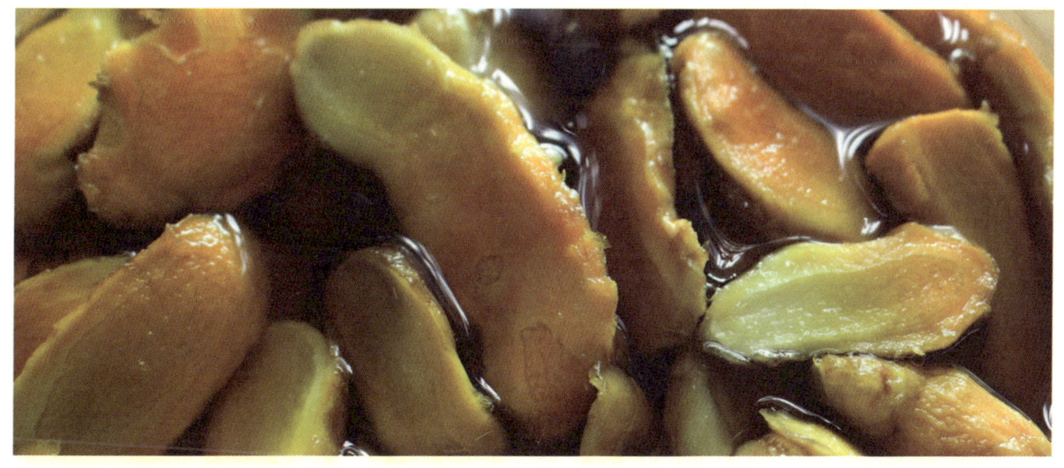

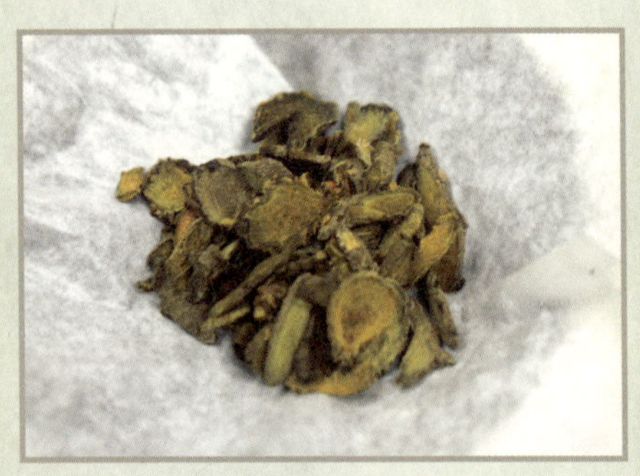

+

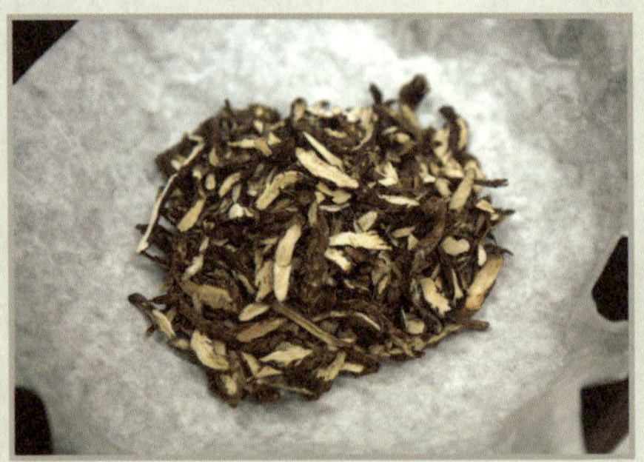

울금과 석창포 발효액 담그기

　울금과 석창포의 뿌리를 채취하여 같은 양으로 설탕과 함께 발효액을 담는다. 석창포는 물기가 별로 없기 때문에 발효액으로 담그기가 쉽지 않다. 때문에 울금 발효액을 먼저 담근 후 그 발효액에 석창포을 넣는 것이 좋다.

　울금 발효액을 먼저 담그려면 가을에 싱싱한 울금 뿌리를 구해서 잘 씻어 설탕을 넣어 담그면 된다. 이렇게 담근 울금 발효액에 석창포 뿌리를 채취하여 넣고 설탕을 첨가하여 울금·석창포 발효액을 담근다. 이때 석창포는 잔뿌리를 제거하고 잘 씻어서 이물질을 제거해야 한다. 만약 석창포의 생물이 없다면 마른 석창포에 감초·대주·설탕을 넣고 진하게 달여서 울금과 함께 발효액을 담는다.

울금 + 석창포

　석창포는 기미방향(氣味芳香) 신온행산(辛溫行散)하니 개통심규·선기세담·성신건뇌·화습개위한다.

　울금은 신산고강(辛酸苦降)하여 양혈청심·행기해울·거어지통·화담탁·이담퇴황한다. 체경기찬하여 기분(氣分)으로 들어가면 행기해울(行氣解鬱)하고 혈분(血分)으로 작용하면 양혈청심(凉血淸心)·거어지통(袪瘀止痛)한다. 비교하면 석창포는 개규(開竅)가 위주이고 울금은 해울(解鬱)이 요점이다. 배용하면 상호 촉진작용으로 해울개규(解鬱開竅)·선비지통(宣痺止痛)의 효과가 상승되며, 사열입심(邪熱入心) 혹은 혈열담탁(血熱痰濁), 몽폐심규(蒙肺心竅)로 인한 신혼섬어·경광(驚狂)·전간(癲癇) 등의 증상에 유효하다. 또한 기울흉부(氣鬱胸部)로 인한 흉민창통 혹은 흉배제통(胸背諸痛)에 인경약으로 쓰여 효과를 높이는데 이용된다.

　주의할 점은 두 약재 모두 방향개산하는 성격이 있으므로 심기허한 자에게는 용량을 줄여서 사용해야 한다. 정기를 모산(耗散)시키는 부작용이 발생할 수 있기 때문이다.

〈임상약대론〉

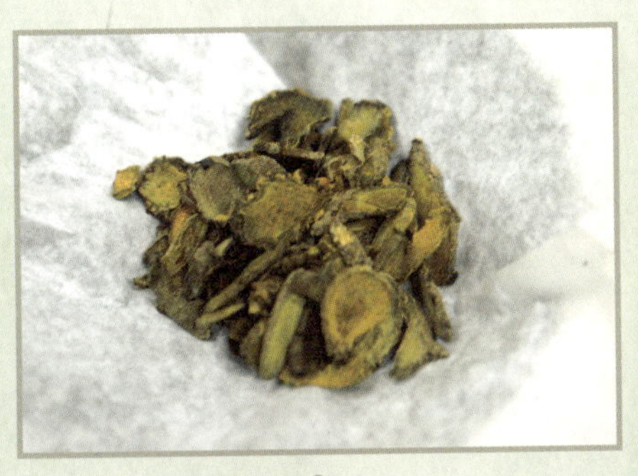

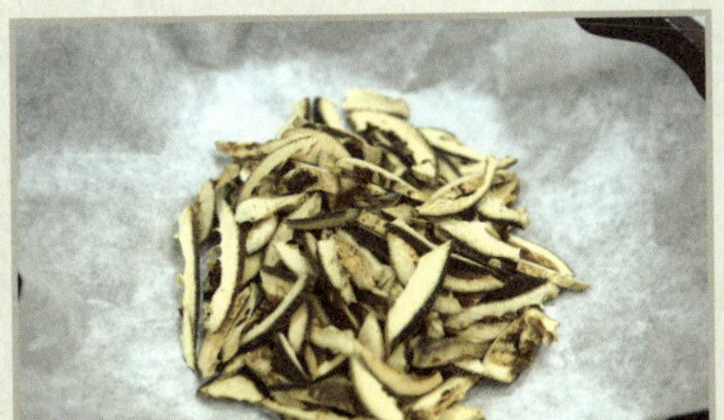

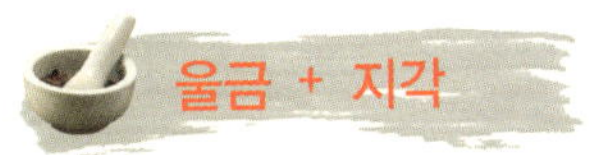

울금과 지각 발효액 담그기

울금과 지각를 합방하여 발효액으로 만들기 위해서는 울금은 뿌리를 채취하여 잘 씻어 잘게 자르고 지각(탱자)은 잘 익은 열매를 골라 잘 씻어서 물기를 빼고 잘게 자른다. 여기에 동량의 설탕을 넣고 살 버무려서 항아리에 담는다. 5~6개월쯤 발효 후에 걸러서 복용하면 향이 좋은 발효액이 된다.

건재로 발효할 때는 잘 익은 탱자 발효액에 마른 울금을 시럽화시켜 넣거나 울금 발효액에 마른 지각을 생강·감초·대추과 함께 넣고 설탕과 함께 끓여 시럽화하여 만드는 방법이 있다.

울금은 신산고강(辛酸苦降)의 성질을 가진 혈중의 기약(氣藥)으로 활혈거어(活血祛瘀)하는 동시에 행기해울(行氣解鬱)하는 공효가 있다. 지각은 원래 기분의 약으로 관흉이기(寬胸理氣)하는 효과가 뛰어나다.

이 약재는 기울(氣鬱)을 이(理)하면서 기결(氣結)을 산(散)하고 혈어를 활혈하면서 혈체(血滯)를 없애므로 기혈 모두를 조리하는 작용을 나타낸다.

따라서 간기의 울체로 인한 흉협창민 완복비한에 쓸 수 있을 뿐만 아니라 어혈이 행하지 않아서 생기는 흉복자통(胸脇刺痛)과 협하비괴 등의 증에도 쓸 수 있다.

이 두 약재는 성이 모두 한량하므로 기울혈어(氣鬱血瘀)가 열에 치우쳐 있거나 또는 화열의 경향이 있는 경우에 적합하며, 반대로 한으로 인하여 기혈의 응체가 생긴 경우에는 적합하지 않으므로 이에 주의하여야 한다.

〈약대론〉

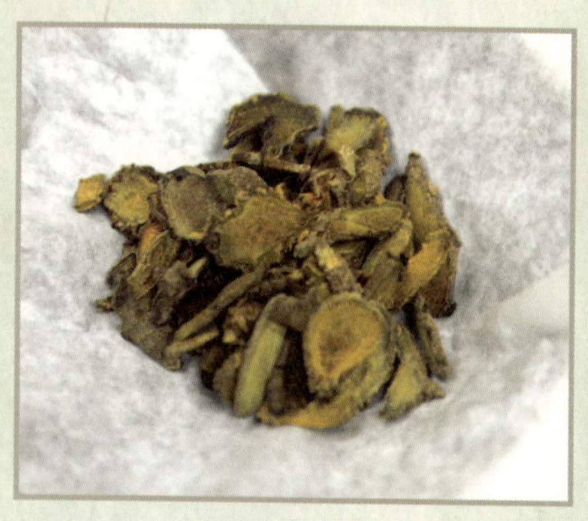

+

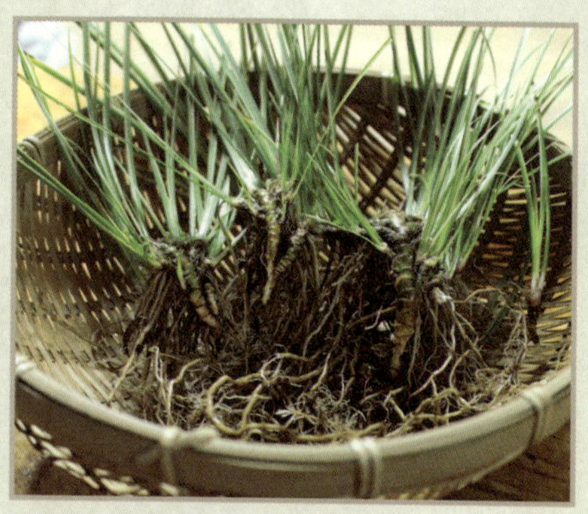

울금과 창포 발효액 담그기

　울금과 창포를 함께 발효시키기 위해서는 가을에 노란 울금의 뿌리와 창포의 뿌리를 채취하여 잘 씻고 잘게 썰어 물기를 제거한 다음 설탕을 넣고 담근다.

　또는 신선한 울금 뿌리를 채취하여 울금 발효액을 먼저 만든 다음 가을에 창포 뿌리를 구해서 합방하여 발효액으로 만들기도 한다. 건재를 이용한 발효도 다른 것들과 대동소이하다.

울금 + 창포

창포는 성미가 신온(辛溫)하고 방향(芳香)을 가진 약으로 심규(心竅)를 열어서 통하게 하고 선기제담(宣氣除痰)하는 효능이 좋다.

울금은 성미가 신고한(辛苦寒)하고 역시 방향을 가지는데 신향(辛香)함으로는 개설(開泄)하고 고한(辛苦)함으로는 청강(淸降)하므로서 심열을 청하여 심규를 열고 어혈을 활(活)하여 담탁을 화(化)한다.

이 약재는 창포의 제담도탁 청신개규를 위주로 삼고, 울금의 청심해울·이기활혈을 배합하여 창포의 작용이 잘 발휘되게 할 뿐아니라 비교적 뛰어난 방화제습·개규성뇌의 효능이 나타나게 된다.

임상경험으로 볼 때 내상잡병에서 기울·혈울·담울로 인한 심계·건망·정서불안 및 전간·억울성 정신병·뇌진탕 후유증 등에도 이 약재와 적당한 약재들을 배오하면 어느 정도 좋은 치료 효과를 거둘 수 있다.

〈약대론〉

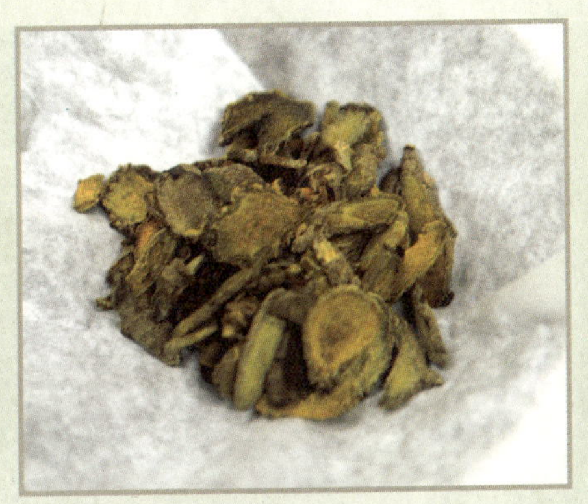

+

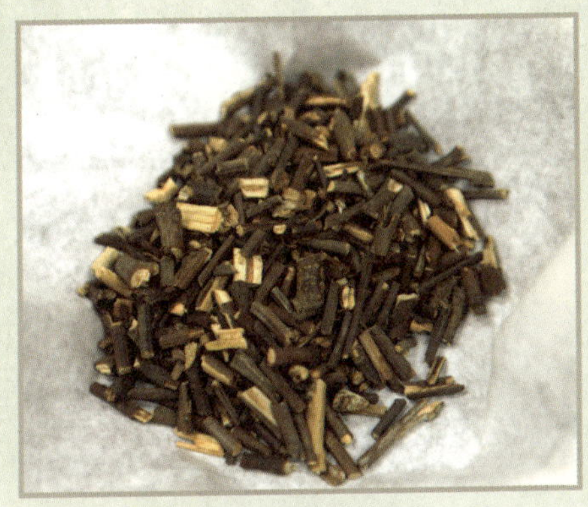

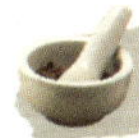

강황과 계지 이 두 약재를 배합해서 발효액으로 만들기 위해서는 신선한 강황 뿌리를 구하여 잘 씻고 물기를 제거한 다음 잘게 썰어 설탕에 잘 버무려 항아리에 넣고 강황 발효액을 먼저 만들어야 된다. 그런 다음에 마른 계지를 구해 그 건재를 생강, 감초, 대추과 함께 넣고 설탕과 함께 끓여 시럽화하여 넣고 강황 발효액에 넣어서 발효액으로 만들면 된다.

강황은 신고온(辛苦溫)한 약재로 파혈행기·통경지통하는 공(功)이 있어 본초강목에서는 치풍비비통(治風痹臂痛)이라고 하였다.

계지는 신온(辛溫)하고 기미가 경(輕)해서 경맥을 온통(溫通)하는 효(效)가 뛰어나므로 근맥의 급련을 풀고 관절의 옹저를 이(利)한다. 이 약재는 상사로 배오되어 계지의 온통경맥작용이 혈액의 유창(流暢)을 도우므로 강황의 활혈지통력이 증가되고, 강황의 파혈행기작용 또한 계지가 양기를 통달하고 온경산한하는 작용에 도움을 주므로 온경산한·이혈통맥하는 효용을 발휘하게 된다. 따라서 전신 상하의 관절응체나 비착동통 등의 증상을 다스릴 때 쓰일 수 있다.

임상경험으로 보면 견관절 주위의 염증을 치료할 때 이 약재를 위주로 하고 기타 약재를 수증가감하면 뚜렷한 효과를 얻을 수 있었다. 〈약대론〉

국화

- 감기로 인해 열과 함께 오한 · 기침 · 콧물 등이 나는 증상을 풀어준다 (疏散風熱)
- 간을 식혀주며 눈을 맑게 해준다 (淸肝明目)
- 간의 양기를 억제해 안정시킨다 (平抑肝陽)
- 열독 병증을 열을 내리고 독을 없앤다 (淸熱解毒)

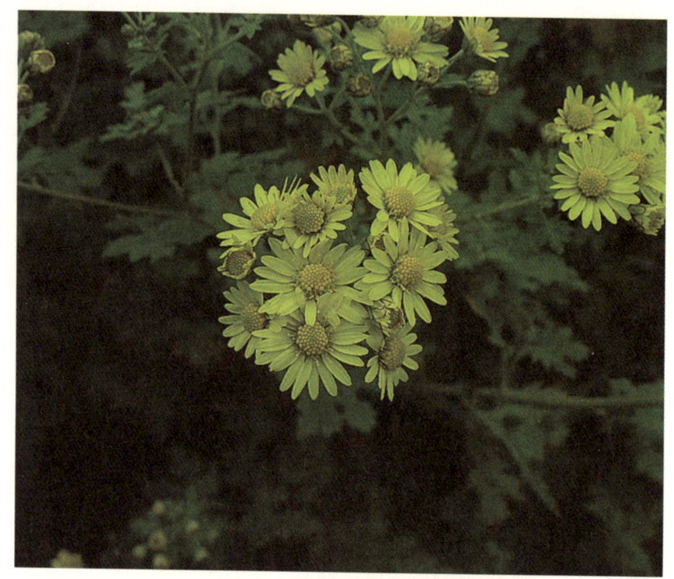

산국

국화는 오랫동안 관상식물로 재배해 오면서 많은 변종과 품종이 생겨났다.

대표적인 종류로 감국이 있는데, 가을철에 원줄기 윗부분의 가지 끝에 두화가 달린다. 두화 주변에는 암꽃만 있는 설상화가 가지 끝에 달리며 중앙부에는 양성의 관상화가 있어 열매를 맺는다.

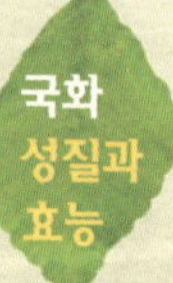

국화 성질과 효능

소풍청열작용이 있으며 간을 보하여 눈을 밝게 한다. 해독소종작용이 있어 종독으로 인해 부기를 가라앉힌다. 요즘에는 국화가 심혈관기능을 조절하고 노화를 예방하는 장수식품으로도 효과가 있다고 한다.

해열과 진통 해열 · 진통 · 감기두통 · 현기증의 치료와 녹내장에도 사용된다.

거풍과 청열작용 국화는 열을 발산하는 효능을 하는데, 발한력은 비교적 약하나 청열작용은 매우 강하다. 따라서 풍열감기로 열이 높고 풍을 꺼리고 약간 땀이 나는 경우에 주로 사용한다.

안부염증 치료 눈에 생기는 각종 염증에 효과적이다.

활혈작용 관상동맥의 확장과 관상동맥 혈류량의 증가에 뚜렷한 작용을 한다.

고혈압이나 간화가 편왕한 사람에게 적합한 식품으로 두통이 자주 나타나고 현훈이 있으며 눈이 충혈되어 붓고 아프거나 안저출혈이 있는 사람에게 효과가 있다. 또한 심혈관 질환이나 동맥경화를 예방하며, 여름철 더위에 목이 마르고 가슴이 답답한 증상이 있을 때 좋다.

1) 동물의 간과 국화를 배합하면 안과질환에 효과가 있다.

2) 수세미와 국화를 배합하면 지방이 많은 피부나 주근깨를 치료한다.

3) 국화와 박하를 배합하면 열을 내리고 더위를 해소하며, 해독작용과 정신을 안정시키는 작용이 강해진다.

4) 돼지고기와 국화를 배합하면 복통설사나 중독 가능성이 있다.

5) 닭고기와 국화를 배합하면 위나 장을 자극하여 좋지 않다.

6) 복어와 국화를 배합하면 좋지 않다.

7) 국화와 셀러리를 배합하면 위나 장을 자극하여 좋지 않다.

8) 국화녹차음 : 국화 · 아카시아꽃 · 녹차 각 3g을 넣고 차로 마신다. 고혈압에 효과가 있다.

9) 국화결명자차 : 결명자 30g · 국화 20g · 한련초 20g을 넣고 차를 끓여 마신다.
   고혈압환자나 간질병전조증상에 효과가 있다.

:: 감국 발효액

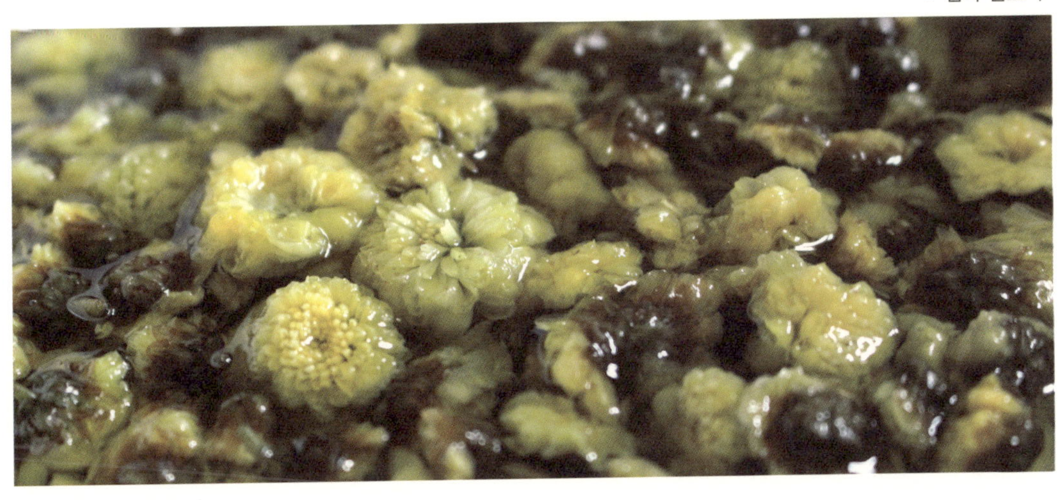

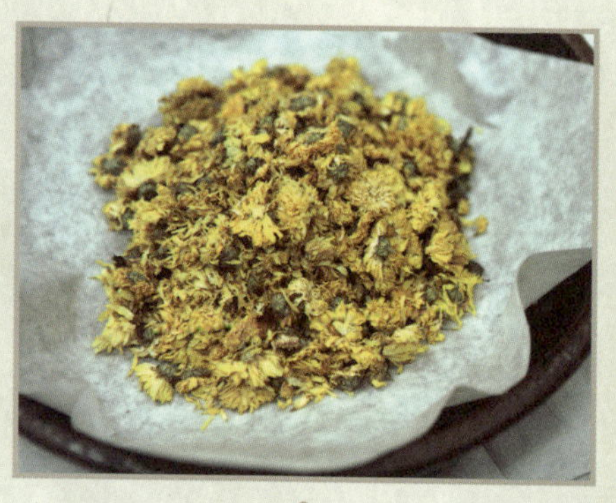

+

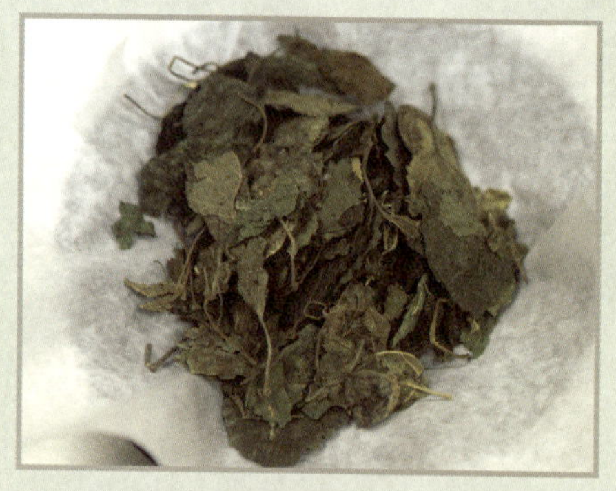

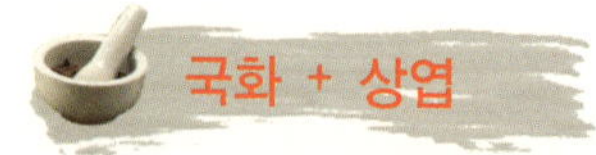

상엽과 국화의 배오는 오국통의 〈온병조변〉에서 국화음에 쓰인 이래 임상에서 소풍산열을 목적으로 상용하는 약재가 되었다.

두 약재는 모두 표부의 풍열을 소산시킬 수 있는데 상수로 배오되면 그 치료 효과가 더욱 강해지므로 외감풍한이나 온병초기에 발열·두통 및 해수인통 등의 증이 나타날 때 상용된다.

또 상엽과 국화는 청간평간(淸肝平肝)에도 상용되는 약재로서 함께 쓰이면 역시 상수배오가 되어 간경의 풍열로 인하여 간화가 상염해서 일어나는 목적종통과 수명다루(羞明多淚) 또는 간양상항으로 인한 두훈목현 등의 치료에도 비교적 좋은 효과가 있다.

〈약대론〉

국화와 상엽 발효액 담그기

국화와 상엽을 합방하여 발효액으로 만들기 위해서는 가을에 상상엽(서리맞은 뽕잎)이나 싱싱한 오뉴월의 뽕잎에, 감국이나 산국 또는 식용 국화를 넣어 국화·상엽 발효액을 만든다.

두 가지 재료를 함께 구하기 어려울 때는 여름에 구한 상엽(뽕잎)으로 먼저 발효액를 담고 가을에 핀 국화를 발효시켜 함께 합방하거나 아니면 건국화를 구하여 감초·대추·설탕을 넣고 끓여서 시럽을 만들어 발효를 시키면 간과 눈에 좋은 발효액이 만들어진다.

감국과 산국

감국(甘菊)과 산국은 가을이 되면 노란 꽃을 피우는 국화과의 식물로 우리 주변에서 많이 볼 수 있다. 산국은 꽃의 지름이 감국보다 좀 작고 대체로 산에서 피는데 비해, 감국은 바닷가나 들에서 피고 남쪽 지방에서 많이 볼 수 있다.

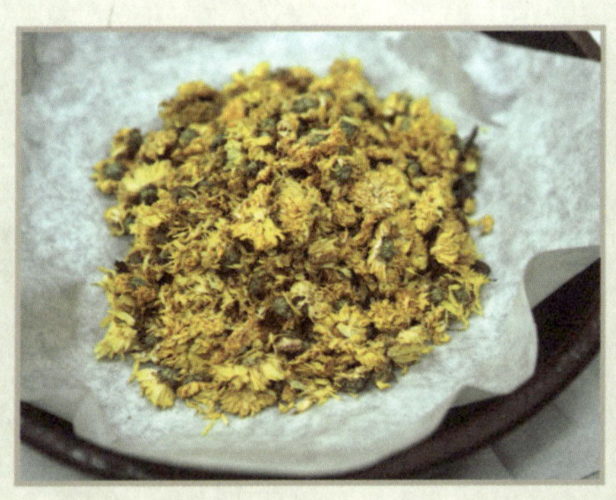

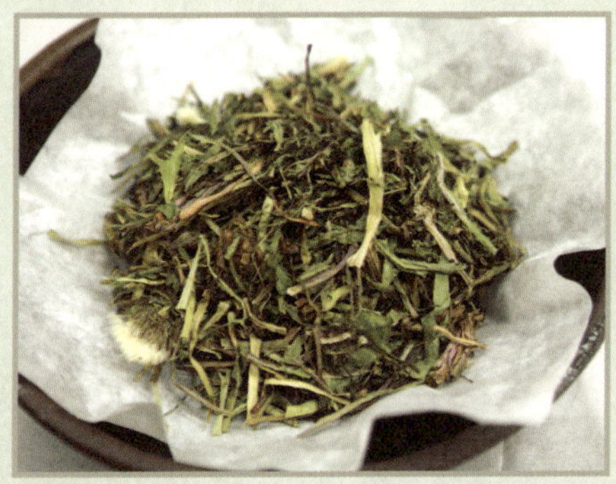

국화와 포공영을 함께 발효시키기 위해서는 가을에 신선한 국화와 포공영(민들레) 전초를 확보하는 것이 급선무다.

두 약재를 잘 씻고 물기를 말려 잘게 썰어서 동량의 설탕을 넣고 담는 방법과 먼저 담근 포공영 발효액에 마른 국화를 시럽화하여 넣고 발효시키는 방법이 있는데 담그는 방법은 다른 발효액을 담그는 것과 유사하다.

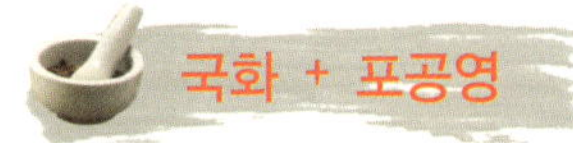

국화는 신감고(辛甘苦)하고 미한(微寒)하여 소풍청열 · 평간명목 · 해독소종하는 작용이 있다.

포공영은 민들레의 전초를 쓰는데, 감한(甘寒)하여 청열해독하고 방향(芳香)이 있어서 소산풍열하며 내청외산에 뛰어나 열독창옹과 외감온열병에 적합하다.

이 두 약재를 배합하면 해독명목하는 작용이 있어 풍열을 다스리고 목적동통을 낮게 하는 효능이 있다. 〈한약본초〉

Tip.

포공영 발효액

발효를 시킬 때는 주로 민들레의 전초 또는 뿌리를 채취해서 쓴다. 가을에 잎이 지기 시작하면 뿌리를 캐거나, 이른 봄 잎이 다 지기 전에 전초를 채취해서 쓴다.

뿌리의 흙을 잘 털어 내고 물에 씻은 후 물기를 쭉 빼고 나서 잘게 잘라 용기에 넣으면서 같은 양의 흑설탕을 충분히 끌고루 넣어 주어 위가 흑설탕으로 잠기도록 한다.

밀봉하여 그늘에서 8~12개월 정도 발효시킨다. 필요에 따라 감초 · 생강 · 대추 달인 액을 쓴다.

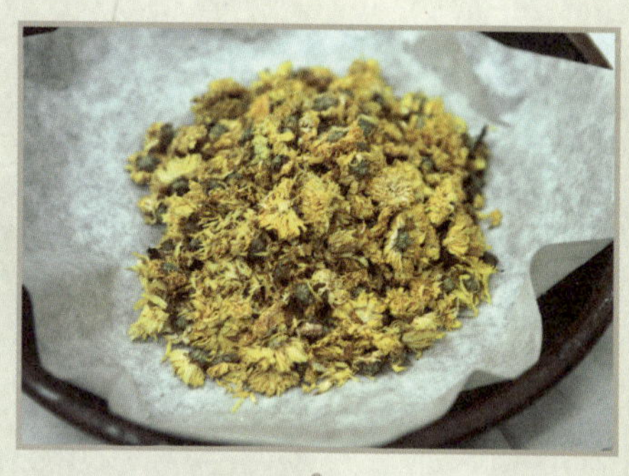

+

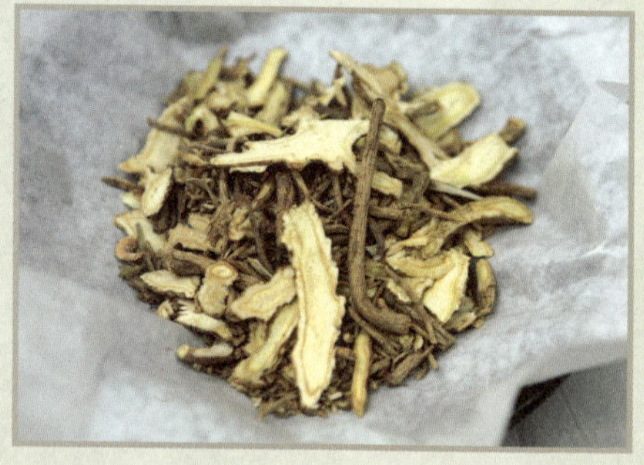

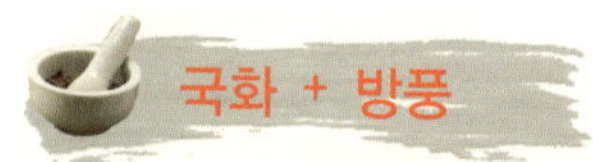

국화와 방풍을 채취하여 잘 씻은 다음 물기를 없애고 잘 썰어서 동량의 설탕과 함께 발효액을 담근다.

방풍은 전초를 쓰기 때문에 발효가 잘 되므로 먼저 방풍 발효액을 만들어 두었다가 가을에 꽃이 필 때 국화를 채취하여 함께 넣어 국화·방풍 발효액을 담그는 방법을 많이 쓴다.

국화를 생물로 구하기가 어려울 때는 마른 국화를 구하여 대추·감초·설탕을 넣고 끓인 다음 시럽을 만들어 넣는다.

국화 + 방풍

국화는 미(味)가 감고(甘苦)하고 성(性)은 미한(微寒)한데 비록 풍열을 소산시키는 약에 속하지만 소풍하는 작용보다는 청열하는 작용이 더욱 뛰어나다.

방풍은 신감(辛甘)한 미(味)를 가지고 성(性)이 온(溫)한 약재로 거풍을 주로 하며 그 공이 풍한을 소산시키는 쪽으로 치우친다.

국화가 방풍의 도움을 얻으면 소풍하는 힘이 강해지고, 방풍은 국화의 미한(微寒)한 성을 얻어 온성을 중화시킬 수 있다.

이 약재에는 상보와 상제가 공존하므로써 소풍청열하는 효능이 더욱 좋아진다. 임상에서는 풍열이 표부를 습한 경우에 미미한 오풍이 있고 열세가 비교적 가벼우며 두통목양 등이 있을 때 쓰는 것이 마땅하다. 〈약대론〉

> **Tip**
>
> ### 방풍의 대용품
>
> 대용품으로 털기름나무속(seseli), 갯방풍속(gldhnia)과 기름나물 속(peucedanum)의 목방풍·석방풍 등을 사용하기도 한다.
>
> 한국산 원방풍은 갯방풍의 뿌리이며 식방풍은 갯기름 나물의 뿌리이다. 이렇듯 우리나라에서는 방풍이라고 알려진 식물이 여러 가지 있다.

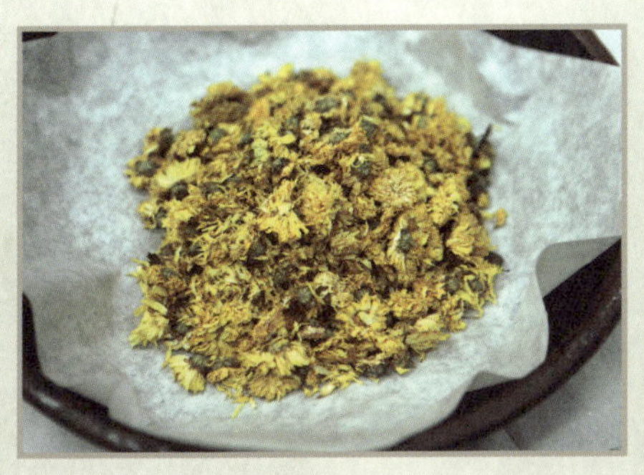

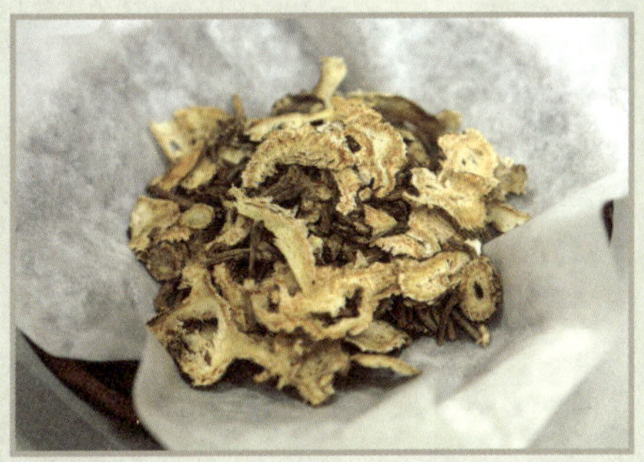

국화와 강활 **발효액 담그기**

　가을에 갓 채취한 싱싱한 국화와 강활을 설탕에 재워서 발효시키면 발효도 잘 되고 양도 많이 나온다. 국화와 강활을 같은 양으로 잘 씻어서 동량의 설탕을 넣어 발효시키면 된다.

　강활은 약초가 대형이고 뿌리를 쓰기 때문에 발효가 잘 되므로 먼저 강활 발효액을 만들어 두었다가 가을에 꽃이 필 때 국화를 채취하여 함께 넣어 국화 · 강활 발효액을 담그는 방법을 많이 쓴다.

　국화를 생물로 구하기가 어려울 때는 마른 국화를 구하여 대추 · 감초 · 설탕을 넣고 끓인 다음 시럽을 만들어 넣다.

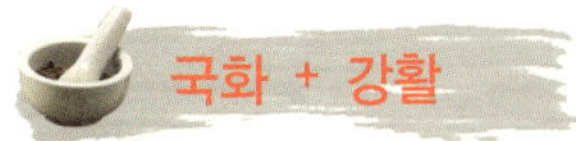

　강활은 신온하여 두정척배의 풍한을 선산하고 태양경과 독맥의 양기를 상승시키어 심통철배 · 사지유풍 · 심번 · 흉격옹한한다.
국화는 소풍청열작용을 하며 경청주상한다.
두 약재를 합하면 상초에 작용하며 이기관흉통맥지통의 힘이 커진다. 〈임상약대론〉

Tip

독활과 강활

　독활의 별칭을 '강활'이라 하였는데 현재에 와서는 독활 가운데 좋은 것을 '강활'이라 하기도 한다. 독활은 강활보다 진통효과가 세지만 바람을 내보내는 효과는 못하다. 그렇기 때문에 임상에서는 류머티스, 관절통에 두 개를 모두 쓴다.

▼ 갓 채취한 독활

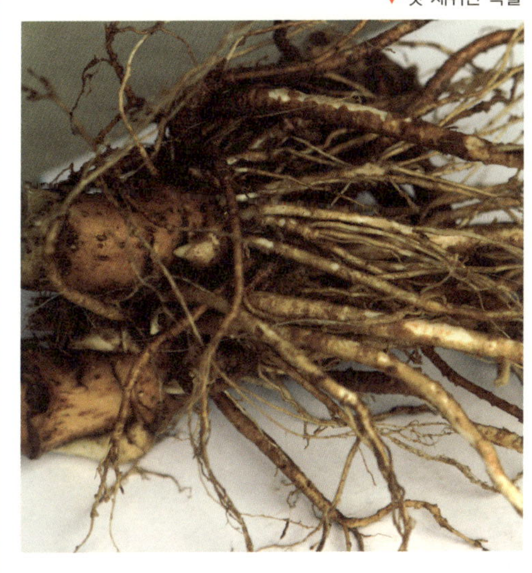

포공영

- 열을 내리고 독을 없앤다(淸熱解毒)
- 옹저나 상처가 부은 것을 삭아 없어지게
  하고 뭉치거나 몰린 것을 헤친다(消癰散結)
- 열기를 식히면서 소변을 잘 나오게 하여
  습을 동시에 빼낸다(淸利濕熱)

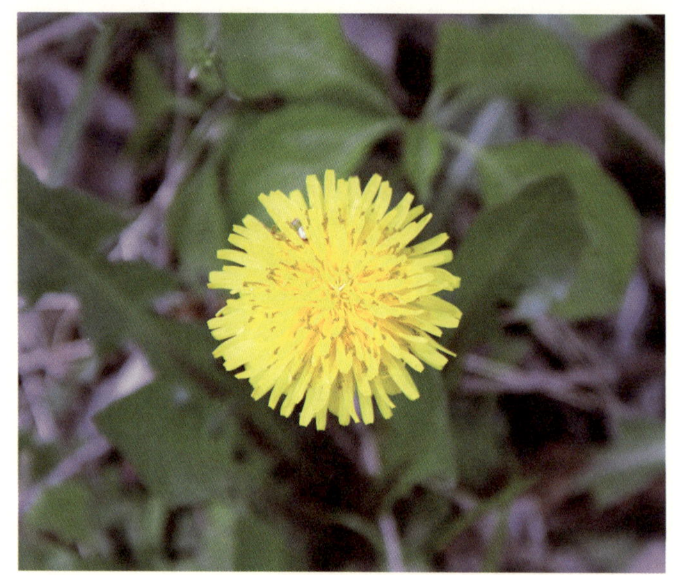

민들레의 꽃

포공영은 내복하면 청열·해독하고 외용하면 소종·배농의 효과가 있다. 건위작용을 하여 예부터 민간에서는 가래약으로 기침과 폐결핵에 사용했다. 포공영은 항균과 소염작용이 우수하다. 또한 이 뇨제로서 신석증·대장염·위궤양 등에 쓰며, 비경과 위경에 작용한다. 열을 내고 독을 풀며 목감기를 흩어지게 한다.

포공영 성질과 효능

포공영은 성미가 고한(苦寒)하여 청열하고 해독소옹하는 효능이 있어서 간위이경(肝胃二經)으로 들어가 유옹을 잘 풀어준다. 또한 포공영은 기한미후(氣寒味厚)하고 겸하여 하초로 달려 능히 수습을 삼리하므로 청열이습의 가품이 되어 통림하면서 또 황달도 물리치므로 '통림묘품'이라고 일컫는다.

　열독으로 인한 옹종창양 및 내옹·유옹·양옹 등의 증상을 주치한다. 감미(甘味)를 겸하여 상위의 폐가 없으므로 열독창옹을 치료하는 요약이 되며, 내옹·외옹을 막론하고 모두 사용할 수 있으며 내복해도 좋고 외용해도 좋다.

1) 유옹(젖 몽우리)에서 농이 형성되면 천산갑·길경 등을 배합하여 쓴다.
2) 이른 봄의 어린 잎은 나물로 먹거나 된장국에 넣어 먹고, 뿌리는 쪄서 기름에 튀겨 영양간식으로 먹는다. 또는 김치를 담가 먹거나 볶아서 커피처럼 마시기도 한다.
3) 치은암에는 하고초·백석영·백화사설초·지정을 달여 마신다.
4) 인후통에는 편도선염이나 후두염의 초기에 화농하고 있을 때 대량으로 사용한다.
5) 경악 종상에는 금은화·산자고·연교·토복령·천화분 등을 배합해 달여 마신다.
6) 인동과 같이 끓인 즙에 물을 조금 더하여 복용하면 궤견(潰堅) 소종시키고 결핵·나력을 흩어내는데 좋다.

:: 포공영 발효액

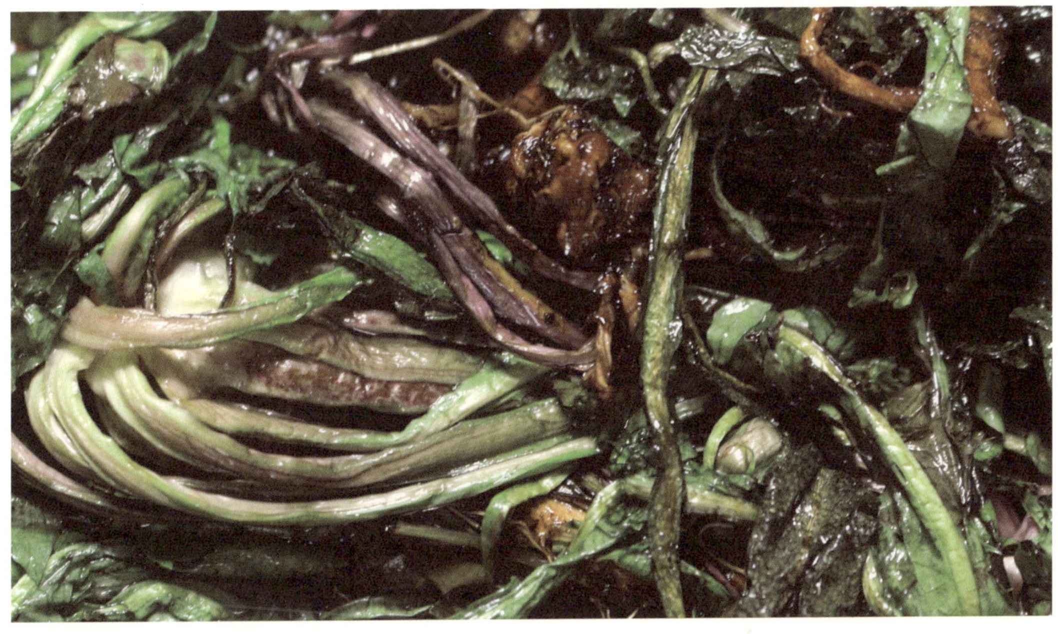

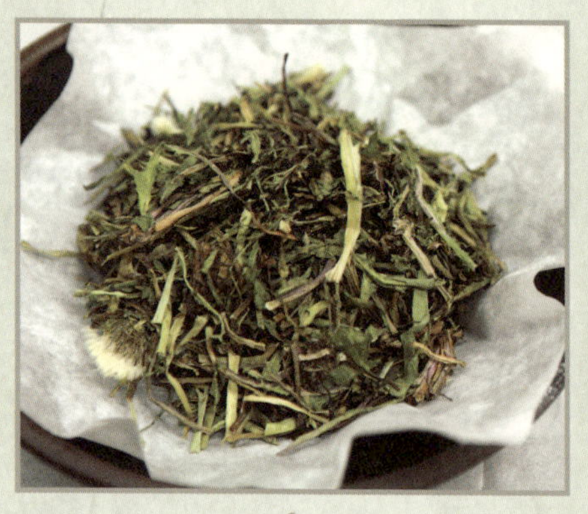

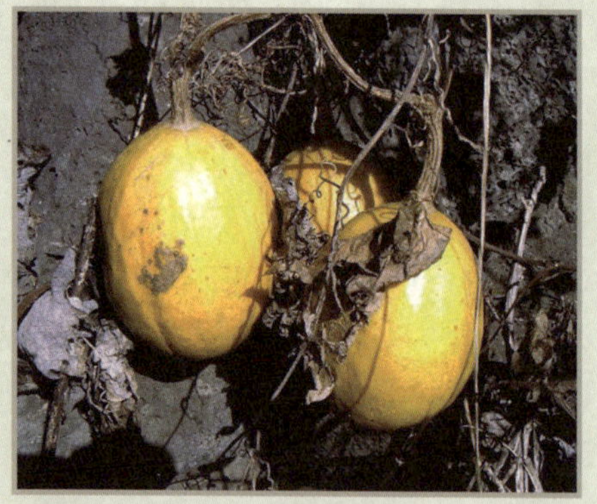

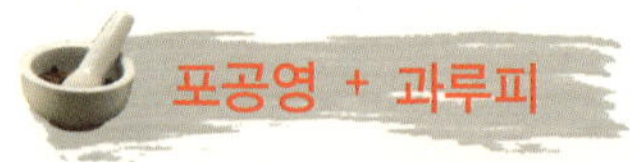

포공영과 과루피 발효액 담그기

포공영과 과루피를 합하여 발효액을 만들 때 포공영(민들레)은 약초 전체를 쓰며, 과루피는 하눌타리의 열매껍질을 쓴다.

두 약재를 잘 씻고 물기를 말려 잘게 썰어서 동량의 설탕을 넣고 담는 방법과 먼저 담근 포공영 발효액에 마른 과루피를 시럽화하여 넣고 발효시키는 방법은 다른 발효액 담는 것과 유사하다.

과루는 감한청윤하여 흉중의 울열을 탕척하고 담탁의 교결(膠結)을 화(化)하며, 과루피는 특히 관흉산결과 흉격의 비한을 소통하는 효능이 뛰어나다.

포공영은 고감한(苦甘寒)한 약으로 족약명과 족궐음의 두경으로 들어가 비교적 강한 청열해독작용을 보이므로 유옹을 다스리는 제일의 묘약이 된다.

이 약재는 유옹을 다스리는 공이 뛰어난데, 과루피는 관흉이기하며 산결하고, 포공영은 청열해독하며 소옹의 작용을 나타내는 상사의 배오를 이룬다. 열독으로 인한 유옹의 초기에는 내복할 수도 있고 외용할 수도 있는데, 모두 청해소산의 작용으로 효과가 자못 좋다. 〈약대론〉

Tip

천화분 이용법

하눌타리는 생약으로 뿌리와 종자를 사용한다. 뿌리는 '과루근'이라 하며 강장·해열·거담약으로 쓰이고, 종자는 '과루인'이라 하며 진해·거담·해열·소염약으로 사용한다. 하눌타리 뿌리 전분은 눈처럼 희고 염기성 단백질인 트리코산틴을 함유하고 있으며 '천화분'이라고도 한다. 뿌리를 여름에 캐면 섬유질 뿌리만 있어 가루가 많이 나오지 않으므로 가을에 캐야 한다.

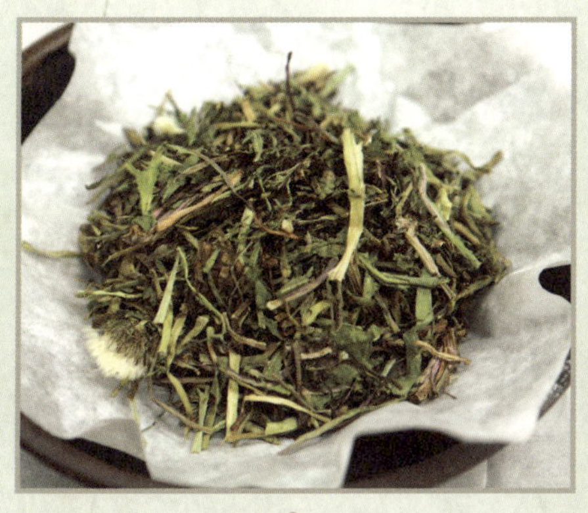

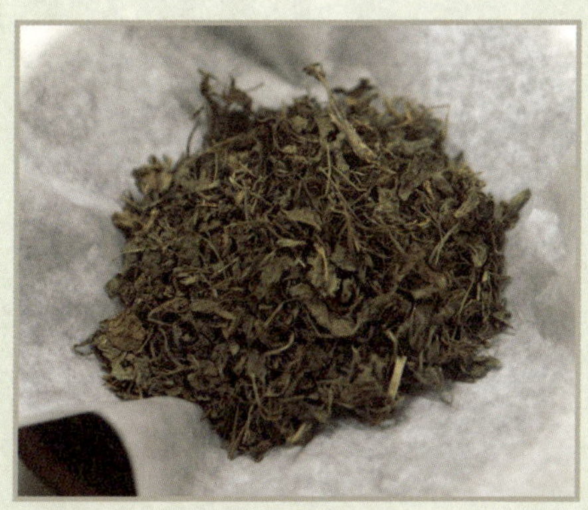

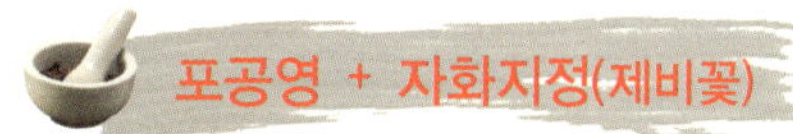

포공영과 자화지정 발효액 담그기

포공영과 자화지정(제비꽃)을 합하여 발효액을 만들기 위해서는 포공영과 자화지정(제비꽃)의 전초를 채취해서 사용하면 된다.

두 약재는 발효도 잘 되고 발효액도 많이 나오는 편이다. 같은 양으로 잘 씻어서 동량의 설탕을 넣어 발효시키면 된다.

만일 마른 약재로 발효액을 담그고 싶으면 포공영이나 자화지정 발효액 중 하나를 먼저 만들어 두었다가 말려 둔 다른 약재를 시럽으로 만들어 함께 넣고 발효액으로 만들면 된다.

포공영과 자화지정은 모두 청열해독(淸熱解毒)하고 소종산결(消腫散結)하는데, 포공영은 해울산결(解鬱散結)하는 힘이 더 뛰어나서 유옹(乳癰)을 치료하는 요약(要藥)이 되고, 자화지정은 양혈해독(凉血解毒)하는 힘이 더 뛰어나서 정창을 치료하는 양약(良藥)이 되며, 둘 다 사충교상(蛇蟲咬傷)의 치료에 상용한다.

> **Tip.**
>
> **고전에 서술된 포고영**
>
> 《본초정》에 '포공영은 황화지정이다. 기미는 약간 쓰고 평하다. 인동과 같이 끓인 즙에 물을 조금 더하여 복용하면 궤견(潰堅) 소종시키고 결핵·나력을 흩어내는데 좋다. 체기를 부수고 식독을 해독하며 독화살을 빼는 데도 좋다. 여성의 유방 옹종에는 술과 물로 끓여 마시고 찌꺼기를 붙여 놓으면 즉시 없어진다.' 고 하였다.
>
> 《본천비요》에 '포공영은 성미는 달고 평하다. 꽃이 황색이라서 토에 속하며 태음비경과 양명 위경에 들어간다. 열독을 화(化)하고 식독을 풀며 종핵을 없앤다. 오로지 유옹·정독을 치료한다. 또한 통림(通淋)하는 데서 오묘한 효과가 있다. 치아에 문지르고 수염과 머리를 검게 한다.' 하였다.

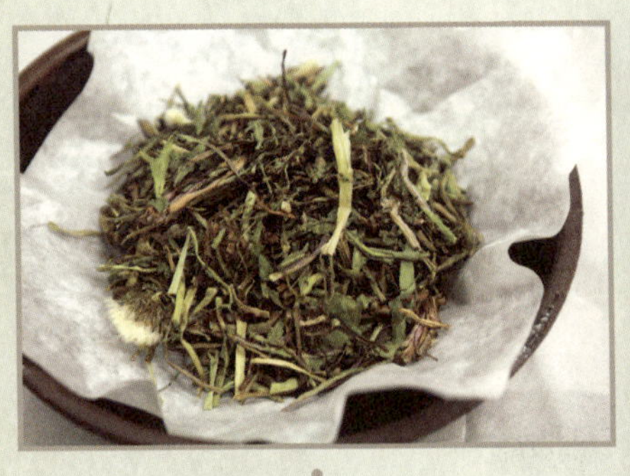

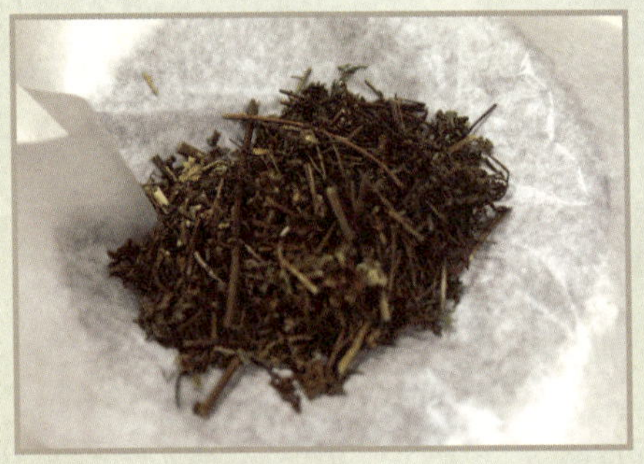

포공영과 인진호 **발효액 담그기**

포공영(민들레)의 전초와 인진호(인진쑥)의 지상부를 합쳐서 발효액을 만든다.

두 약재를 잘 씻고 물기를 말려 잘게 썰어서 동량의 설탕을 넣고 담는 방법이 가장 일반적이나 두 약재의 생물을 동시에 구할 수 없을 때에는 먼저 담근 포공영 발효액에 마른 인진호를 시럽화하여 넣고 발효시키거나 봄철에 인진호를 먼저 구하여 인진호 발효액을 만든 다음에 건재 포공영을 넣고 담근다.

담그는 방법은 다른 발효액을 담그는 것과 유사하다.

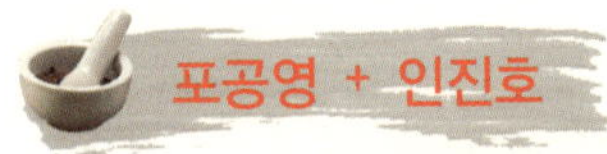

포공영은 청열해독하고 이습하는 효능이 있고, 인진호는 청리습열로 황달을 물리친다. 이 두 약재를 합용하면 청해열독하고 이습퇴황하여 습열로 인한 황달을 치료할 수 있다.

Tip.

발효액과 재료

발효액의 생명은 신선한 재료에 있다고 할 수 있다. 그리고 그 약재의 성분을 추출해 내기 위해서 설탕을 넣는 것이다.

건재는 신선한 생물을 구하기가 어려워서 어쩔 수 없이 쓰는 것이므로 일단 어느 한쪽이든 신선한 생물을 구하여 발효액을 만든 다음에 건재를 넣어야 한다.

▼ 산사 발효액

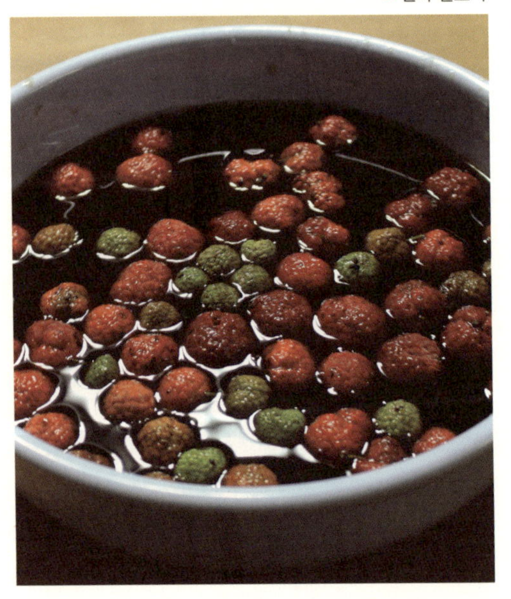

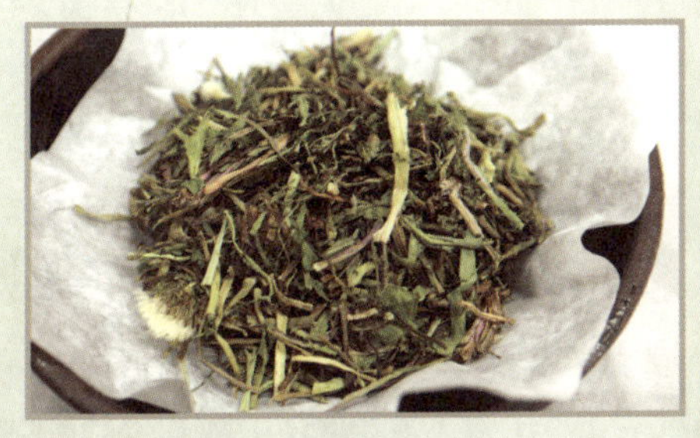

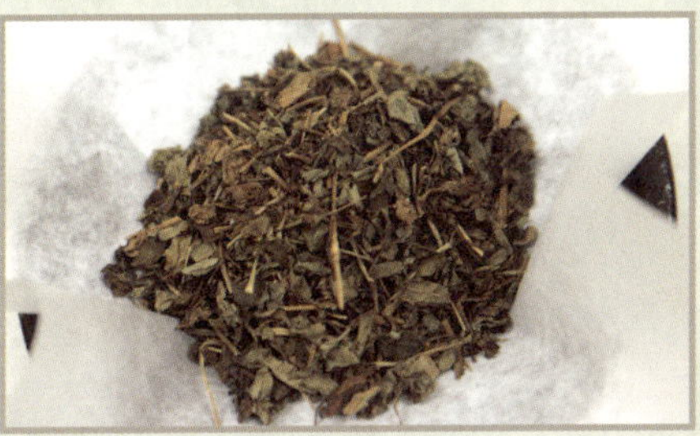

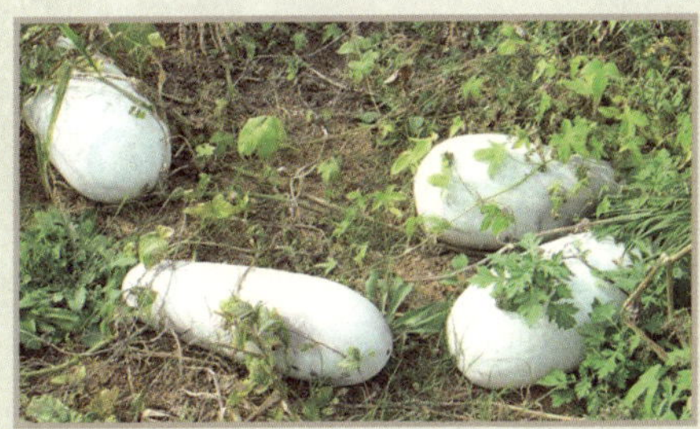

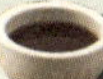

포공영과 어성초와 동과인 **발효액 담그기**

먼저 포공영(민들레) 전초를 어성초(약모밀) 전초와 함께 구하여 잘 씻은 다음 잘게 잘라 동량의 설탕을 넣어 용기에 담고 포공영·어성초 발효액을 먼저 만든다. 그 후에 동과인을 구하여 감초·대추·생강·설탕을 넣고 끓여서 먼저 만든 포공영·어성초 발효액에 넣는다. 이때 동과인은 볶고 깨서 쓰는 것이 약효가 더 좋다.

포공영 + 어성초 + 동과인

포공영은 청열해독소종(淸熱解毒消癰)하는데 어성초를 함께 쓰면 폐옹(肺癰)의 농(膿)을 더욱 잘 배출시키고, 동과인도 청폐화담배농(淸肺化痰排膿)하므로 삼자(三者)를 합용(合用)하면 배농(排膿)하는 힘이 더 크게 증가한다.

어성초 이용법

연한 잎과 땅속줄기를 식용으로 쓴다. 비릿한 냄새가 나므로 데쳐서 우려낸 다음 나물로 하거나 기름에 볶아 먹는다. 잎은 튀김으로도 해 먹는데 찹쌀가루를 입혀 튀기면 매우 우아한 음식이 된다.

어성초 차

싱싱한 잎을 따서 햇볕에 2~3일 정도 말린 뒤 잘게 썰어 그늘진 곳에서 말린 후 끓는 물에 3분 정도 우려내 마신다. 맛은 옅은 보리차 맛이 난다.

▼ 어성초 발효액

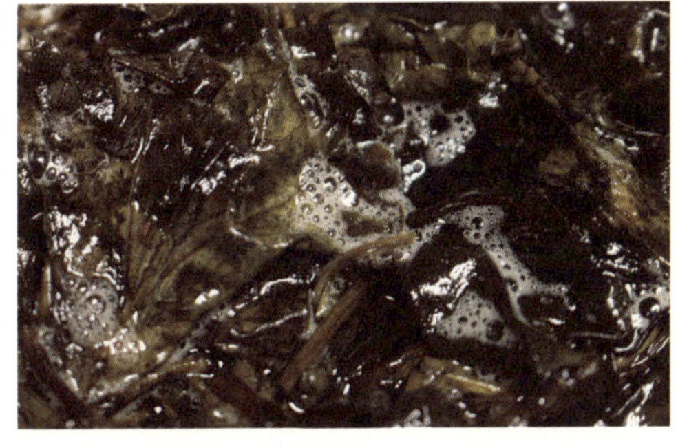

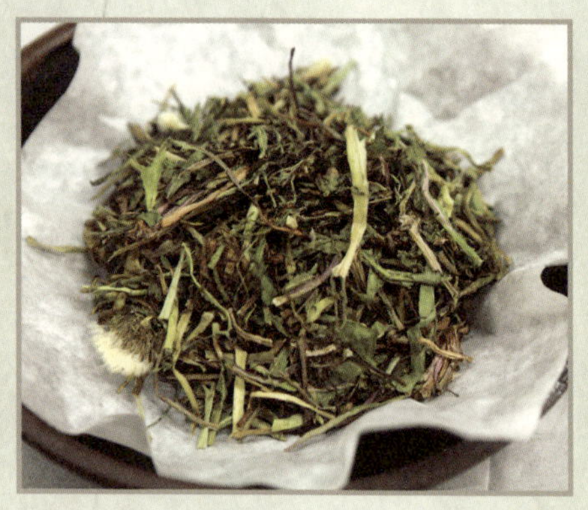

+

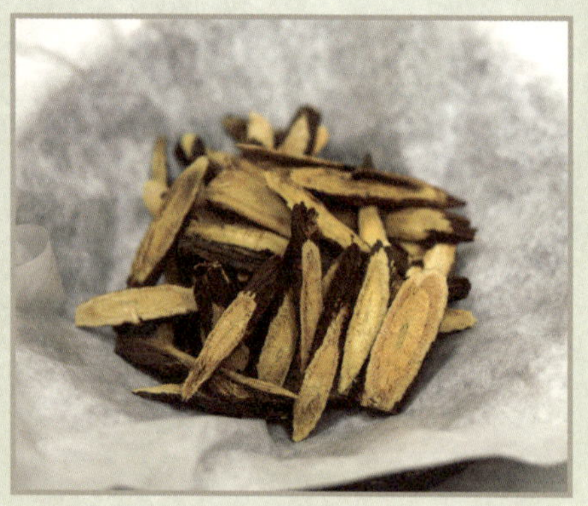

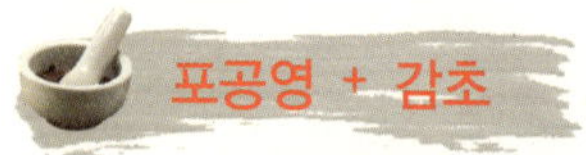

감초는 생용(生用)하면 해창독(解瘡毒)하고 포공영은 고한(苦寒)하여 해열독(解熱毒)하므로 양약을 합용하면 내복 또는 외부를 막론하고 해독료창(解毒療瘡)의 효능이 모두 현저해서 옹창종독(癰瘡腫毒)을 치료하는데 쓴다.

포공영과 감초 발효액 담그기

포공영과 감초 발효액을 만드는 방법은 포공영(민들레) 전초를 생감초와 함께 구하여 잘 씻은 다음 잘게 잘라 동량의 설탕을 넣어 용기에 담는 것이다.

만약 생감초를 구하기 어려우면 포공영을 먼저 발효액으로 담그고 거기에 마른 감초를 대추·생강·설탕을 넣고 끓여서 넣는 방법이 있다. 이때 마른 감초의 양과 포공영의 양은 1 : 3의 비율로 하면 된다.

Tip

민들레 발효액

한방에서는 민들레를 '포공영(蒲公英)'이라 부른다. 발효를 시킬 때는 주로 민들레의 전초 또는 뿌리를 채취해서 쓴다. 가을에 잎이 지기 시작하면 뿌리를 캐거나 이른 봄에 잎이 다 지기 전에 전초를 채취해서 쓴다.

뿌리의 흙을 잘 털어 내고 물에 씻은 후 물기를 쭉 빼고 나서 잘게 잘라 용기에 넣으면서 같은 양의 흑설탕을 충분히 골고루 넣어 주고 위가 흑설탕으로 잠기도록 한다. 밀봉하여 그늘에서 8~12개월 정도 발효시킨다. 필요에 따라 감초·생강·대추 달인 액을 쓴다.

▼ 갓 채취한 민들레

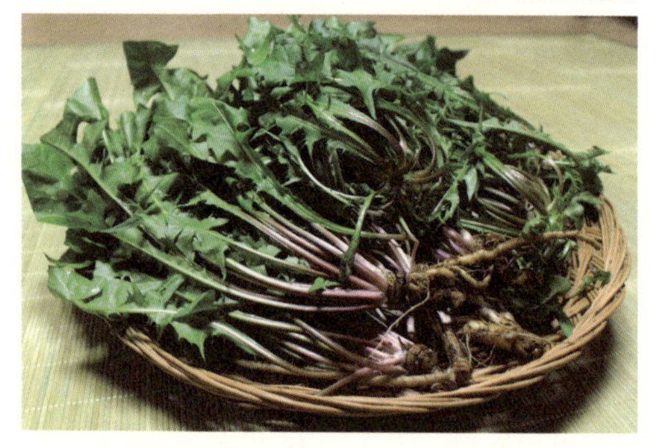

이렇게 1차, 2차로 만들어진 약재를 합하여 동량의 설탕을 넣고 다시 끓인다. 이것을 식히면 천궁 시럽이 만들어진다. 이렇게 만들어진 천궁 시럽을 이미 만들어 놓았던 거르지 않은 당귀 발효액에 동량으로 넣고(이때 당귀 발효액은 1~3개월된 발효력이 왕성한 것이어야 하며, 양은 천궁 시럽보다 적으면 안되고 최소한 1 : 1은 되어야 한다) 발효를 시키면 천궁 · 당귀(궁귀) 발효액이 된다. 이때 설탕의 양이 적으면 곰팡이가 생기고 상하게 된다.

이렇게 시럽화해서 발효를 시키는 방법은 뿌리 발효액에 해당되며, 열매나 잎 등의 발효액은 발효력이 약한 편이라서 시럽의 양을 적게 넣어야 발효가 된다. 이때 만일 시럽의 양을 많이 넣으면 술이 될 뿐 발효는 되지 않는다.

또한 마른 건재를 끓여서 그것에 설탕을 넣어도 발효가 되지 않는다. 여기에 이스트를 넣어도 술이 될 뿐 초기 발효는 일어나지 않는다. 그러므로 시럽을 넣고 발효를 시킬 때에는 두 가지 약재 중 한 가지는 반드시 생약재를 넣고 시럽화를 시켜야 하며, 발효가 왕성하게 일어나는 시기인 1~3달 안에 만들어야 한다.

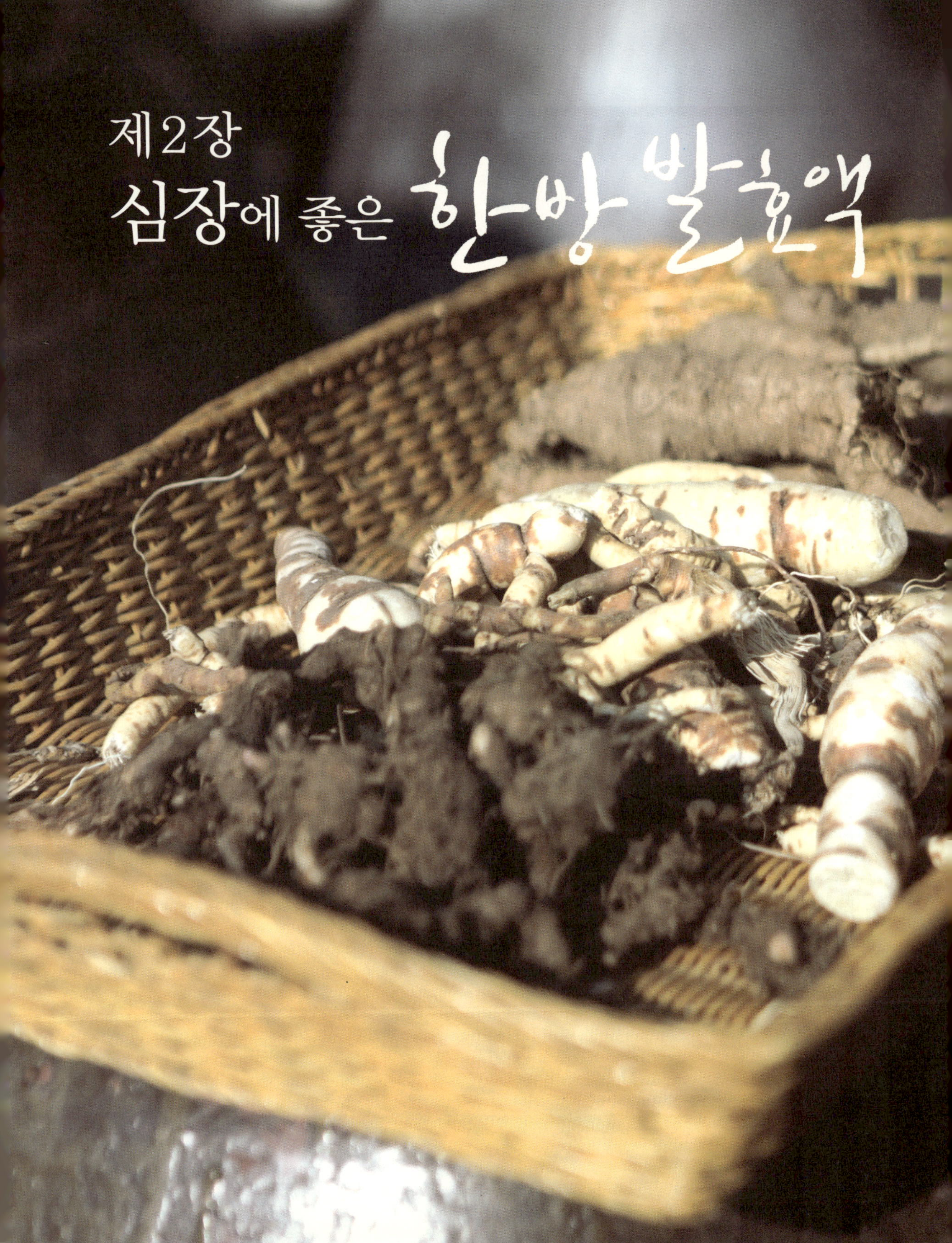
제 2 장
심장에 좋은 한방 발효액

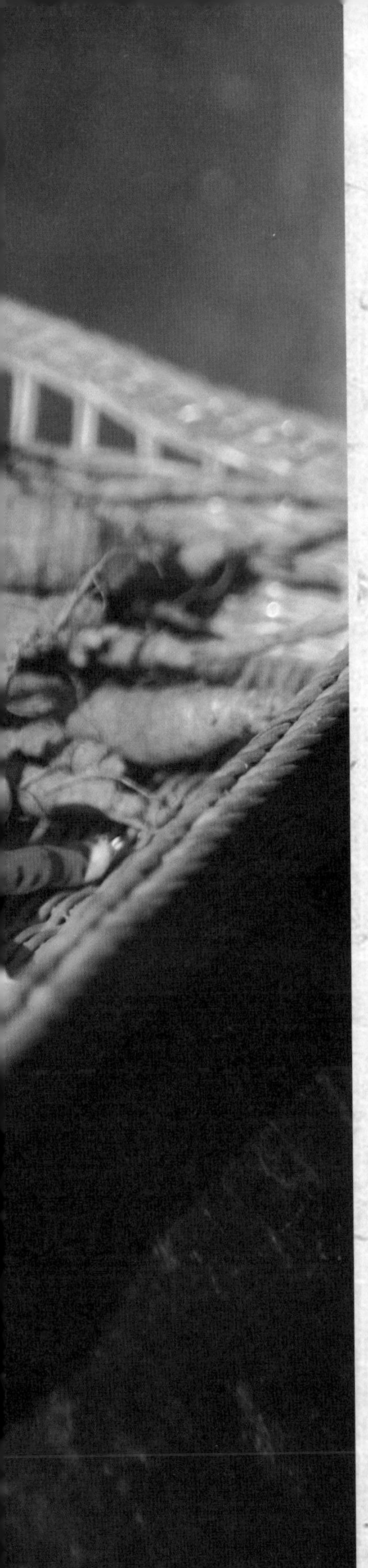

심(心)과 쓴맛(苦味)

고미(苦味)는 심장에 작용하는 호르몬의 성질을 가졌는데, 흥분을 가라앉히고 열을 내리게 한다. 또한 쓴맛은 심장의 억압신경과 심장에 작용하여 심장의 일을 덜어 주어 심장을 안정시키고 회복시켜준다. 그 증거로 양약이나 한약 하리제(下利劑)는 대개 쓴맛을 지니고 있다는 것을 들 수 있다.

《통속한의학 원론(중후학편)》

구맥

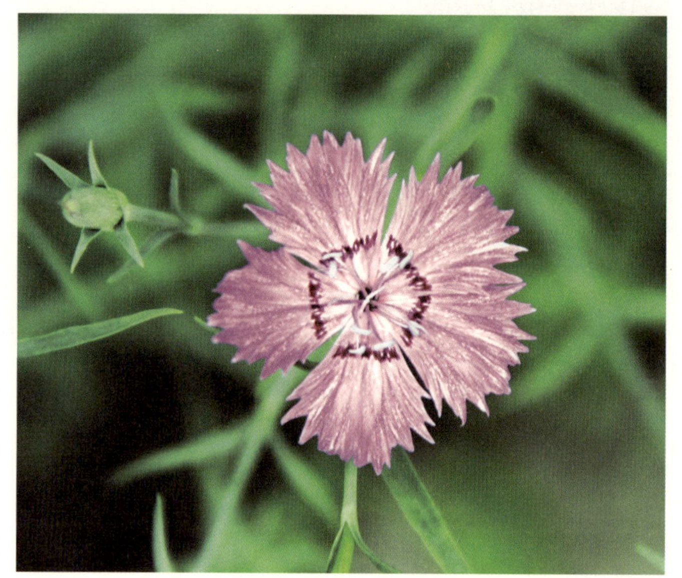

패랭이꽃

'패랭이꽃'은 우리나라 각처에서 나는 석죽과의 여러해살이풀로서 키는 30㎝ 내외이다. 야트막한 산과 들의 약간 건조한 땅이나 냇가의 모래밭, 비탈, 길가 돌 틈 같은데서 잘 자란다. 여름에서 가을 사이의 개화 시에 전초를 채취하여 햇볕에 말려 그대로 썰어서 사용한다. 한방에서는 패랭이꽃과 술패랭이꽃을 '구맥' 또는 '석죽'으로 부른다.

구맥 성질과 효능

성질은 차며[寒] 맛은 쓰고 매우며[苦辛](달다[甘]고도 한다) 독이 없다. 관격(關格)된 것을 낫게 하며 여러 가지 옹폐와 오줌이 나가지 않는 데 쓰고 가시를 나오게 한다. 옹종을 삭이고 눈을 밝게 하며 예막을 없애고 유산시킨다. 심경(心經)을 통하게 하며 소장(小腸)을 순조롭게 하는데 매우 좋다.

《탕액》 관격과 여러 가지로 오줌이 막혀 나가지 않는 병을 낫게 한다. 오줌이 나가지 않는 것을 잘 나가게 하며 방광의 사열(邪熱)을 몰아내는 데 주약[主之劑]으로 쓰인다.

    이 약의 약성은 고한강설의 약재로서 심과 소장의 화를 청하고 청열·이뇨·파혈·통경·통림 작용이 있으며, 임(淋)을 치료하는 상용약이 된다. 그러므로 이 약은 배뇨곤란·소변불통·소변삽통·임병으로 인한 혈뇨, 폐경을 치료하고 특히 다종의 임증을 치료하는 가운데 특히 열에 속하는 증상에 적용된다.

1) 각종 열성병에는 열이 나고 목이 타면서 대소변이 잘 안 나오고 누런 소변이 혼탁하면 활석을 가미해서 쓰면 이뇨와 소염 효과가 있을 뿐만 아니라 해열에도 도움이 된다.

2) 요폐증에는 전립선이 비대해져서 갑자기 소변이 막히면 구맥·저령·생지황·차전자를 끓여 내복한다.

3) 각종 종창의 열이 나고 곪는 것에 상관없이 청열과 해독 성분이 함유된 약과 함께 사용하면 좋다.

4) 무월경증에는 임신이 아닌데도 한 달 이상 월경이 없고 배가 창만(脹滿)하고 번조로울 때 목단피·단삼·택란·도인을 배합해 사용한다.

5) 월경통에는 현호색·향부자 등을 가미하면 효과가 있다. 갑작스런 목적종통의 증상이 나타난 경우에 황련·금은화·연교를 더해 복용한다.

6) 기타 활혈·통경작용에 대해선 도홍경의《본초경 집주》이래 널리 활용되어 왔다.
   임상상 구맥의 통증작용은 실열어혈에 적용된다.

7) 허약한 자에게 반드시 조심해서 써야 하며, 임산부에게는 쓰지 않는다.

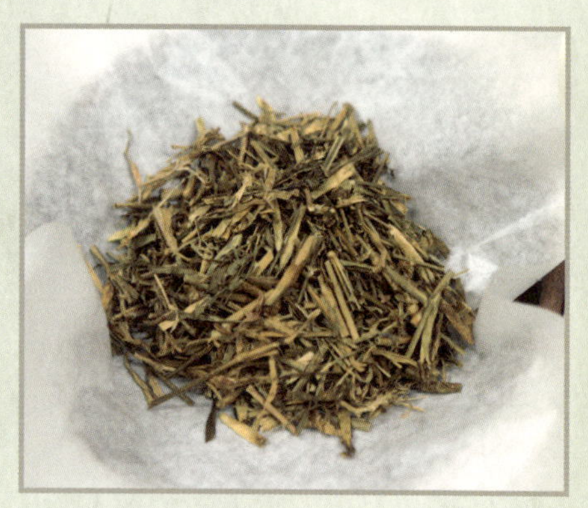

\+

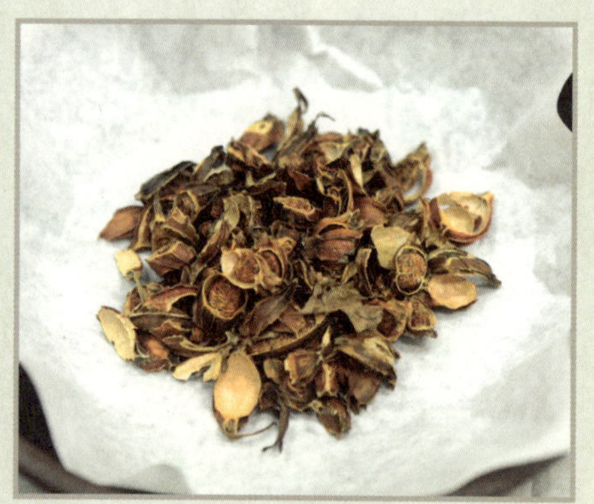

이 두 약재를 발효시키려면 깨끗한 패랭이꽃을 채취하여 잘 씻고 잘라서 설탕과 함께 용기에 넣어 발효액을 담근다. 그 다음에 치자 열매를 잘 씻어 설탕을 더 넣고 구맥 발효액에 함께 넣어서 발효액으로 담근다.

패랭이꽃 전초를 채취하여 구맥 발효액을 먼저 만든 다음 생강·감초·대추와 설탕을 넣고 건재 치자를 끓여서 시럽화하여 구맥·치자 발효액을 만드는 것이 더 효율적인 방법이다.

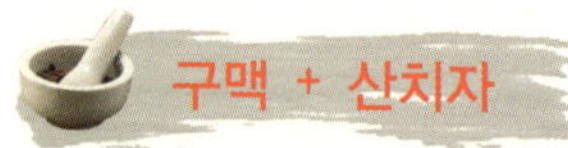

석죽과의 구맥은 패랭이꽃의 전초이다. 우리나라 각처에서 나는 석죽과의 여러해살이풀로서 키는 30㎝ 내외이다. 패랭이꽃(구맥)의 성질은 차고 맛은 쓰며 이뇨·통경·소염작용이 있는 야트막한 산과 들의 약간 건조한 땅이나 냇가의 모래밭·비탈·길가 돌 틈 같은데서 잘 자란다.

또한 치자는 9월이 지나 서리가 내린 후에 열매를 채취하여 햇볕에 말려 약으로 쓴다. 각종 염증이나 신열·두통·위장병·호흡기 질환·세균성 설사 등에 쓰인다. 담즙분비 촉진하므로 간이나 담낭의 초기 염증에 사용되고 불면증을 다스린다. 또한 치자는 충혈을 제거하고 번조(煩躁)를 다스리는 효과가 있어 불면증에 쓴다.

두 약재를 배합하면 혈분열을 제거하고, 뇨로계의 염증을 치료하는 효능을 나타낸다. 또한 여기에 청열해독작용이 있는 생감초를 배합하면, 하초의 습열로 인한 소변삽통·작열감·동통·혈뇨를 치료할 수 있다. 또한 청열냉혈작용이 있는 백모근·소전을 배합하여 쓰면 그 효과는 한층 더 양호해진다. 요로계통의 염증을 다스리는 좋은 약이 될 것이다.

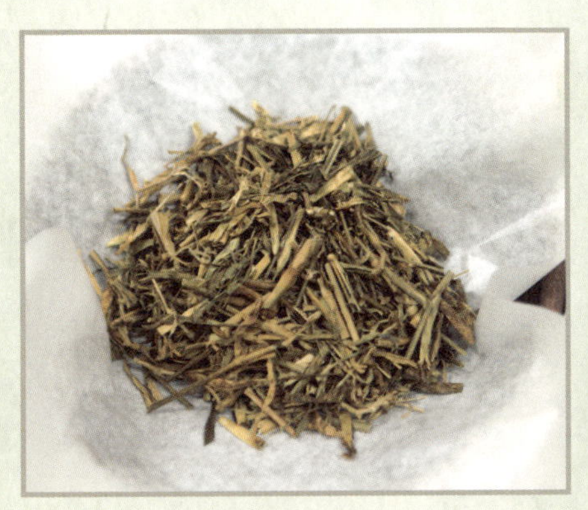

+

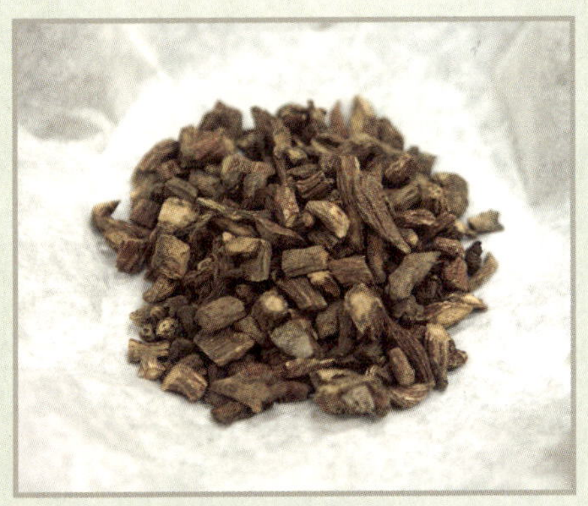

두 약재를 합방하여 발효를 시키려면 싱싱한 구맥 전초와 단삼 뿌리를 채취하여 잘 씻고 잘라서 물기를 말려 설탕과 함께 발효액을 담근다.

이때 패랭이꽃과 단삼 뿌리는 발효가 잘 되고 발효액도 많은 편이어서 시럽화할 필요는 없다. 경락을 잘 소통시켜 주고 심장에도 좋은 발효액이 될 것이다.

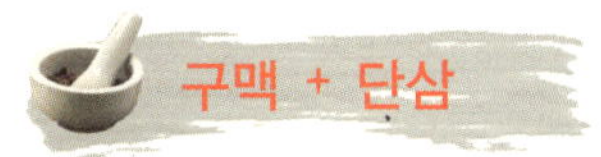

한방에서는 패랭이꽃과 술패랭이꽃을 '구맥' 또는 '석죽'으로 부르는데, 구맥은 여름에서 가을 사이의 개화 시에 전초를 채취하여 햇볕에 말려 그대로 썰어서 사용한다. 씨앗은 '구맥자'라하며 이뇨 · 통경제로 쓴다.

단삼은 중국이 원산으로 꿀풀과의 여러해살이풀이다. 키가 40~80㎝이며 전체에 털이 밀생하며 뿌리가 붉은색이다. 단삼은 혈액순환을 원활하게 하고 어혈을 흩어뜨리는 작용이 우수하다. 각종 어혈에 의한 질환의 치료에 사용되며 허약성을 띠면서도 어혈증이 있는 경우나 그 밖의 어혈증에도 모두 이용한다. 아울러 보익을 겸하므로 특히 부인과 질환에 사용하는 일이 많다. 단삼은 심장혈관 질환의 치료에 효과가 있다. 미세혈관의 혈액순환의 흐름을 빠르게 하고 관상동맥의 확장, 관상동맥 혈류량의 증가, 심근의 수축력 증가, 심박률 조정 등의 작용을 한다.

구맥 · 단삼 발효액은 구맥의 파혈 · 통경작용과 단삼의 활혈 · 거어작용을 가진 두 약재의 배합이다. 이렇게 만들어진 발효액은 어혈을 풀고 경락을 잘 소통시키는 좋은 약이 된다. 여기에 거어 · 활혈약인 적작약 · 익모초를 배합하면, 어혈로 인한 월경불통으로 발생하는 모든 증상을 치료한다.

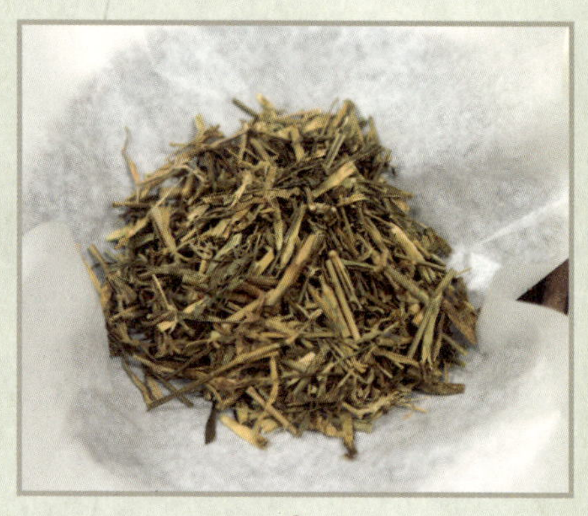

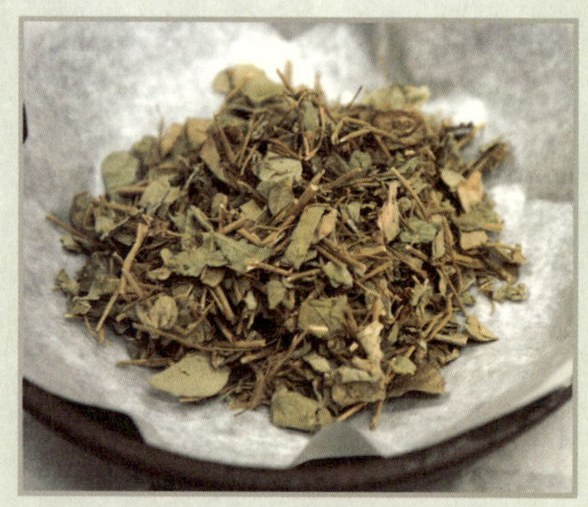

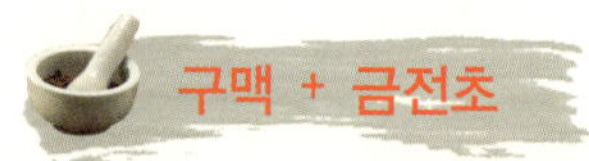

구맥은 쓰고 찬 약이므로 각종 종창에 효과적이며 배뇨작용이 뛰어나다. 특히 염소 화합물의 배설이 뛰어나 비뇨기 계통의 급·만성 염증에 대해 소염·이뇨의 효과를 얻을 수 있다. 줄기와 잎보다 꽃 이삭의 이뇨작용이 우수하다.

금전초는 급성 방광염·요도염·신우염 치료 등을 치료한다.

구맥의 혈분열을 제거하고 요로계의 염증을 제거하는 작용과 금전초의 결석을 제거하고 청열·통림하는 작용의 배합이다. 두 약재를 합방하여 만든 구맥·금전초 발효액은 청열하고 요로계의 염증을 진정시키며, 결석을 제거하는 효능을 나타낸다.

이뇨작용이 강한 구맥과 결석을 제거하는 효능이 강한 긴병꽃풀의 전초인 금전초를 채취하여 발효액을 담근다면 요로결석으로 고생하는 사람들에게 좋은 발효액이 될 것이다.

구맥과 금전초 발효액 담그기

금전초는 긴병꽃풀 전초를 약으로 쓰는데 잎·줄기·꽃·뿌리 등 모든 부분을 약재로 쓰며 어린순을 나물로 해서 먹는다. 진한 향기가 나므로 데쳐서 찬물로 잘 우려낸다.

꽃이 피기 전이나 막 필 무렵의 줄기를 걷어낸 후 잎을 따서 잘 씻는다. 또한 패랭이꽃인 구맥도 전초를 채취하여 잘 씻은 다음 두 약재를 잘라서 설탕과 함께 잘 섞어서 발효액으로 담근다.

Tip

구맥(패랭이꽃)의 성분

패랭이꽃에는 단백질·조단백질·회분·인산·비타민 A·사포닌·알칼로이드 등이 들어 있는데 이들 성분들이 소변을 잘 나오게 하고 몸속에 있는 돌을 녹이며 대장의 연동 운동을 늘리는 등의 작용을 한다.

심(心)과 쓴맛(苦味)

　쓴맛인 고미(苦味)는 청열·설강·조습·견음·건위작용을 가지고 있다. 쓴맛은 미각 중에서도 역치가 가장 낮은 맛으로 적은 양으로도 그 맛을 감지할 수 있으며 쓴맛을 먹으면 단맛과 같이 받아들이려는 것보다는 뱉어내거나 꿀꺽 삼켜버리는 등 내보내려고 하는 경향이 있다. 때문에 고미는 설강하는데 능하다.

　고미가 설강한다는 데에는 통설·강설·청설의 세 가지 의미가 있다. 통설은 대황처럼 통화사화작용이 있어 열결 변비에 사용하는 것, 강설은 행인처럼 강기평천작용이 있어 기역천해에 사용하는 것이며, 청설은 치자처럼 청화제번작용이 있어 열성 심번에 사용하는 것 등을 말한다.

　고미는 또 조습작용을 가지고 있어 습증에도 많이 응용된다. 습증은 한습과 습열의 구분이 있는데 고미 약재나 식재의 성질에 따라 고한조습과 고온조습의 두 종류로 나누어진다.

　고미의 견음작용은 황백·지모 등과 같이 사화함으로써 상대적으로 음진을 보존할 수 있는 것을 의미하는 것이므로 신음휴허로 인한 상화항성에 사용하기는 하나 일반적으로 음진부족에는 신용하거나 금용한다.

　쓴맛을 나타내는 것은 주로 알카로이드(alkaloids)나 배당체(glycoside.saponin) 성분으로 많은 약재들의 유효성분이기도 하다. 시재 중에서도 여주나 씀바귀 등 여름철에 먹는 채소류 중에 쓴맛을 나타내는 것들이 많다.

〈약선식료학개론 제2절 오미〉

홍화

- 혈액순환을 촉진하고 월경을 통하게 한다
  (活血通經)
- 어혈(瘀血)을 제거하고 통증을 멈춘다
  (散瘀止痛)

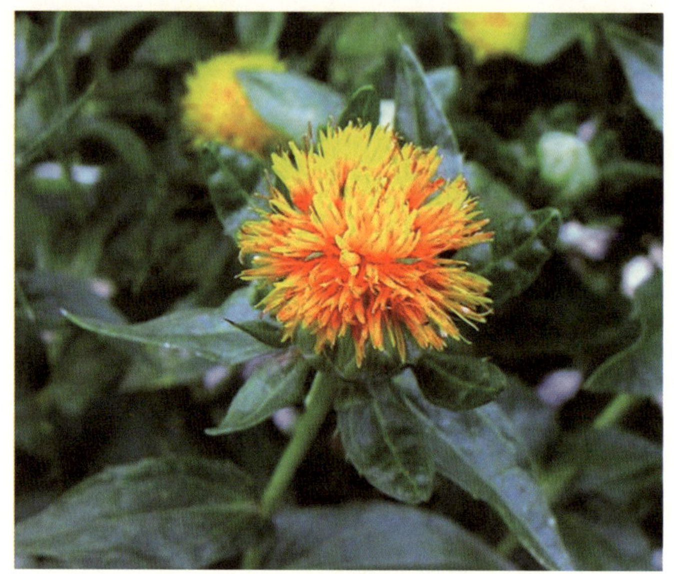

홍화의 꽃

꽃은 노랗게 피어 빨갛게 되었다가 검붉은 빛으로 진다. 그래서 붉은 꽃이라는 뜻의 '홍화(紅花)'라고 한다. 5~6월에 노란색에서 붉은색으로 변할 때 채취해서 말려 쓴다. 술을 뿌린 후 약한 불에 살짝 볶아서 쓰기로 한다. 꽃은 붉은색을 내는 염료나 식용색소로 쓰인다. 옛날부터 동서양에 걸쳐 음식에 색깔을 입히거나 옷감을 물들이는데 사용하였다.

홍화 성질과 효능

활혈작용이 있으며 생리를 잘 통하게 하고 어혈을 풀어주며 진통작용이 있다. 성질은 따뜻하고[溫] 맛은 매우며[辛] 독이 없다. 몸 푼 뒤의 혈훈(血暈)과 뱃속에 궂은 피(惡血)가 다 나가지 못하여 쥐어 트는 듯이 아픈 데와 태아가 뱃속에서 죽은 데 쓴다.

《단심》 잇꽃을 약에 넣을 때에 0.8g이면 심(心)에 들어가서 양혈(養血)하고 많이 쓰면 피를 헤친다. 또 많이 쓰면 피를 헤치고(破) 적게 쓰면 보혈(補血)한다고 한다.

혈분(血分)으로 들어가 통경(痛經)·폐경(經閉)·산후어저복통(産後瘀阻腹痛)·징가적취 등을 치료한다. 폐경과 생리통, 생리량이 너무 적거나 심장통증에 효과가 있으며 가슴이나 배속에 어혈이 뭉쳐 일어난 여러 가지 증상을 완화시켜주고 유산 후나 산후복통·자궁근종·사고로 인한 부상으로 피멍이 생겼을 때·관절통증·중풍으로 구안와사 또는 반신불수에 효과가 있으며 몸에 어반이 나타날 때 효과가 있다.

1) 여성들의 생리불순·폐경·생리통·산후복통에는 익모초와 배합하면 효과가 아주 좋다.
2) 어혈로 발생되는 여러 증상에는 도인과 배합한다.
3) 혈허 증상에는 당귀·황기와 배합한다.

:: 홍화와 함께 쓸 수 있는 **자초 발효액**

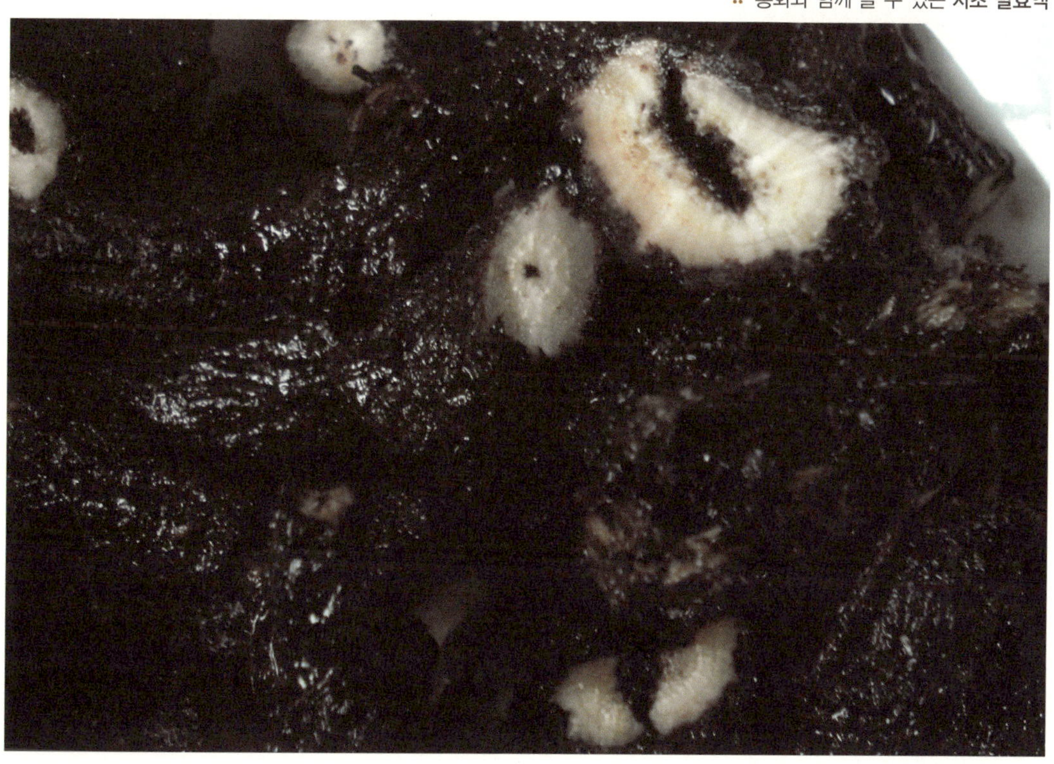

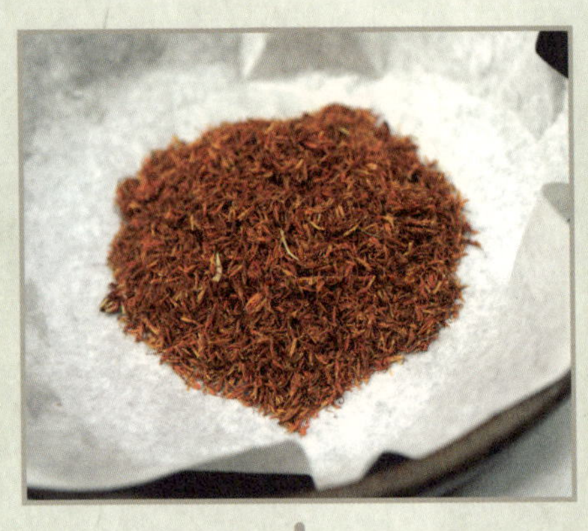

+

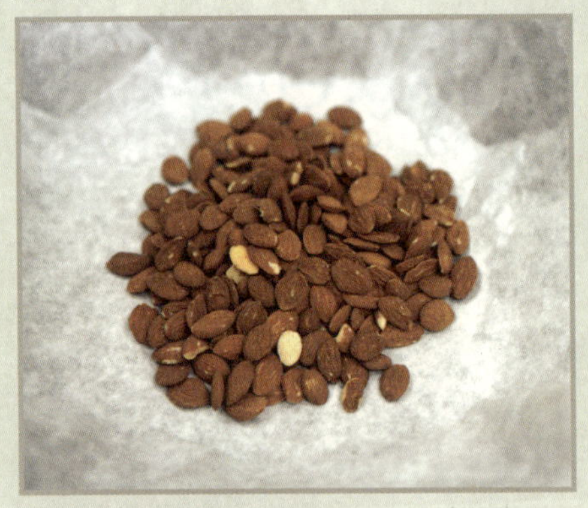

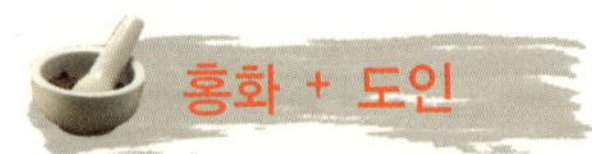

홍화는 국화과의 잇꽃을 말려서 한약재로 쓰는데 그 응용범위가 넓어 행혈소어약으로 어혈이 막힌 경우에 좋아 산부인과에서 많이 응용된다. 소량의 홍화는 만성 염증에 양호한 소염작용이 있는데, 산후 1개월이 지나도 나머지 어혈이 있어 깨끗하지 못하거나 은근한 통증이 오고 미열이 있는 증상에 도인·현호색·천궁 등을 가미해 복용하면 어혈을 흩어지게 하고 통증을 멈추는 효과가 있다.

홍화는 특히 월경이상에 가장 많이 쓰며 월경이 늦고 배설이 시원치 못하고 소량이며 경혈이 자색으로 덩어리지고 복통이 있을 때도 사용한다. 만약 경증이면 홍화에 통기·조경약을 가미하고, 중증이면 도인과 적작약을 써 통경효과를 강화시킨다.

이들 홍화와 도인은 다같이 활혈통경과 어혈을 소제하여 신혈을 생하게 하는 작용이 있다. 그러나 홍화는 온통작용으로 인하여 지통의 효능은 도인보다 강하고 또한 도인은 고설작용에 의해 어혈을 제거하는 효력이 홍화보다 우수하다. 그러므로 두 약재를 배합하면 상수작용으로 활혈거어하고 통증을 멈추게 하므로 부녀자의 월경폐지·어혈로 인한 복통 및 모든 어혈로 발생하는 종통을 치료하는데 사용한다.

홍화와 도인 **발효액 담그기**

7~8월에 만개한 붉은 홍화의 꽃잎과 도인을 잘게 잘라서 설탕과 함께 발효액을 담근다.

홍화와 복숭아씨인 도인만 가지고는 액이 적어 발효액을 만들기 어려우므로 감초·대추·생강을 가미하여 설탕과 함께 끓여서 시럽을 만든 다음 먼저 만들어 놓은 도인·홍화 발효액에 넣어 2차 발효를 시키면 좋은 발효액이 만들어진다. 이것을 사물탕 발효액(당귀·천궁·작약·지황)과 합방하면 어혈을 풀어주는 도홍사물탕이 된다.

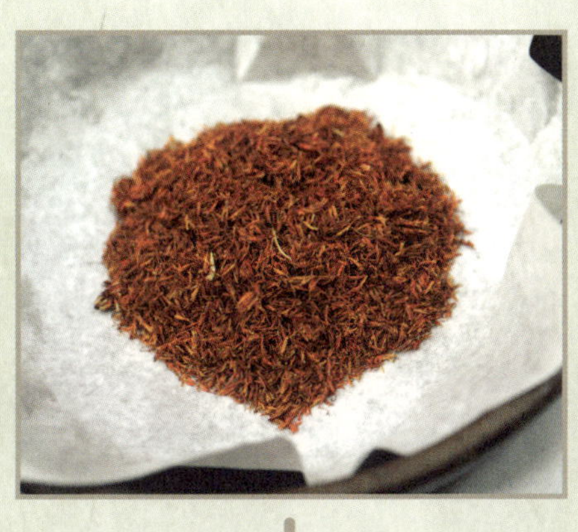

+

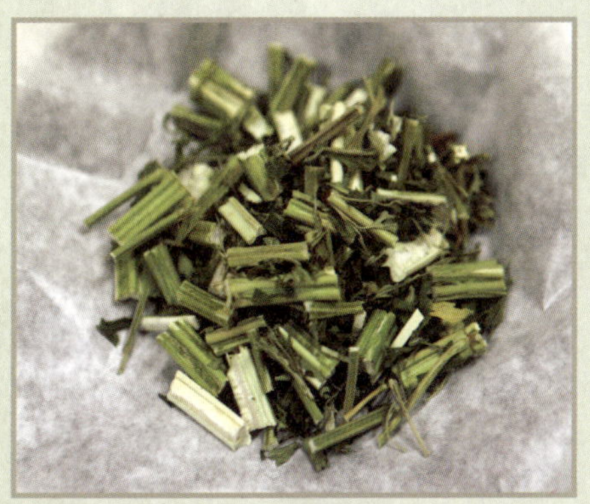

　신선한 빨간 잇꽃과 익모초의 잎과 줄기를 잘 씻고 물기를 제거한 후에 잘게 썰어서 설탕과 함께 발효액을 담근다.

　한여름에 익모초를 채취하여 익모초 발효액을 만들어 놓은 다음 건재 홍화를 시럽화하여 합방하는 방법도 있다.

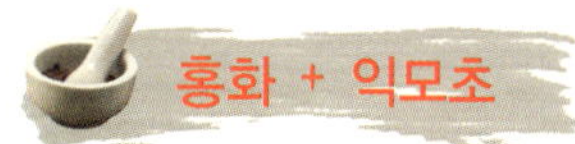

　홍화는 심장질환치료에 효과적인데, 혈전을 용해하고 동맥말초혈관을 확장해서 혈류의 저항을 감소시킨다. 따라서 관상동맥경화에 의한 심장병의 치료에 사용할 수 있어 협심증에 좋은 효과를 나타낸다.

　익모초(益母草)는 이름 그대로 부인을 위한 약초로, 여성의 눈을 맑게 하고 정수를 넘치게 한다. 또한 출산 후 먹으면 자궁수축에 좋고 분비물도 적당히 조절되는 효능이 있어 월경을 조절해 준다.

　이들 두 약재는 다같이 활혈·거어작용이 있다. 여기에 활혈산어 효능을 가진 산사자를 배합하면 한층 더 현저한 효과를 얻는다. 그러므로 두 약재를 배합하여 발효액으로 만들면 어혈로 발생하는 복통·산후악혈을 멈추게 하는데 더 효과적이다.

Tip

익모초 이용 시 주의점

　익모초는 성질이 차갑다. 때문에 자궁에 피가 정체될 때 생기는 열을 풀어서 깨끗한 혈액이 잘 왕래할 수 있도록 뚫어주는 힘이 있다. 하지만 자궁이 찬 경우에 무월경·월경불순·하혈 등이 생길 수 있으며, 불임으로 이어질 수도 있으니 이용에 주의한다.

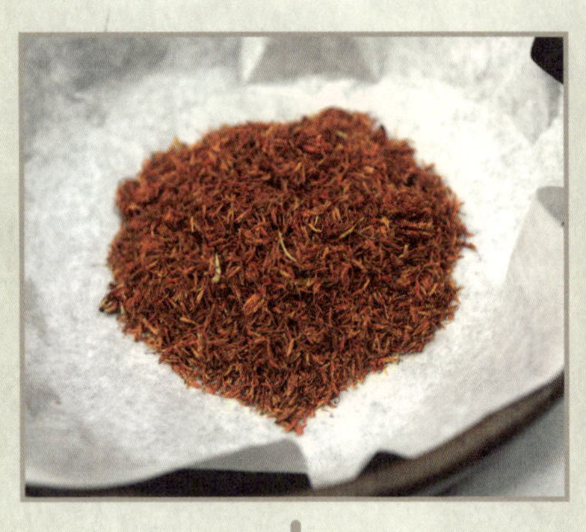

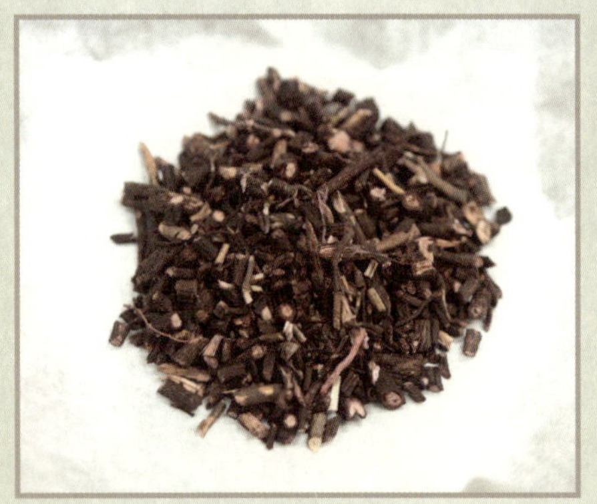

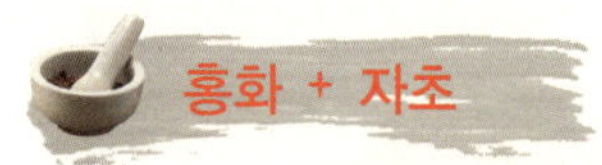

홍화는 자궁의 자동 수축을 강화하고 경련의 정도를 촉진시키는 작용이 있어 출산을 촉진한다. 홍화는 활혈의 효능이 있고 자초는 혈분의 열을 청설·투진하는 효능이 있다. 두 약재를 배합하여 발효액을 담그면 마진·반진이 투출하기 어려운 것을 치료할 수 있다. 또한 홍화의 거어지통작용과 자초의 냉혈해독작용을 배합하여 옹창의 종독을 치료할 수 있다. 일반적으로 두 약재에 당귀·목단피를 배합하여 많이 사용한다.

홍화와 자초 발효액 담그기

홍화의 붉은 꽃과 자초의 붉은 뿌리를 신선할 때 채취하여 잘 씻어 설탕과 함께 담그면 홍화·자초 발효액이 된다.

자초의 뿌리를 구하여 자초 발효액을 만든 다음 거기에 잇꽃을 넣고 설탕을 첨가하여 만드는 방법도 있다.

Tip

자초의 의미

지치는 산과 들의 풀밭에서 자라는 지치과의 여러해살이풀로서 한겨울 눈 쌓인 산에 있는 지치는 그 주위의 눈을 새빨갛게 물들인다. 지치 뿌리에서 뿜어내는 기운이 하얀 눈을 빨갛게 물들이는 것이다. 때문에 '땅의 피' 라고도 불리는 지치는 자줏빛 물감으로 이용되므로 '자초' 라고도 한다.

▼ 약재로 쓰이는 자초

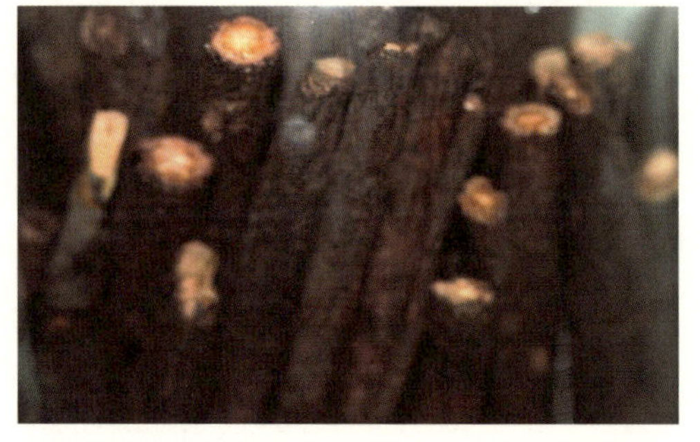

두 가지 약재를 함께 쓰면 서로 상수(相須)작용을 일으켜 그 효능이 본래보다 더 증강되게 하는 배합방법이 있는가 하면 서로 상오(相惡)나 상반(相反)작용을 일으켜 한 가지의 약재가 다른 약재의 효능을 파괴 또는 저하시키든지 아니면 두 가지를 함께 사용하였을 때 독성이나 부작용이 더욱 증강하는 배합이 있다. 예로부터 이처럼 서로 상오(相惡)나 상반(相反)작용을 일으키는 것을 '십팔반(十八反)'–'십구외(十九畏)'라 하여 서로 배합하는 것을 꺼려 배오를 금기시하였다.

그 예로 약선식료학개론(김규열·최윤희 공저, 의성당)의 4절 〈약선의 배오금기〉편에 보면 '돼지고기는 오매·길경·황련과 상반하고, 창출과 동식(同食)하면 동풍(動風)하고, 메밀과 동식하면 모발이 빠지고 풍병을 앓으며, 비둘기 고기나 붕어·황태 등과 동식하면 기(氣)를 체하게 한다.'라고 했다. 또한 '말고기는 창출 또는 생강과 동식하면 안 되고, 양간(羊肝)은 산초와 동식하면 안 되니 심장을 손상하기 때문이며, 소고기는 밤과 동식하면 안 되고, 양두는 소두·매실과 동식하면 안 되고, 양고기는 물고기회나 락(酪 : 소젖)와 동식하면 안 되고, 사슴고기는 전복·새우와 동식하면 안 되고, 소간은 메기와 동식하면 풍을 생하니 안 되고, 소의 장(腸)은 개고기와 동식하면 안 되고, 메추라기고기는 돼지고기와 동식하면 얼굴에 검은 점이 생기니 안 되고, 버섯과 동식하면 치질이 생하니 안 되며, 꿩고기는 메밀국수와 동식하면 벌레가 생기니 안 되고, 붕어나 돼지간과 동식해도 안 되며, 메기와 동식하면 전질병(癲疾病)이 생기니 안 되고, 참새고기는 오얏과 동식하면 안 되고, 오리고기는 거북고기와 동식하면 안 되고, 잉어는 개고기와 동식하면 안 되고, 황어는 메밀국수와 동식하면 안 되고, 배는 게와 동식하면 안 되고, 오얏이나 마름은 꿀과 동식하면 안 되고, 상치는 락(酪 : 소젖)과 동식하면 안 되고, 비름은 거북고기와 동식하면 안 되고, 겨자는 토끼고기와 동식하면 안 된다.'라고 했다.

89페이지에 계속 ➡

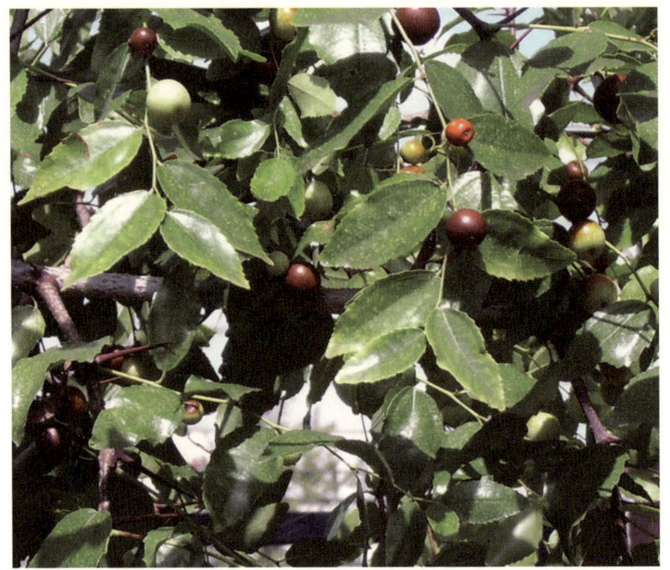

묏대추의 열매

묏대추나무는 중국 북방이 원산지인 갈매나무과의 낙엽관목이다. 가을철에 열매를 따서 물에 담가 열매 껍질을 썩혀 버리거나 벗겨내 씨를 모아 햇볕에 말려 쓴다. 묏대추는 대추와 유사하지만 종자가 크다. 대추 종자는 약용을 하지 않는다.

산조인 성질과 효능

성질은 평(平)하며 맛이 달고[甘] 독이 없다. 속이 답답하여 잠을 자지 못하는 증상, 배꼽의 위아래[上下]가 아픈 것, 피가 섞인 설사, 식은땀 등을 낫게 한다. 또한 간기(肝氣)를 보하며 힘줄과 뼈를 든든하게 하고 몸을 살찌게 하고 든든하게 한다. 또 힘줄과 뼈의 풍증을 낫게 한다. 진통작용·진정작용·항경련작용·체온강하작용·항부정맥작용·심근허혈개선작용·면역증강작용이 있다.

《입문》 혈(血)이 비(脾)에 잘 돌아오지 못하여 잠을 편안히 자지 못할 때에는 이것을 써서 심과 비를 크게 보하는 것이 좋다. 그러면 혈이 비에 잘 돌아오게 되고 5장이 편안해져서 잠도 잘 잘 수 있게 된다. 쓸 때에는 씨를 깨뜨려 알맹이를 쓴다. 잠이 많으면 생것대로 쓰고 잠이 안 오면 닦아 익힌[炒熱] 다음 다시 한나절 가량 쪄서 꺼풀과 끝을 버리고 갈아서 쓴다.

1) 평화감보산수(平和甘補酸收)하여 심간보양(心肝補養)·심기수렴(心氣收斂)하여 양심음(養心陰)하고, 익간혈(益肝血)하여 영심안신(寧心安神)하고, 심간혈허(心肝血虛)로 인한 실면다몽(失眠多夢)·경계정충에 사용한다.

2) 용우체허자한도한을 치료한다.

[처방명] 〈산조인탕〉, 〈가미온담탕〉, 〈귀비탕〉

1) 실사울화(實邪鬱火)·활설(滑泄)에는 복용에 신중한다.

2) 신경쇠약·불면·갱년기증후군 등에 10~20g을 전탕하여 사용한다.

:: 대추 발효액

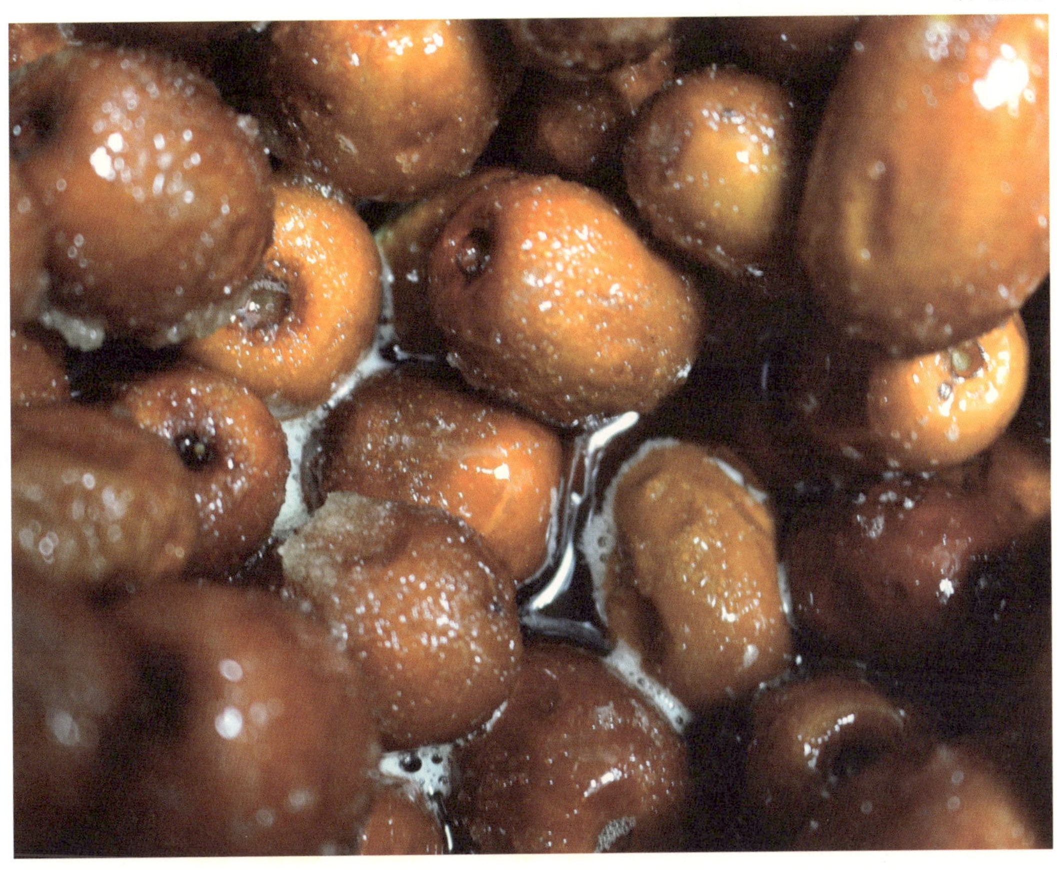

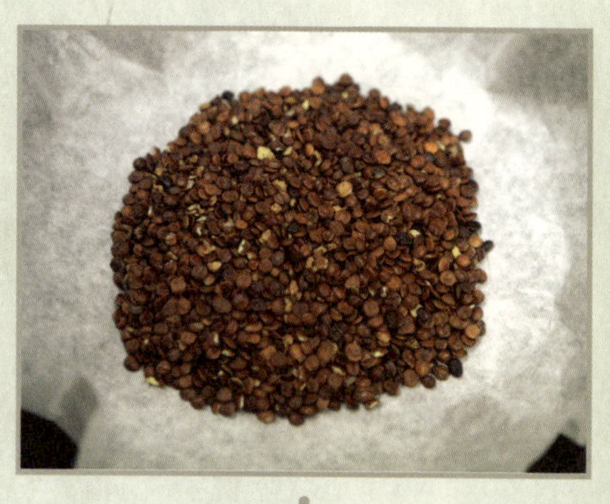

+

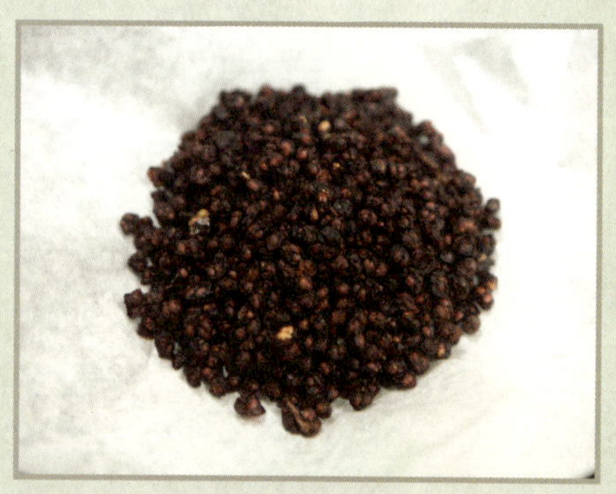

산조인과 오미자 발효액 담그기

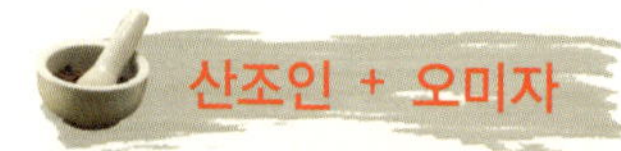

신선한 산조인 열매와 오미자 열매를 채취하여 잘 씻어 설탕을 넣고 발효액을 담그면 새콤하면서도 달콤한 산조인·오미자 발효액이 된다.

만일 산조인 열매를 구하기 어려우면 가을에 오미자를 채취하여 잘 씻어 설탕과 함께 오미자 발효액을 만든 다음 그 발효액에 마른 산조인을 감초·대추·생강을 넣고 설탕과 함께 끓여서 시럽화하여 넣고 2차 발효를 시키면 된다.

산조인은 갈매나무과의 묏대추의 성숙한 열매를 약재로 쓴다. 일반적인 대추보다는 더 둥글고 씨앗이 더 큰 편이다. 심·간경맥의 중요 약재인 산조인은 맛이 시며 수렴성이므로 심장을 양성하며 간장을 돕는다. 그러므로 허번·불면을 치료하는 요약이다.

산조인은 마취성을 갖지 않은 천연 식물로 최면작용이 있어 안면을 위해 많이 쓴다. 또 장기간 복용해도 중독성이 없어 복용을 중단해도 부작용이 없다. 각종 불면증 치료제로도 이용된다.

오미자 열매의 '오미(五味)'란 단맛·신맛·매운맛·쓴맛·짠맛 등을 말한다. 신맛만이 가장 강해 다른 맛은 구별하기 힘들지만 이러한 맛들이 어우러져 오미자의 독특한 맛이 난다.

남오미자는 따뜻한 남쪽지방에서 자라고 열매는 알알이 뭉쳐 있어 전체가 방울처럼 보인다. 흑오미자는 열매가 까맣게 익은 것으로 제주도에서만 자란다. 작은 가지는 홍갈색이며 오래된 가지는 회갈색이다.

이렇게 만들어진 발효액은 양심안신 효능을 나타내어 불면으로 인한 동계허증의 증상에 상용된다.

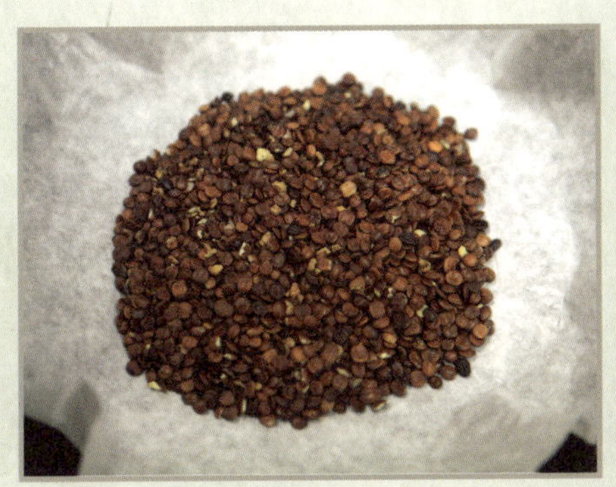

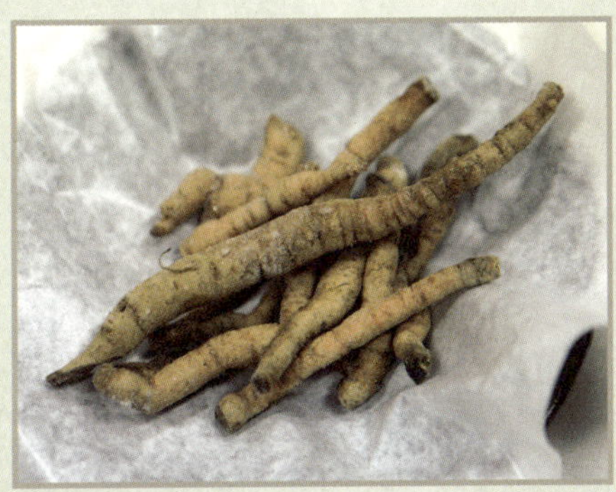

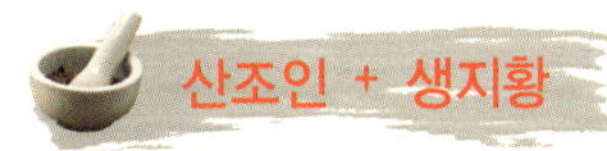

산조인과 생지황 발효액 담그기

생지황과 산조인을 합해서 발효액을 담기 위해서는 싱싱한 생지황과 산조인의 씨앗이 필요하다.

산조인의 씨는 볶아서 생지황 분량의 3분의 1을 감초와 생강 그리고 대추, 설탕을 넣고 끓인 다음 그것을 식혀서 생지황과 함께 담는다. 가을에 채취한 산조인의 붉은 열매를 잘게 잘라 그 씨와 함께 노란 빛깔의 생지황을 잘 씻어 잘라서 동량의 설탕을 넣고 잘 섞어서 발효액을 담그면 된다.

산조인은 9월에 채취하여 거각한 뒤에 그 씨앗만을 쓴다.

이렇게 만든 발효액은 간신을보익하고 양혈안신하는 효능을 나타낸다. 여기에 당삼·복령을 배합하면 음허로 발생하는 불면·다한증을 치료한다.

Tip

산조인 이용법

유럽의 동부에서 아시아 동부 및 남부에 분포하며 우리나라에서도 재배한다. 가을철에 열매를 따서 물에 담가 열매 껍질을 썩혀 버리거나 벗겨내 씨를 모아 햇볕에 말려 쓴다. 묏대추는 대추와 유사하지만 종자가 크다. 대추 종자는 약용을 하지 않는다.

산조인죽

노인성 불면증, 심계항진에 효과적이다.

재료

산조인 20~30g, 쌀 60g

만드는 법

절구에서 산조인을 으깬 뒤 물에 넣어 끓여 끓인 산조인의 건더기를 버리고, 쌀이 절반쯤 죽이 되었을 때 그 국물을 쌀죽에 넣는다. 임산부는 먹지 않도록 한다.

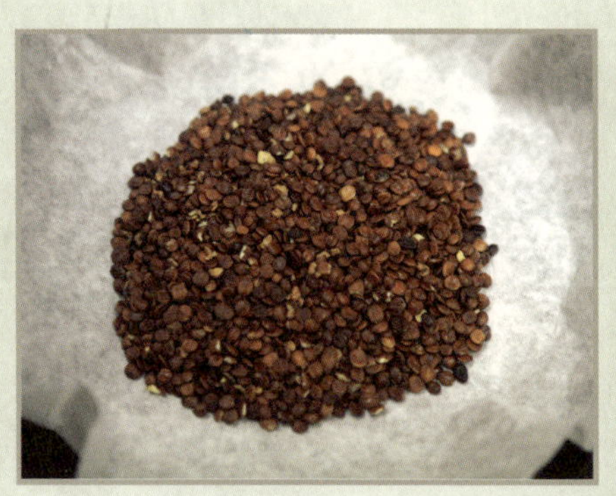

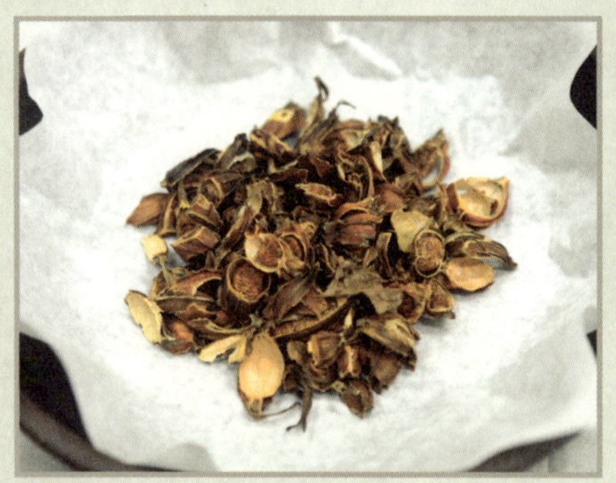

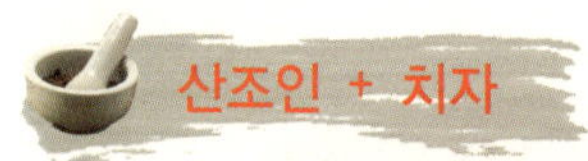

산조인과 치자 **발효액 담그기**

두 약재를 배합하여 발효액으로 만들기 위해서는 신선한 산조인과 치자의 열매를 채취하여 잘 씻고 잘라서 설탕과 함께 용기에 넣어 발효시키면 된다.

그런데 산조인과 치자는 발효를 시키면 발효액이 적게 나오므로 감초 · 대추 · 생강과 설탕을 넣고 끓여서 시럽을 만든 다음 먼저 만들어 놓은 산조인 · 치자 발효액에 넣어 2차 발효를 시키면 된다(자세한 내용은 37p와 57p의 〈시럽화의 의미〉를 참조할 것).

산조인은 약성이 완화한 자양 · 안신약으로 지방유 성분에는 중추신경 흥분을 억제하는 지정작용을 하고, 불면증 치료효과가 실험적으로 증명되었다. 치자나무(梔子)는 남부지역에서 흔히 심는 꼭두서니과의 상록관목이다. 9월에 열매가 붉은 빛을 띠는 노란색으로 익으며, 열매의 능각도 6~7개가 있다.

치자는 9월이 지나 서리가 내린 후에 열매를 채취하여 햇볕에 말려 약으로 쓴다. 각종 염증이나 신열 · 두통 · 위장병 · 호흡기 질환 · 세균성 설사 치료 등에 쓰인다. 치자는 충혈을 제거하고 번조(煩躁)를 다스리는 효과가 있어 불면증에 쓴다. 두 약재 모두 청심안신 작용을 나타내므로 심화의 항성으로 인한 번조 · 불면증을 치료할 수 있다.

치자의 효능

치자나무의 꽃은 폐열을 없애고 혈분에서 열사를 제거하는 효능이 있다. 폐열로 인한 해수와 비출혈을 치료한다. 폐화(肺火)를 사하고 폐열로 인한 해수와 비출혈을 멎게 하며 가래를 삭인다.

치자나무의 뿌리는 열을 제거하고 혈분에서 열사를 제거하며 해독하는 효능이 있다. 고열 감기 · 황달형 간염 · 토혈 · 비출혈 · 세균성 이질 · 임병 · 신염수종 · 창옹종독을 치료한다.

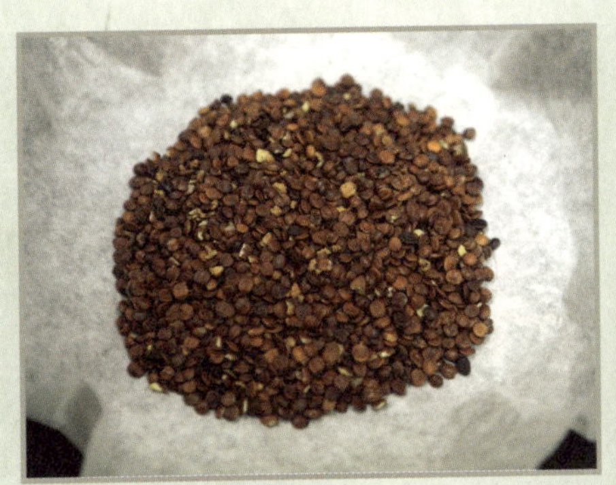

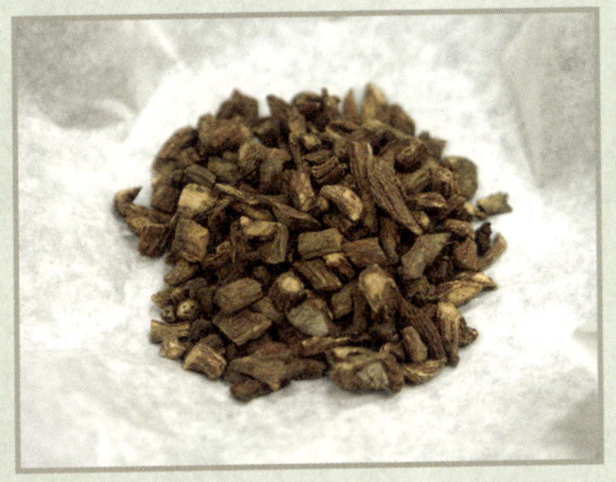

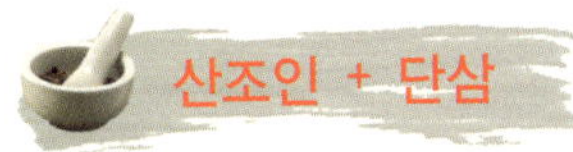

산조인과 단삼 **발효액 담그기**

　산조인의 열매와 단삼의 뿌리를 채취하여 깨끗이 씻어 자르고 물기를 제거하고 설탕과 함께 발효액을 담근다.

　이때 산조인보다는 단삼이 발효액이 훨씬 많이 나오므로 단삼 발효액을 먼저 만든 다음에 산조인을 끓여 시럽화를 하여 합방해서 만드는 방법이 가장 무난하다.

산조인은 마취성을 갖지 않은 천연 식물로 최면작용이 있어 안면을 위해 많이 쓴다. 심·간경맥의 중요 약재인 산조인은 맛이 시며 수렴성이므로, 심장을 양성하며 간장을 돕는다. 또 장기간 복용해도 중독성이 없어 복용을 중단해도 부작용이 없다. 각종 불면증 치료제로도 이용된다.

단삼은 혈액순환을 원활하게 하고 어혈을 흩어뜨리는 작용이 우수하다. 각종 어혈에 의한 질환의 치료에 사용되며 허약성을 띠면서도 어혈증이 있는 경우나 그 밖의 어혈증에도 모두 이용한다. 아울러 보익을 겸하므로 특히 부인과 질환에 사용하는 일이 많다. 단삼은 또 심장혈관질환 치료에 효과가 있다. 미세혈관의 혈액순환의 흐름을 빠르게 하고 관상동맥의 확장, 관상동맥 혈류량의 증가, 심근의 수축력 증가, 심박률 조정 등의 작용을 한다.

산조인·단삼 발효액은 양혈행혈하여 심신을 안정시키고 번조를 제거하므로 심간의 혈허에서 유열불면·심번불안 증상에 사용할 수 있다.

복령

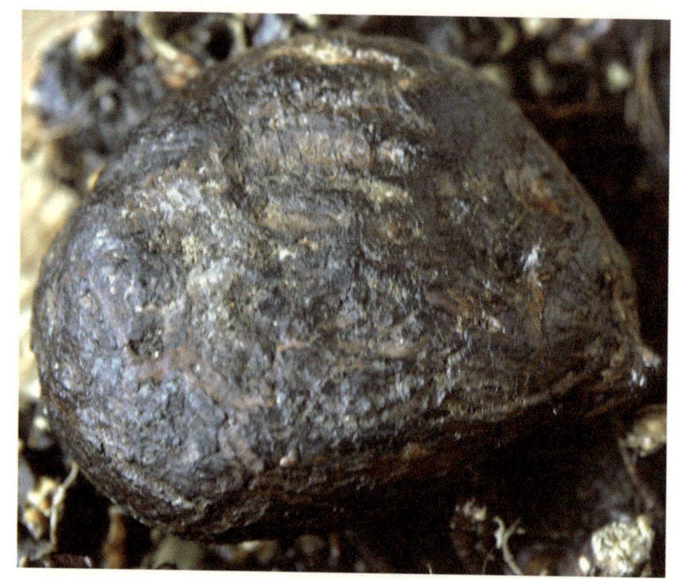

복령

소나무를 봄철에 베고 나서 3년 이상 지나면 소나무의 정즙(精汁)이 뿌리로 흘러 들어간다. 즉, 소나무의 정기가 뭉쳐서 뿌리에 기생하여 자란 혹이 생길 수 있는데 이것이 복령이다. 소나무의 정화이며 토기를 쌓아 이뤄진 것이다.

복령 성질과 효능

복령은 비위를 튼튼하게 하고 이수 소종작용이 있으며, 영심·안신작용과 항로·항암작용이 있다.

복령은 백복령·적복령·복신·복령피의 네 부분으로 나뉘는데, 그 중에 복령의 균핵내부(菌核內部)의 백색 부분을 박편(薄片)이나 방괴(方塊)로 자른 것이 백복령이 되고, 피층하(皮層下)의 적색부분이 적복령이 되고, 가운데를 뚫고 있는 송근(松根)의 백색부분을 방형(方形)이나 박편(薄片)으로 자른 것이 복신이며, 복령균핵의 흑색의 외피가 복령피이다. 네 가지가 모두 한 군데에서 나온 복령의 가공품이나 그 작용과 주치가 각기 다르다.

일반적으로 **백복령**은 이수삼습하여 건비화중(健脾和中)하는 데에 뛰어나 수습내정(水濕內停)으로 인한 수종(水腫)·소변불리(小便不利)·담음(痰飮) 및 비기허약(脾氣虛弱)으로 인한 식소(食少)·체권(體倦)·설사(泄瀉)의 증상을 주치하고, **적복령**은 삼리습약이라 수습정축(水濕停蓄)·수종(水腫)·소변불리 등의 증상을 주치하고, **복신**은 주로 심경(心經)에 들어가 영심안신(寧心安神)의 효능으로 심신불영(心身不寧)·경계실면(驚悸失眠)의 증상을 주치하며, **복령피**는 이수소종(利水消腫)에 뛰어나 피부수종(皮膚水腫)·소변불리의 증상을 주치한다고 본다. 소변불리나 설사·심원성수종·신장염·암성복수·각기병부종 등 수종으로 장만한데 효과가 있으며, 당뇨·간병·비만증·지이성 탈모에 적합한 약재이다.

1) 복령죽 : 복령 30g·맥문동30g·율무 60g을 넣고 죽을 끓인다. 가슴에 기가 뭉쳐 답답하거나 자주 놀라고 풍열이 있는 사람에게 효과가 있다. 〈태평성혜방〉

2) 복령떡 : 복령가루 60g·대추 10개, 찹쌀가루 400g을 넣고 떡을 한다. 뇌축소중에 효과가 있다. 〈음식식료100〉

3) 복령만두 : 복령 30g·밀가루 1kg, 돼지고기 500g·생강·대파·요리술·소금 등을 넣고 만두를 만든다. 비위가 허약하여 구역질을 자주하거나 소변이 잘 안 나오고 가슴이 두근거리며 잠을 잘 자지 못한 사람에게 효과가 있다. 〈대중약선〉

4) 복령대추죽 : 복령분 30g·쌀·대추·얼음설탕을 넣고 죽을 끓인다. 어린이들이 비장이 약해 오랫동안 설사가 멈추지 않을 때 효과가 있다. 〈음식본초양생〉

5) 복령산사떡 : 복령가루·쌀가루·산사가루·병랑가루를 섞어 떡을 한다. 관상동맥질환에 효과가 있다. 〈식료약선〉

6) 복령가물치탕 : 복령 10g·가물치 1마리를 넣고 탕을 끓여 먹는다. 비위를 튼튼하게 하며 부기를 빼고 소변을 잘 통하게 하며 정신을 안정시킨다. 〈고급장수묘방〉

7) 옛사람들의 경험에 의하면 복령은 쌀로 만든 식초, 거북이와 배합하면 안 된다고 전해진다.

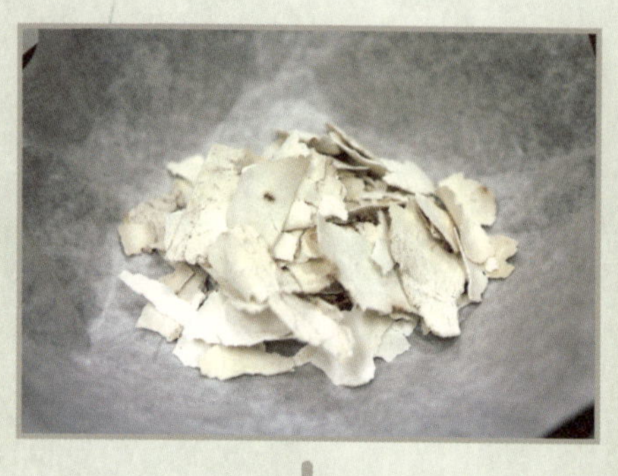

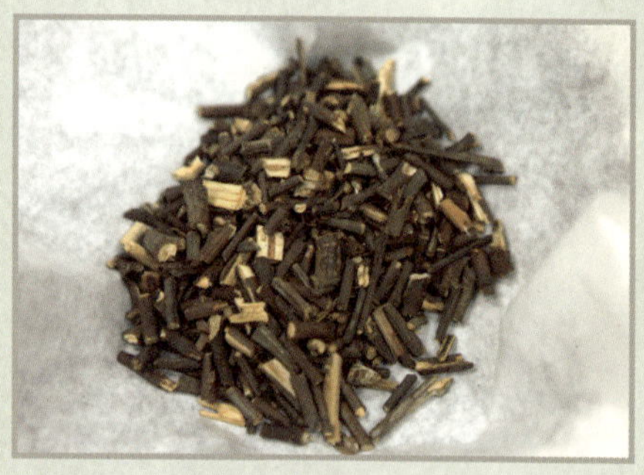

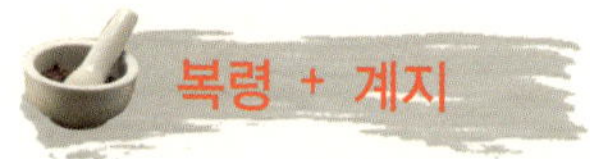
복령과 계지 **발효액 담그기**

소나무 뿌리에서 기생하는 구멍버섯과의 복령와 육계나무의 잔가지인 계지를 합방하여 동시에 넣고 발효시키는 것이 마땅하나 생물를 구하여 발효액을 만드는 것이 만만치가 않다.

계지는 열대지방에서 나는 상록활엽수로 우리나라에서는 생물로 구하기가 어렵고, 복령은 생물로 구하더라도 물기가 적고 값이 비싸서 대부분 건재로 수입을 해오기 때문이다.

그러므로 약성이 강하지 않은 돌나물이나 미나리 발효액에 복령과 계지를 시럽화해서 넣고 복령·계지 발효액을 담그는 방법이 가장 보편적이다.

복령 + 계지

이 약재는 수습을 견제하는 비교적 강한 작용을 가지고 있어서 임상에서 광범위하게 응용된다. 대개 수습으로 인한 질환은 대부분 중초의 비토에 그 원인이 있다.

복령은 감담(甘淡)한 미와 평(平)한 성이 있어서, 감미(甘味)는 익비배토(益脾培土)하고 담미(淡味)는 이수삼습의 작용을 하지만 보(補)하되 준보(峻補)하지 않고 이(利)하되 맹리(猛利)하지 않으며 그 습(濕)을 생(生)하는 근원을 다스린다.

계지가 복령과 함께 쓰이면 발표(發表)의 효능은 발휘되지 않고 오로지 화기행수(化氣行水)하게 되며 복령은 계지의 도움으로 통양제습(通陽除濕)의 효능를 나타낸다.

이 두 약재는 상사배오를 이루어 비교적 강한 이수제습의 작용을 보인다. 상한론의 복령계지백출감초탕 가운데 이 약재가 쓰여 건비이수의 공으로 심하역만·기즉두현을 다스리고, 오령산에서는 이 약재를 사용해서 화기포진하므로써 소갈수역·소변불리를 치료하였는데 모두가 이 약재의 기본작용을 이용한 것이다.

이 밖에 이 약재에는 온양익수하는 효능 외에도 어느 정도의 익기영심·평형강역하는 작용이 있으므로 수기능심 또는 욕작분돈증의 치료에도 응용할 수 있다. 〈약대론〉

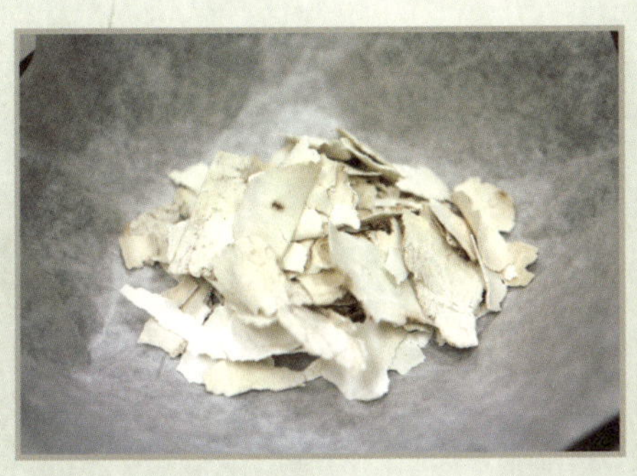

+

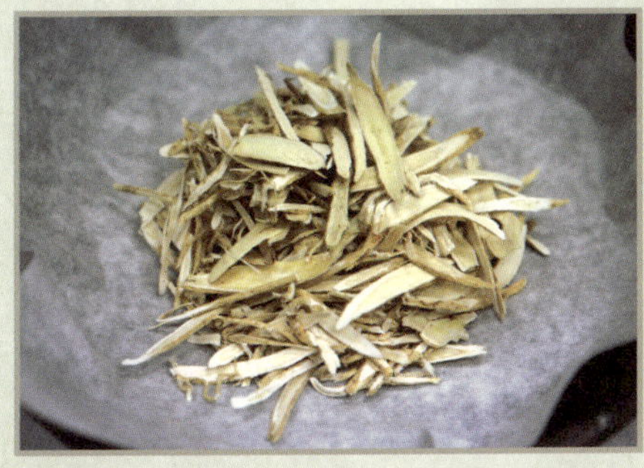

복령과 황기 발효액 담그기

복령과 황기를 합방하여 발효액을 담그려면 이 두 가지 약재를 생물로 구하여 잘 씻고 물기를 제거하여 잘게 잘라서 설탕과 함께 발효시키면 된다.

만일 생물를 구하기가 어려워 마른 건재를 이용해 복령·황기 발효액을 담글 때에는 먼저 싱싱한 황기를 구해서 깨끗이 씻어 자른 다음 물기를 제거하고 설탕과 함께 마른 복령을 시럽화하여 함께 넣고 발효액으로 담그면 된다.

복령 + 황기

황기와 복령을 함께 쓰는 배오는 상사배오에 속한다. 황기는 감온한 약재로 익기건비·승청강탁·이수소종하는 공효를 가지고 있다. 복령은 감청(甘淸)한 기미를 가지며 그 효능은 건비조운·이수삼습으로 나타난다.

이 약재에서는 황기의 익기승양·건비이수 작용이 주가 되고 여기에 복령을 더함으로써 건비익기의 효능이 증가되며 다른 한편으로는 비교적 강한 이수소종작용을 가지게 된다. 따라서 기약비허한 증에 쓸 수 있을 뿐 아니라 비허로 인한 수종·백대·백탁 등에도 쓸 수 있다.

임상적인 경험으로 볼 때 황기와 복령에는 모두 일정한 이뇨작용이 있고 또한 황기에는 단백뇨를 없애는 작용도 있으므로 이 약재를 만성신염의 치료에 변증시치와 결합해서 시용해 본 결과 항상 비교적 만족할 만한 치료 효과를 거둘 수 있었다. 〈약대론〉

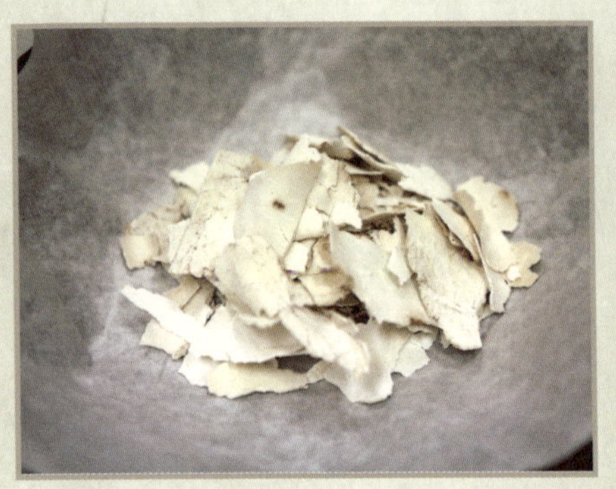

+

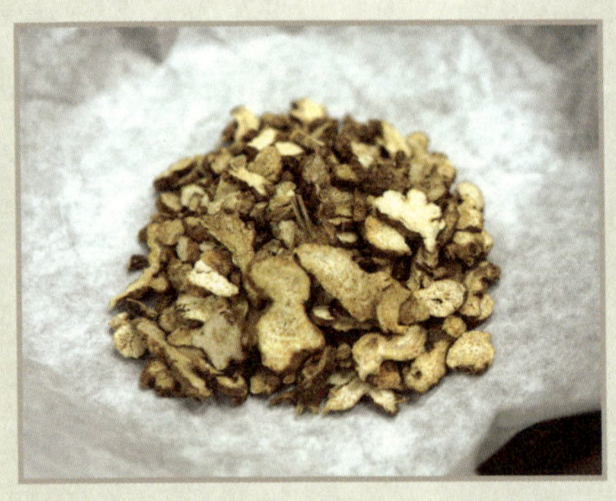

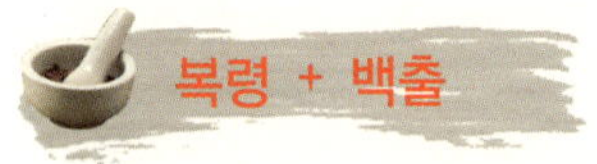

복령과 백출 발효액 담그기

복령과 백출 두 약재를 합방하여 발효시키려면 복령과 백출의 뿌리를 채취하여 잘 씻어서 물기를 제거한 후에 동량의 설탕과 섞어서 발효액을 담그면 된다.

생복령이 없을 경우에는 마른 복령을 먼저 담가 놓은 백출 발효액에 넣고 담그면 된다. 이때 마른 복령의 양은 백출의 3분의 1정도를 넣고 적당량의 설탕을 더 넣어 주면 된다.

백출과 복령은 모두 건비제습약으로서 항상 상수로 배오되며 비허습정을 다스릴 때 상용되는 약재이다.

비(脾)는 조(燥)함을 좋아하고 습(濕)을 싫어하는데, 백출은 감심익비하는 동시에 고온하고 또한 조습하므로 그 공이 건비조습에 치우치고, 복령은 감미(甘味)로 비(脾)를 돕고 담미(淡味)로는 삼습하므로 공이 주로 삼습과 익비에 있게 된다.

이 약재는 일조일삼의 짝으로 운(運)과 이(利)가 적당해서 수습을 없애 비기를 건운하게 하는 동시에 비기를 익하여 또한 습이 운화되게 하는 평보평리제(平補平利劑)로서 작용한다.

임상에서의 응용도 매우 다양한데, 비허기약으로 내습이 생긴 경우나 외습이 중초를 곤(困)하여 일어난 비허불건의 경우를 막론하고 사지곤권·완복창민·구담불갈·불사음식 또는 설사변당이나 지체부종·소변불리 또는 심계정충 부인의 백대청희 등의 증이 있을 때 모두 응용할 수 있으며, 만약 적당한 약재와 배오된다면 더욱 뛰어난 효과를 거둘 수 있다. 〈약대론〉

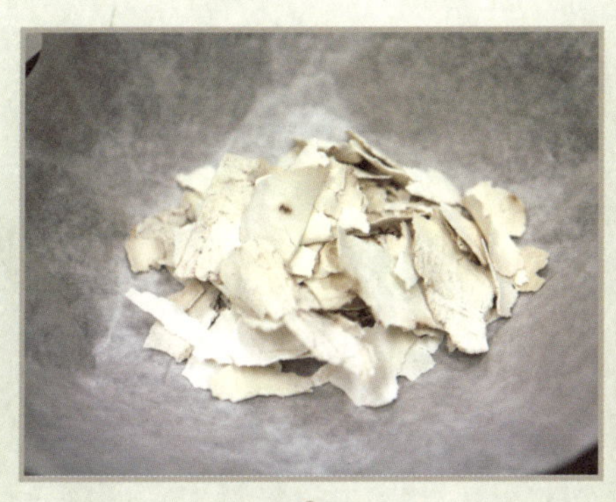

+

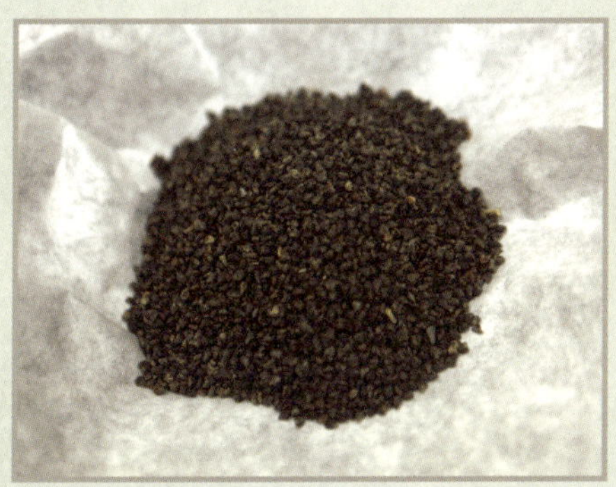

이수삼습하는 복령과 이수통림하는 동규자(아욱의 씨)으로 발효액을 만드는 방법은 다음과 같다.

먼저 신선한 복령을 구하여 잘 씻은 다음 잘게 잘라 동량의 설탕을 넣어 용기에 담아 복령 발효액을 만든다. 그런 다음 동규자을 구하여 거기에 감초 · 대추 · 생강 · 설탕을 넣고 끓여서 먼저 만든 발효액에 넣는다.

이때 동규자는 아욱의 씨앗이므로 볶고 깨서 쓰는 것이 약효가 더 좋다.

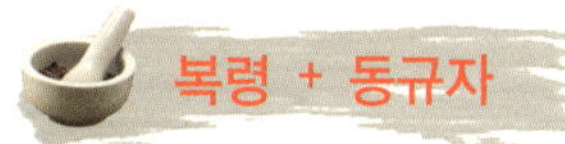

동규자는 한활이규하는 성질로 이뇨통림 · 활장통변 · 하유소창하고, 복령은 감담삼리하는 작용으로 건비보중 · 이수삼습 · 영심안신한다. 두 약재를 합하면 이뇨소종의 힘이 상승된다. 〈임상약대론〉

Tip

신농본초경에 기록된 복령

《신농본초경》엔 복령이 '맛은 잘고 기는 평하다. 가슴과 옆구리에서 거꾸로 치미는 기를 다스린다. 우울 · 분노 · 놀람으로 인해 두려우면서 가슴이 두근거리는 증상을 치료한다. 명치 밑이 응결져 아프거나 한열이 생기면서 가슴이 그득하고 치밀어 오를 때 쓴다. 입과 혀가 마르는 것을 치료하고 소변을 잘 내보낸다. 오래 복용하면 혼을 안정시키고 신을 기르며 허기를 느끼지 않게 하고 오래 살 수 있다.'고 한다.

▼ 복령 발효액

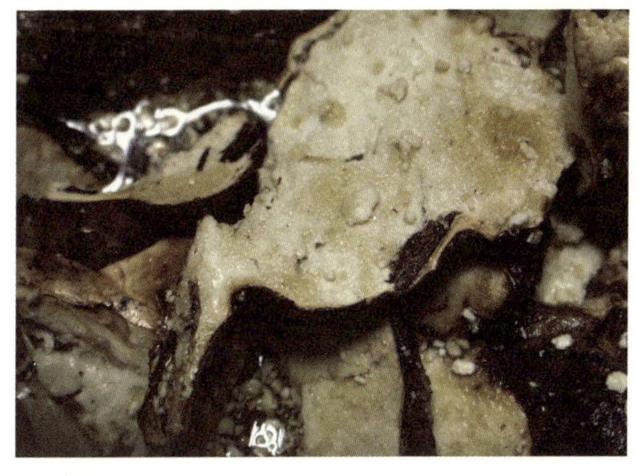

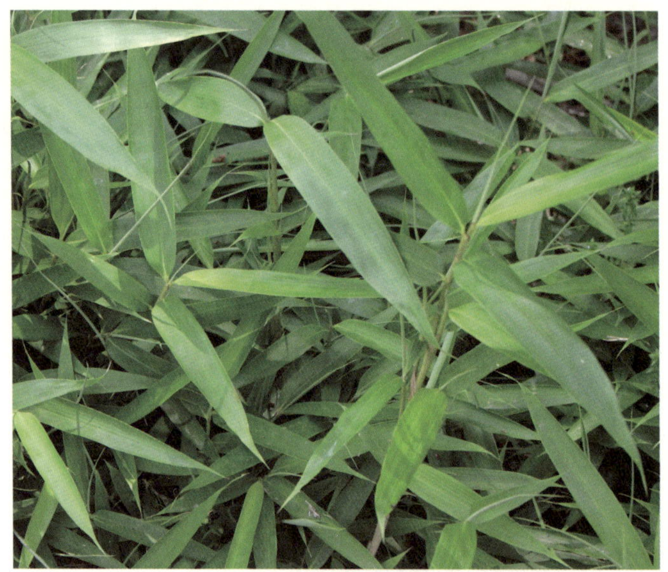

조릿대의 잎

조릿대는 벼과의 식물로서 키가 1~2m인데 우리나라 산중턱 이하에서 자라는 식물이다. 우리나라에서 자생하고 있는 조릿대류로는 섬조릿대 · 이대 · 신이대 등이 있다. 조릿대와 같이 쓰는 것으로 '솜대'와 '담죽엽'이 있다.

죽엽과 죽여 성질과 효능

조릿대의 감한성미에는 청열작용이 있고, 감담의 미에는 위의 기능을 조화하는 작용이 있다. 그러므로 이 약은 폐위의 울열을 청해할 뿐만 아니라, 또한 담화를 소제하는 작용이 있다. 그러므로 허열로 인한 번갈을 제거하고 구토 · 토혈 · 육혈을 멈추게 하는 상용약이다.

특히 구토를 멈추는 작용이 뛰어나며, 열성병으로 진액이 손상되어 발생되는 구토 및 담화의 내우로 인한 심번불면을 치료한다.

죽엽은 청열제번하고 생진 · 이뇨시키는 효능이 있으므로, 열병으로 인한 번갈 및 소아경간 · 구미설창에 쓴다. 항균 · 혈당증가작용이 있다.

《본초》 죽여는 열을 내리고 화를 가라앉히며 가슴이 답답한 증상을 풀어주고 진액을 만들며 이뇨작용이 있다. 구역 · 딸꾹질 · 기침하면서 기운이 치미는 것 · 폐위로 피를 뱉거나 토하는 것 · 코피 나는 것 · 붕루 등을 낫게 한다.

성질이 차고 단맛이 심장경으로 들어간다. 가슴이 답답하면서 열이 나고 갈증이 나는 증상을 치료하고 진액을 만들어 위액을 보충하므로 갈증을 멈추게 하는 효능이 있다. 그리고 심화로 인해 입안이 허는 증상을 치료하며 아래로 소변을 잘 통하게 한다.

1) 폐열해수(肺熱咳嗽) · 담열경계(痰熱驚悸) 등을 치료한다.
2) 위열구토 · 임신구토를 치료한다.

1) 심장의 열이 심하며 갈증이 날 때 석고 · 지모 · 현삼 등을 배합한다.
2) 온병열이 심포에 들어와 병을 일으켜 정신이 혼미할 때 현삼 · 연자삼 · 연교 등을 배합하여 사용한다.

:: 죽엽과 함께 쓸 수 있는 **귤피 발효액**

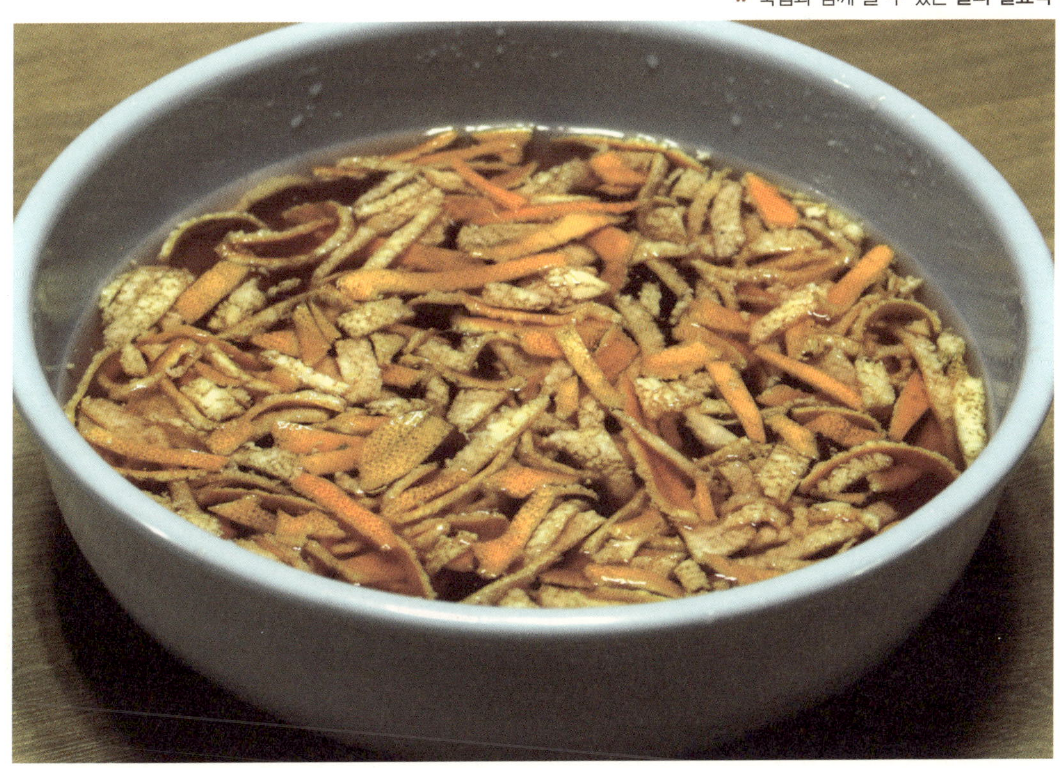

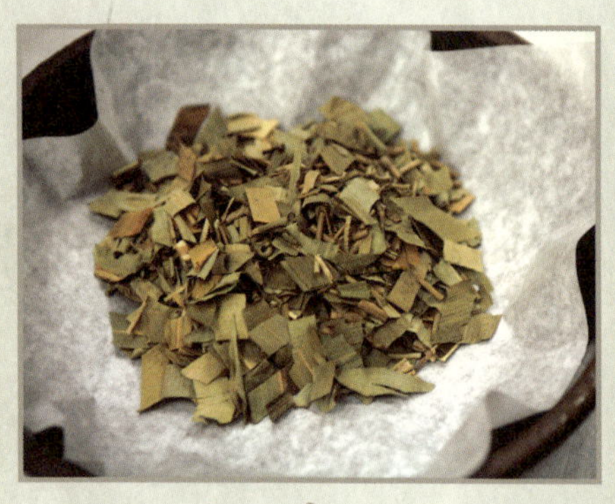

+

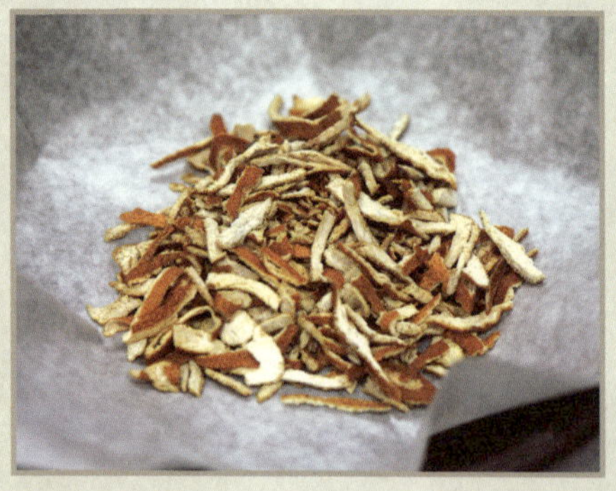

깨끗한 죽엽을 채취하여 무농약 귤피나 저농약 귤피를 소금물에 잘 씻어 물기를 제거하고 함께 발효액을 담근다.

이때 죽엽(대나무잎)은 발효액이 많이 나오지 않으므로 귤껍질(귤피)을 먼저 모아서 설탕과 함께 발효액을 담근 다음, 죽엽을 넣고 2차 발효를 시키는 방법과 귤을 알맹이와 함께 넣고 설탕의 양을 증가시켜 발효를 시키는 방법이 있다. 후자쪽이 액이 많이 나오고 담그기도 편하다.

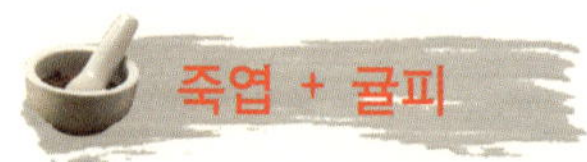

죽엽은 감한의 약재로서 청열·지구작용이 있고, 귤피는 신온의 약재로서 이기강역작용이 있다.

이 두 약재를 배합하여 발효액을 만들면 한열이 상박하여 위중의 한열을 제거하고 위기를 활발하게 하는 작용이 있으며 구토·애역을 치료하는데 배합하여 쓰이는 상용약이 된다.

Tip.

귤피죽

깨끗이 말린 진피 20g을 달여 액을 내고 쌀을 50g을 넣고 죽을 쑨다. 생강즙을 타서 먹기도 한다.

헛배가 부르고 식욕이 없거나 기침과 가래가 나오며 가슴이 답답한 증상에 2~3일 복용한다.

▼ 귤나무

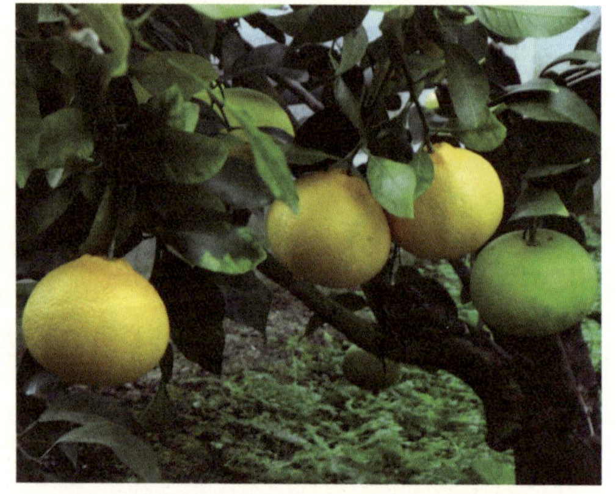

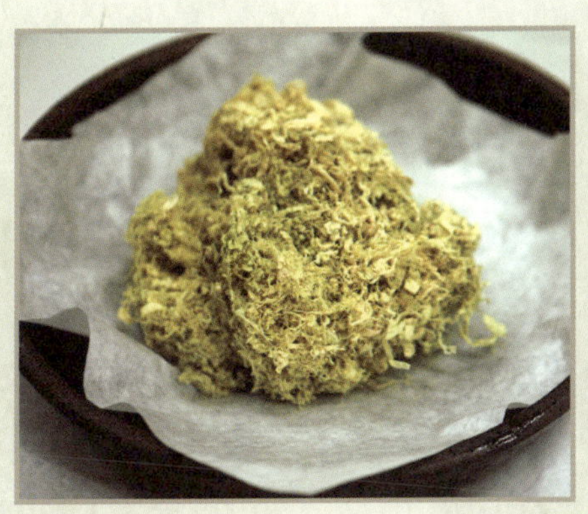

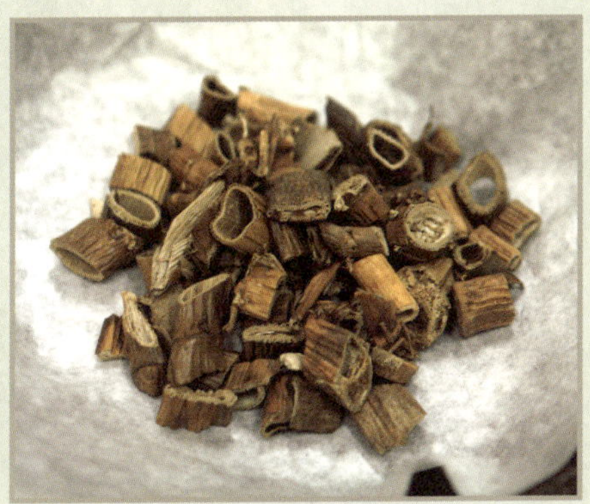

싱싱한 갈대뿌리인 노근을 채취하여 잘 씻고 죽여나 죽엽과 함께 설탕을 넣고 발효액을 담근다.

싱싱한 노근이 액이 많고 발효가 잘 되므로 노근(갈대뿌리) 발효액에 죽여를 시럽화하여 넣고 발효액을 담그는 것이 유리하다.

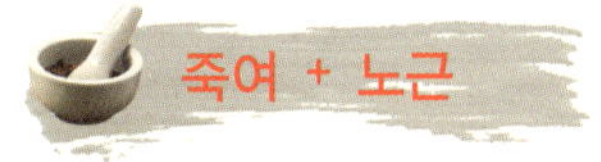

죽여는 청열화위하는 효능이 있고 노근은 청열생진하는 효능이 있다.

이 두 약재를 배합하여 발효액으로 만들면 허열을 제거하고 진액을 생성하는 작용이 높아지므로 열성병으로 인한 진액부족으로 발생하는 심번구갈·구토증상을 치료할 수 있다.

갈대 이용법

갈대의 뿌리를 '노근'이라 한다. 노근을 봄에서 가을 사이에 채취하여 줄기와 수염뿌리를 제거하고 햇볕에 말려 썰어서 사용한다. 갈대의 땅속의 어린순은 '노순' 또는 '위아' 라고 하며 죽순처럼 육질이 두텁고 연하며 맛이 부드러워 옛부터 귀한 요리에 쓰였다.

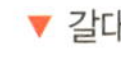 ▼ 갈대

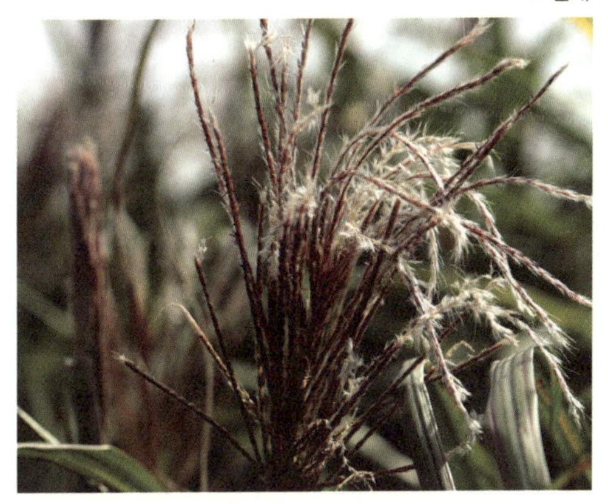

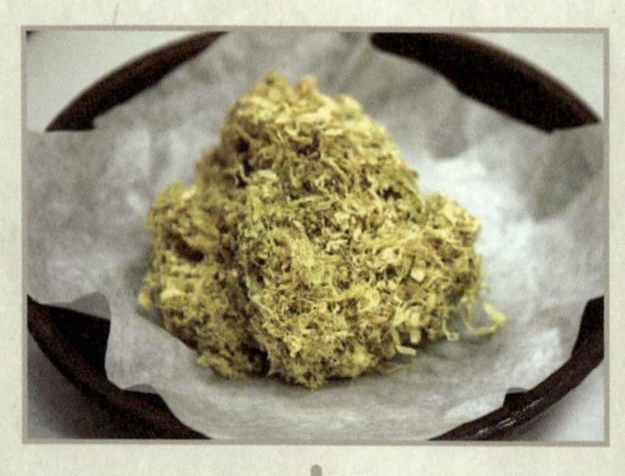

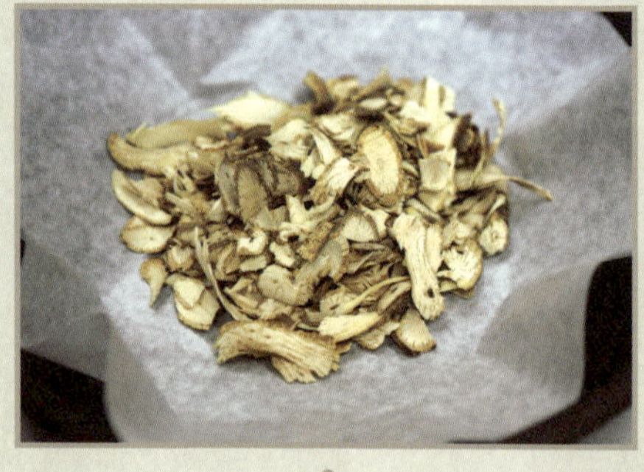

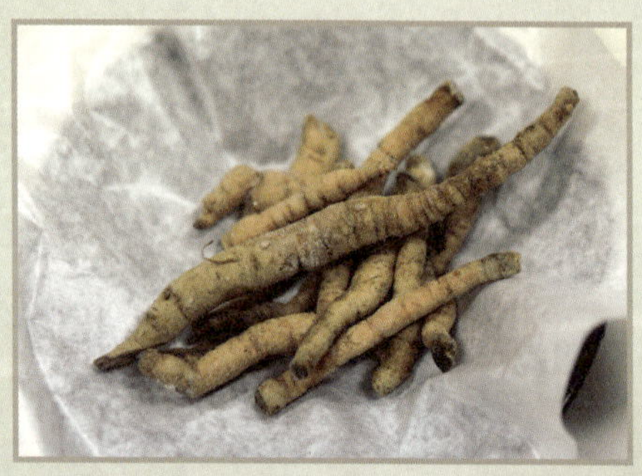

세 가지 약재를 합방하여 발효를 시키려면 생지황과 으름의 줄기인 목통, 그리고 죽여나 죽엽을 채취하여 잘 씻고 잘라서 설탕과 함께 담가야 한다. 이렇게 만들어진 발효액은 심화가 위로 올라가 입안에 창상이 났을 때 쓴다.

죽여는 주로 잎과 줄기를 쓴다. 싱질은 평온하고 담담하며 맛은 조금 달다. 풍습제거·신경통 치료에 쓴다. 또한 뇌의 흥분성이나 자율신경계의 흥분을 가라 앉히는 역할도 한다.

목통은 으름나무의 줄기인데, 줄기의 껍질을 벗긴 것을 '통초', 뿌리의 껍질을 벗긴 것을 '목통'이라 하여 약용으로 사용한다. 민간에선 줄기와 뿌리를 말렸다가 수종(水腫)에 달여 마시거나 임질(淋疾), 감기나 갈증이 심할 때 이용하였다. 으름나무의 줄기는 이뇨작용과 함께 비뇨기계의 염증을 치료하는 작용이 뛰어나다.

생지황은 중국이 원산지로 우리나라 각처에서 재배하는 현삼과의 여러해살이 식물이다. 뿌리에서 나온 잎은 모여 나고 긴 타원형으로 주름이 있고 뒷면은 맥이 튀어나와 그물처럼 되며 가장자리에 둔한 톱니가 있다. 뿌리를 약용으로 쓰는 식물로 한방에서 많이 사용되는 중요한 것으로 신선한 지황의 뿌리 줄기를 '생지황'이라고 하며, 쪄서 가공한 것을 '숙지황'이라 한다. 발효액으로 생뿌리를 쓰는데 고구마 같이 육질이 많다. 생지황은 자양과 생진작용을 하며 고열 후에 진액이 소모되어 일어나는 증상에 적합하다.

감초	해조
검정콩	피마자씨, 후박, 인삼, 더덕
꿀	부추, 파
녹두	잉어, 비자
단삼	오수유, 검정콩, 식초, 신 음식
당귀	석창포, 해조
대추	생선, 파
더덕	방기, 검정콩
무	숙지황, 하수오
밀	무씨, 조피나무열매(산초)
반하	창포, 엿, 양고기, 양피
보골지	감초, 유채
복령	식초
복숭아씨	자라고기
산수유	도라지(길경), 방풍, 세신
상륙	개고기
생강	황금
석창포	엿, 양고기, 양파
세신	황기, 산수유
숙지황	무, 무씨, 패모, 느릅나무열매(무이)와 뿌리껍질(유근피), 파, 마늘
오두	반하, 과루실, 패모, 백급, 백렴, 서각
우미자	둥글레(옥죽)
오수유	단심, 진피
오이	참외, 수박
육계	적석지, 천산갑
인삼	검정콩, 무씨
지황	무, 무씨(나복자), 패모, 웅담
참나무버섯	꿩고기, 메추리고기
창출	고수, 참새고기, 청어, 복숭아, 추리, 마늘
파	꿀, 대추
하수오	모든 피, 무, 파, 마늘
호두	물오리고기
황기	백선피, 세신, 별갑
후박	택사, 검정콩, 붕어

감초

- 심장의 기능을 보한다(補心氣)
- 비장을 튼튼하게 하여 기허증을 치료한다
  (補脾益氣)
- 폐의 기운을 원활히 하여 담을 없애고 기침
  을 멎게 한다(潤肺 祛痰止咳)
- 차고 서늘한 성질의 약을 써서 열증을 제거
  하고 독을 푼다(淸熱解毒)
- 약재의 성질을 완화시킨다(緩和藥性)

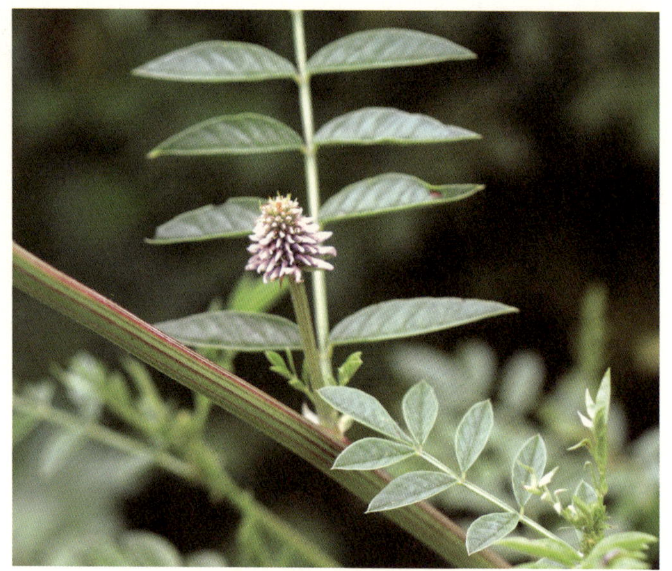

감초의 꽃과 잎

감초는 콩과에 속하는 여러해살이풀로 원산지는 중국 북동부와 몽고·스페인·시베리아 등지이다. 붉은 밤색, 또는 누른 밤색을 띠나 겉껍질을 벗기면 연누른색이다. 약으로는 단단하고 무거우며 섬유질이 적고 단맛이 강한 것을 좋은 것으로 친다.

감초 성질과 효능

성질은 평[平]하고 약간 차고 맛이 달며[甘] 독이 없다. 비장을 튼튼하게 하고 기운을 내며, 폐를 윤택하게 하여 기침을 멈추게 하고, 급한 것을 완화시켜 주며 청열해독작용이 있다. 더불어 여러 가지 약을 조화시켜 주는 작용이 있다.

생감초는 냉한 기가 있고 자감초는 온한 기로 변한다. 완화작용이 있고 당분보충·극도피로·예민증 등을 치료하고 감기 등으로 가래가 생겼을 때 거담제의 역할을 한다. 온갖 약의 독을 풀어 준다. 9가지 흙의 기운을 받아 모든 약을 조화시키는 효과가 있다. 5장 6부에 한열의 사기(寒熱邪氣)가 있는데 쓰며 9규(竅)를 통하게 하고 모든 혈맥을 잘 돌게 한다. 또한 힘줄과 뼈를 튼튼하게 하고 살찌게 한다.

《탕액》 감초는 족삼음경(足三陰經)에 들어가며 구우면 비위를 조화시키고 생으로 쓰면 화(火)를 사(瀉)한다.

비위가 허약하여 식욕이 없고 변이 묽으며 위·십이지장궤양이 있는 사람에게 적합하다. 심장의 기가 부족하여 가슴이 두근거리고 무서움증이 드는 신경쇠약이나 히스테리증상에 효과가 있고 기침을 멈추게 하고 천식을 완화시키는 효능이 있다. 단맛은 급한 것을 완화시키는 효능이 있어 통증을 완화시키고, 열독창양·인후종통·약식중독에 효과가 있으며 특정약재(예) 부자, 대황 등)의 독성을 약화시키는 효능이 있다. 단, 비습한 사람에게는 사용하지 않는다. 또한 토하거나 속이 그득하거나 술을 즐기는 사람은 오랫동안 먹거나 많이 먹는 것은 좋지 않다.

1) 감초와 감수·대극·원화는 상반관계로 동시에 사용하면 안 된다.

2) 감초와 톳을 함께 사용하면 안 된다.

3) 감초와 연어를 함께 사용하면 안 된다.

4) 감초와 복어를 배합하여 사용하면 여러 가지 생물활성물질이 불량반응을 일으켜 인체에 불리하다.

:: 감초와 인삼 발효액

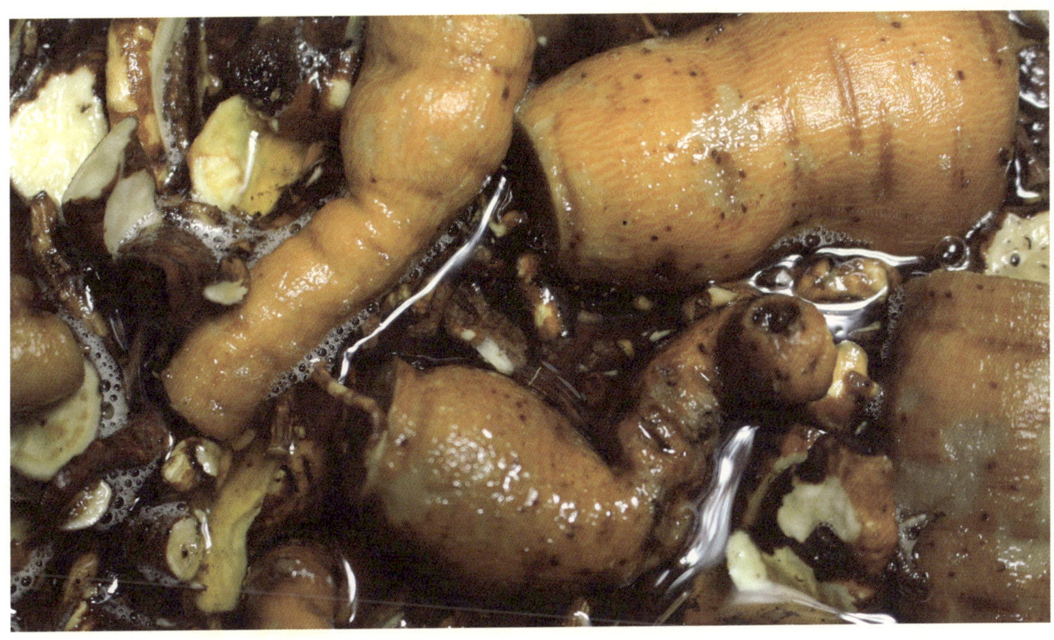

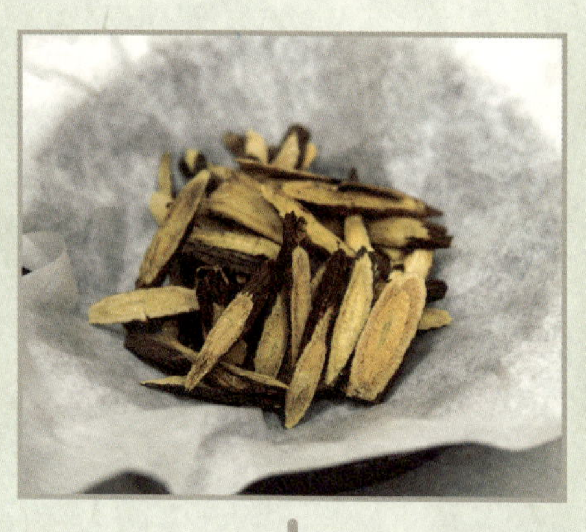

\+

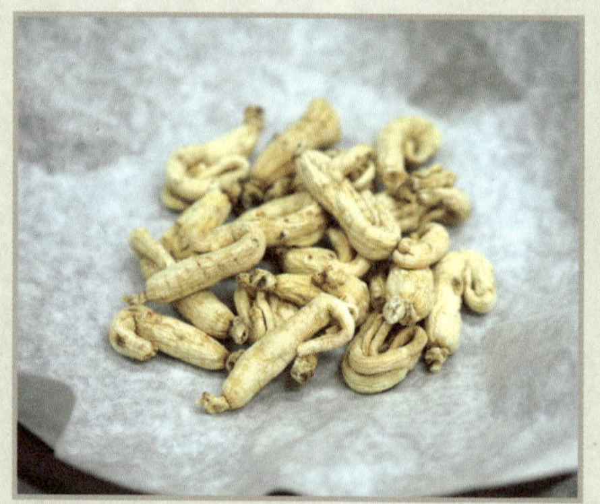

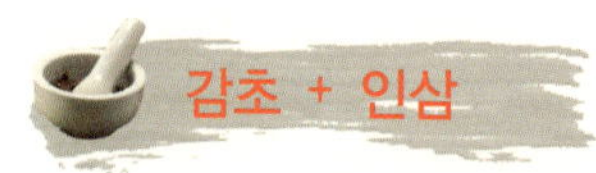

인삼 · 감초 발효액을 만드는 방법은 다음과 같다. 가을에 싱싱한 인삼뿌리와 생감초를 구하여 인삼 2 : 생감초 1의 비율로 잘 씻은 다음 잘게 잘라 동량의 설탕을 넣어 용기에 담는다.

또는 미리 담가둔 인삼 발효액에 마른 감초를 설탕과 함께 끓여서 넣는 방법도 활용해 볼 수 있다.

모든 독을 풀어준다는 감초와 대보원기한다는 인삼을 합용한 발효액이다.

감초는 감평(甘平)하여 기력(氣力)을 더함이 느슨하고 인삼은 감온(甘溫)하여 대보원기(大補元氣)하므로 양약(兩藥)을 합용(合用)하면 익기(益氣)하는 힘이 배로 증가해서 비위허약(脾胃虛弱)으로 인한 식소핍력(食少乏力), 변당 등의 증상을 치료한다.

Tip

감초의 효능

심은 지 3~4년가량 되었을 때 땅속 깊이 자라 있는 뿌리를 캐내 깨끗이 씻은 다음 햇볕에 잘 말려서 쓰면 된다. 캐는 계절은 가을이나 이른 봄이 알맞다.

단맛이 나므로 쓴 약을 쉽게 먹을 수 있도록 하기 위해 여러 처방에 고루 들어간다. 다른 약재의 쓴맛을 덜어 주는 역할이 크지만, 복용약이 부드럽게 흡수되도록 돕는 작용도 이에 못지 않다.

▼ 감초

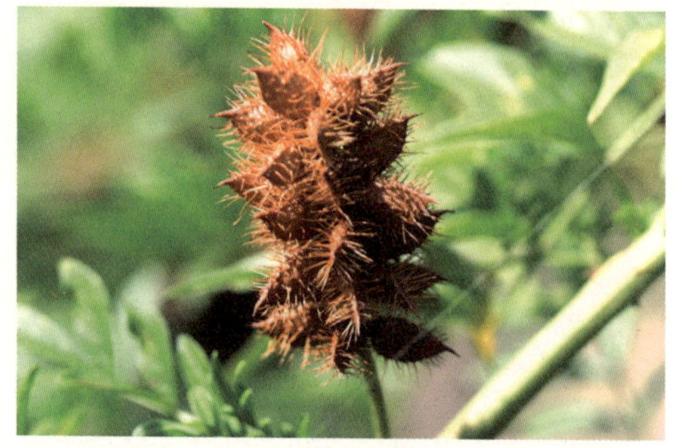

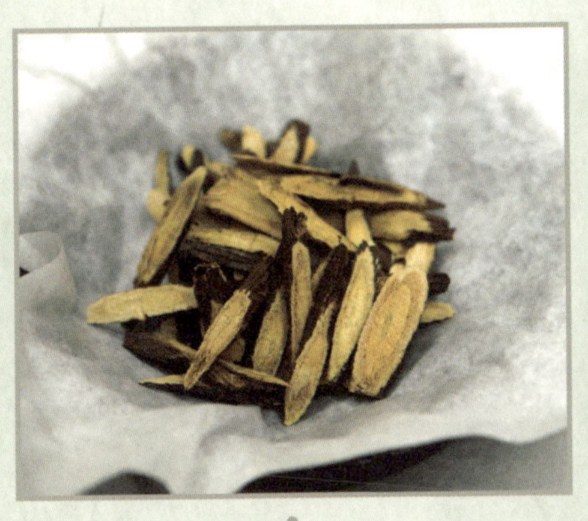

+

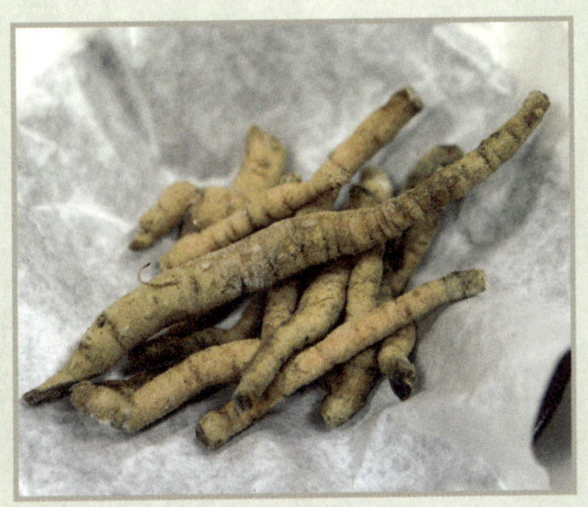

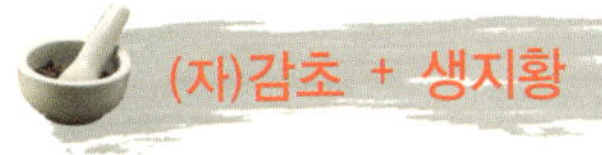

자감초(炙甘草)는 감온(甘溫)해서 통혈맥(通血脈)하므로 중용(重用)하여 심기(心氣)를 더함으로서 혈맥을 통하게 하고, 생지황은 감윤(甘潤)해서 자음양혈(滋陰養血)하고 또 혈맥(血脈)을 통하게 하므로 양약(兩藥)을 상사위용(相使爲用)하면 심기(心氣)를 더해서 자음통맥(滋陰通脈)함으로써 심기혈허(心氣血虛)로 인한 심계(心悸)·기단(氣短)·설담소태(舌淡少苔)·맥결대(脈結代) 증상을 치료한다.

(자)감초와 생지황 발효액 담그기

생시황·감초 발효액을 만드는 방법은 다음과 같다. 가을에 노랗고 싱싱한 생지황의 뿌리를 구하여 생감초와 함께 구하여 잘 씻은 다음 잘게 잘라 동량의 설탕을 넣어 용기에 담는다. 만약 생감초를 구하기 어려우면 생지황을 먼저 발효액으로 담고 거기에 마른 감초를 대추와 생강, 그리고 설탕을 넣고 끓여서 넣는 방법이 있다. 이때 생지황과 마른 감초의 양은 3 : 1 의 비율로 하면 된다.

Tip.

백작약감초차

여름에 더위를 타고 입맛이 없거나 소화가 잘 되지 않을 때 알맞은 건강 약차이다. 식욕을 촉진시켜 원기를 되찾게 한다. 감초의 유효 성분이 몸속에서 해독작용을 한다.

① 백작약과 감초를 물에 깨끗이 씻어서 물기를 뺀다.
② 차관에 재료를 넣고 물을 부어 끓인다. 끓기 시작하면 불을 줄인 후 은근히 오랫동안 달인다.
③ 건더기는 체로 걸러 내고 국물만 찻잔에 따라 낸 다음 꿀이나 설탕을 타서 마신다. 여름에는 냉장고에 넣어 차게 마셔도 좋다.

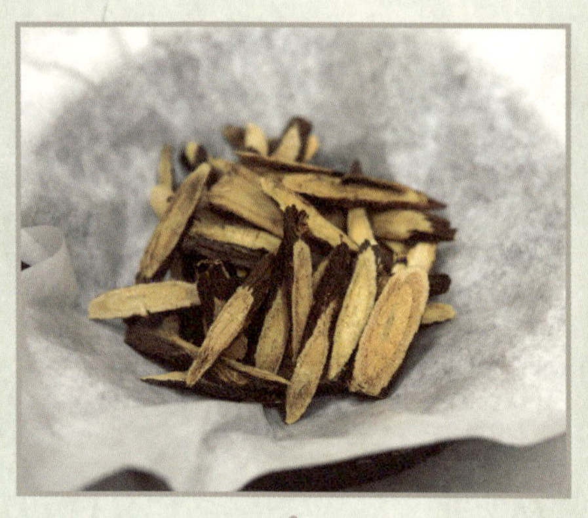

+

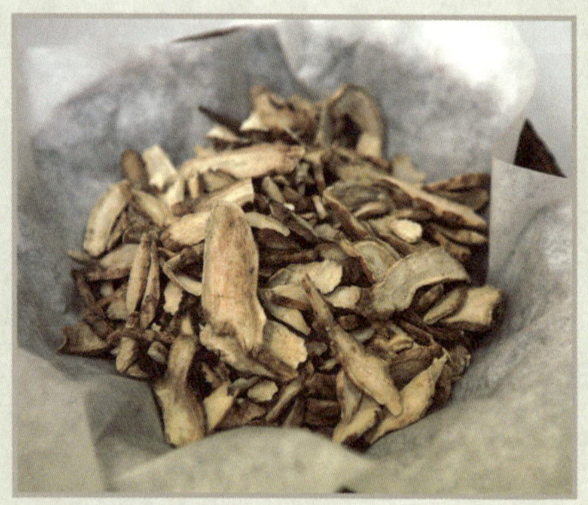

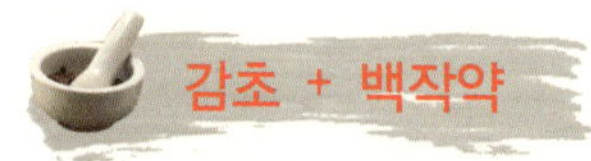

콩과의 다년생 초본인 감초와 미나리아재비과에 속하는 작약을 합용하여 작약·감초 발효액을 만드는 방법은 다음과 같다.

가을에 싱싱한 작약의 뿌리와 생감초를 구하여 작약 2 : 생감초 1의 비율로 잘 씻은 다음 잘게 잘라 동량의 설탕을 넣어 용기에 담는다. 또는 미리 담가둔 작약 발효액에 마른 감초를 설탕과 함께 끓여서 넣는 방법도 활용해 볼 수 있다.

감초는 미감(味甘)하여 완급(緩急)하고 백작약은 산한(酸寒)하여 양혈유근지통(養血柔筋止痛) 하니 양약(兩藥)을 상사위용(相使爲用)하면 산감(酸甘)이 결합(結合)해서 화음양혈(化陰養血)·완급지통(緩急止痛)한다.

음혈휴허(陰血虧虛)·혈행불창(血行不暢)으로 인한 완복련급작통(脘腹攣急作痛) 또는 수족구급(手足拘急) 등의 증상을 치료한다.

> **Tip**
>
> ### 약재에 쓰이는 감초
>
> 감초는 중국의 북부지방에서 몽고에 걸친 사막 지대에 자생한다. 몽고와 중국의 내몽고 및 신강에는 감초만 자라는 대평원이 있다.
>
> 한약으로 사용되는 것은 주로 동북감초와 서북감초이며, 신강감초는 감초의 주성분인 글릴실리진을 추출하는 데 사용한다.
>
> ▼ 감초
>
> 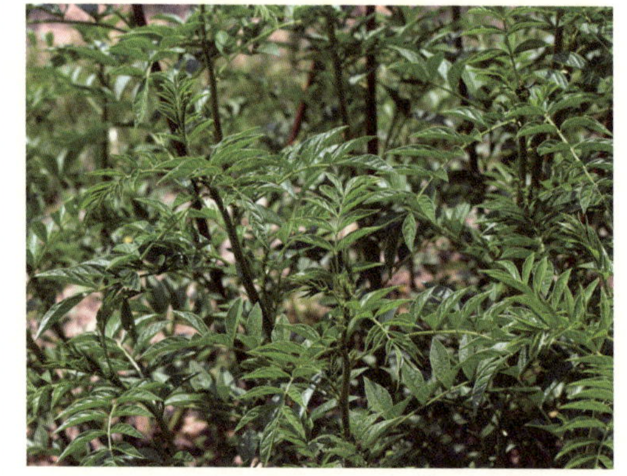

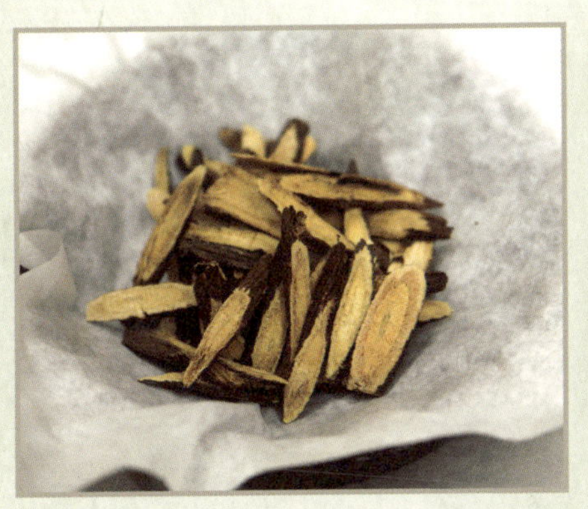

+

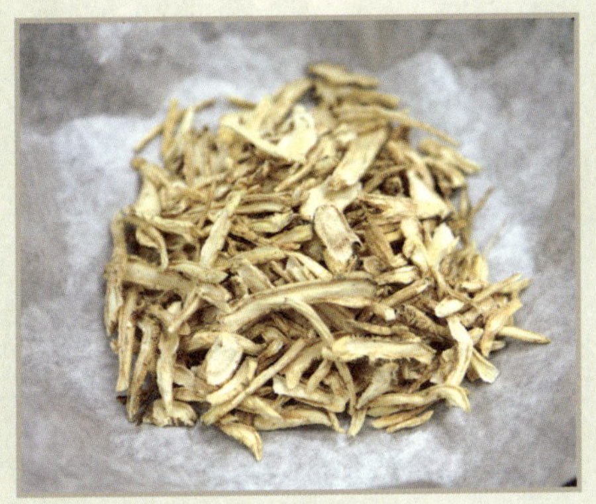

감초와 길경 **발효액 담그기**

길경 · 감초 발효액을 만드는 방법은 이러하다. 가을에 싱싱한 길경의 뿌리와 생감초를 구하여 길경 2 : 생감초 1의 비율로 잘 씻은 다음 잘게 잘라 동량의 설탕을 넣어 용기에 담는다.

또는 마른 감초를 설탕과 함께 끓여서 미리 담가둔 길경 발효액에 넣는 방법도 활용해 볼 수 있다.

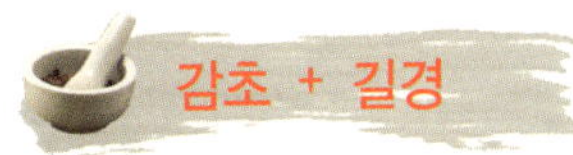

모든 독을 풀어준다는 감초와 거담진해(祛痰鎭咳)와 인후종통(咽喉腫痛)하는 길경을 합용하여 발효액을 만든다.

감초는 생용(生用)하면 청열해독(淸熱解毒)해서 이인후(利咽喉)하고, 길경은 개선폐기(開宣肺氣) · 이인거담(利咽祛痰)하므로 양약(兩藥)을 합용(合用)하면 청열해독이인(淸熱解毒利咽)의 효능을 나타내서 열독상공(熱毒上攻)으로 인한 인통(咽痛) · 후비(喉痺)를 치료한다.

Tip.

길경탕

길경 40g에 감초 80g을 가미하여 물 3,000cc를 넣고 1,000cc가 될 때까지 달여 만든다.

이 길경탕을 2번 나눠 따뜻하게 마시면 피고름을 토한다고 한다. 이것은 기침하면서 가슴이 차 오르고 한기가 들며, 맥이 빠르고 목이 마르면서 갈증이 있고, 목에서 수시로 탁한 것이 올라와 비린내가 나고, 쌀죽 같은 고름이 나온 지 오래된 폐옹을 치료하는데 쓴다.

이와 유사한 처방으로서 '배농산'이 있는데, 이는 지실 · 작약 · 길경을 계란 노른자와 섞어서 복용하는 것이다. 또 '배농탕'은 길경탕에 생강 · 대추를 가하여 쓰는 처방이다.

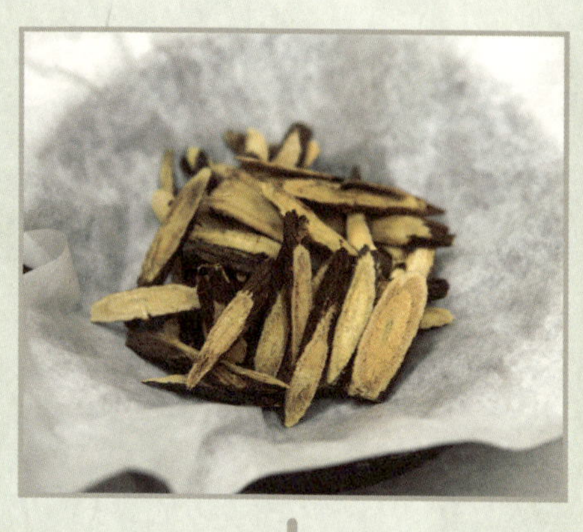

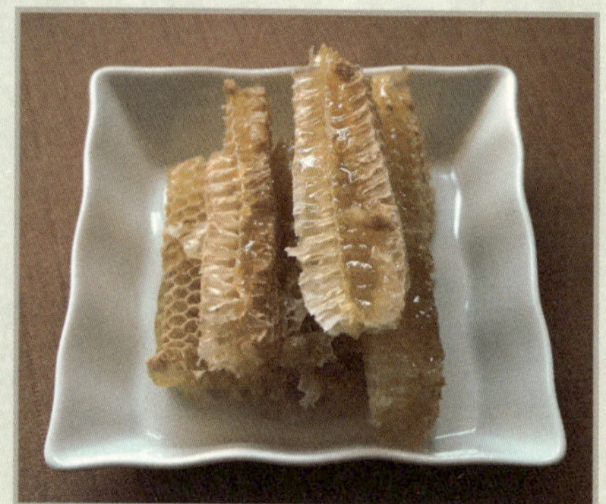

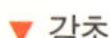
감초와 봉밀(꿀) **발효액 담그기**

이 두 약재를 발효시키기 위해서는 가을에 생감초의 뿌리를 구하여 잘 씻고 잘게 잘라 항아리에 넣고 봉밀(꿀)을 넣어서 발효를 시키면 된다.

이때 생감초를 구하기 어려우면 마른 감초나 자감초를 구하여 잘 씻고 시럽화하여 꿀에 넣어 담근다. 시럽화할 때 물의 양이 너무 많으면 발효가 되지 않고 부패가 될 수 있으므로 주의해야 한다.

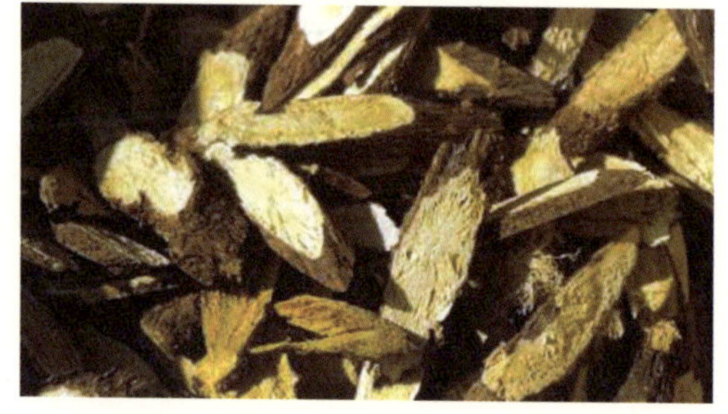

콩과의 다년생 초본으로 모든 독을 풀어준다는 감초와 봉밀(꿀)과의 배합이다.

감초를 자용(炙用)하면 온중보허(溫中補虛)·완급지통(緩急止痛)하고, 봉밀(蜂蜜)은 감윤(甘潤)해서 보중완급(補中緩急)하므로 양약(兩藥)을 상수위용(相須爲用)하면 보중완급(補中緩急)의 작용을 크게 증강시켜 중허(中虛)로 인해 시시때때로 오는 위완작통(胃脘作痛)을 치료한다.

> **Tip**
>
> **감초의 작용**
>
> 감초의 주성분인 글리실리진이 분해한 글리실산은 부신피질 호르몬의 작용과 코티존과 같은 항염증작용이 있다는 것이 증명되기도 하였다.
>
> 한방에서는 신경의 긴장을 완화시키고, 통증 및 경련을 제거하는 데에 사용된다.
>
> 감초가 배합되어 있는 〈작약감초탕〉·〈감초사심탕〉·〈감맥대조탕〉 등이 그와 같은 목적으로 사용되는 중요한 방제이다.
>
> ▼ 감초

개고기	오리, 살구씨, 잉어, 마늘, 상륙(자리공뿌리)
게	감, 꿀, 대추
고슴도치가죽	도라지, 맥문동
귀육	술, 과일
꿩고기	메밀, 사슴고기, 돼지간, 붕어, 참나무버섯, 호두
녹각교	대황
닭고기	겨자, 개고기, 자라고기, 추리, 토끼고기, 개간
돼지간	메추리고기, 생선, 된장, 오수유
돼지고기	황련, 도라지, 콩, 메밀, 양간, 사슴고기, 메추리고기, 붕어, 자라고기, 아욱, 고수, 매실, 오매, 백합, 감초, 행인, 오수유
돼지염통	돼지허파, 엿, 오수유
돼지피	지황, 하수오, 콩, 보골지, 하수오
두렁허리(선어)	백출, 돼지간, 추리
붕어	후박, 맥문동, 주사, 돼지간, 사슴고기, 갓, 닭고기, 더덕, 마(산약)
사슴고기	꿩고기, 새우, 생나물
사향	마늘
새우	개고기, 닭고기
소간	메기
쇠고기	개고기, 밤, 달래, 돼지고기
양간, 양염통	죽순, 팥, 생고추
양고기	반하, 석창포, 팥, 콩장, 메밀
양피	영사, 주사
오리고기	추리, 자라고기
오리알	오이, 추리
우유	생선
웅담	조각자, 방기, 지황, 참깨
잉어	천문동, 주사, 닭고기, 돼지간, 개고기, 자소엽(차즈기잎), 용골
자라고기	돼지고기, 토끼고기, 오리고기, 달걀, 닭고기, 복숭아, 겨자, 박하
참새고기	추리, 된장, 간장, 생강
토끼고기	사슴고기, 닭고기

* 〈약선식료학개론〉 p.139-140 발췌

단삼

- 혈액순환을 촉진하여 어혈을 제거한다
  (活血祛瘀)
- 혈액의 열사에 작용해 부스럼을 치료한다
  (涼血消癰)

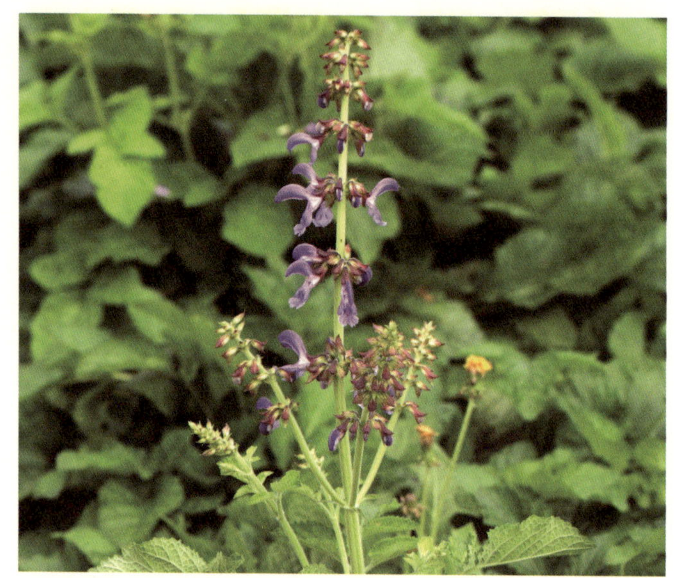

단삼의 꽃과 잎

단삼은 중국이 원산으로 꿀풀과의 여러해살이풀이다. 늦가을부터 다음해 3월 사이에 뿌리를 채취하여 토사와 수염뿌리를 제거하고 햇볕에 말려 썰어서 사용하거나 볶아서 사용한다.

단삼 성질과 효능

단삼은 미고미한(味苦微寒)하며 주로 활혈거어(活血祛瘀)·양혈소옹(涼血消癰)·청심안신(淸心安神)의 세 방면으로 작용하고 직접보혈하는 효능은 없어서 조경(調經)하고 활혈거어(活血祛瘀)하여 혈행(血行)을 촉진함으로써 거어생신(祛瘀生新)·거어지통(祛瘀止痛)의 작용을 달성하는 것 뿐이다. 단삼은 색은 붉고 입심(入心)하여 오로지 혈분으로 행한다. 고강개설하여 어혈를 풀어주고 성질이 양(凉)하여 청열양혈하므로 양혈활혈을 잘하여 거어생신하는데, 혈분의 어혈로 인한 제증의 치료에 요약이 된다.

《본초강목》 '사물탕은 부인병을 치료하여 산전(産前)·산후(産後)와 경수다소(經水多少)를 불문하고 모두 통용할 수 있는데, 오직 일미단삼산(一味丹蔘散)도 주치가 이와 같다. 대개 단삼은 능히 묵은 피를 제거하고 새로운 피를 보충하며 안태(安胎)시키고, 사태(死胎)는 유산시키며, 붕중대하(崩中帶下)를 그치게 하고 경맥(經脈)을 고르게 하여 그 효능이 대체로 당귀·지황·천궁·작약과 비슷하기 때문이다.' 라고 했는데, 이로부터 '일미단삼산(一味丹蔘散)이 사물탕과 효능이 같다.' 는 주장이 있게 되었다.

단피(丹皮)와 단삼(丹蔘)은 모두 활혈화어(活血化瘀)하고 청열양혈(淸熱涼血)하여 온열병으로 열입영혈(熱入營血)하므로 고열섬어·반진은은·설질홍강 및 혈어(血瘀)로 인한 월경부조·통경·경폐(經閉)와 창양종통(瘡瘍腫痛) 등에 사용된다.

단, 단피(丹皮)는 음분복열(陰分伏熱)을 잘 투출시키므로 열이 음분(陰分)에 잠복하여 야열조량(夜熱早涼)하거나 음허발열(陰虛發熱)하거나 무한골증(無汗骨蒸)이 있는 자에게 적합하며, 단삼(丹蔘)는 양혈영심(涼血寧心)을 겸하므로 음허내열(陰虛內熱)로 심신(心神)이 불안하거나 번조불면(煩躁不眠)·심계정충 등이 있는 자에게 적합하다.

응용

1) 월경부조(月經不調)와 혈허(血虛), 혈어(血瘀)의 치료 : 단삼 15g·홍화 10g·당귀 10g·찹쌀 100g을 같이 달여서 찌꺼기를 걸러내고 즙만 취하여 여기에 찹쌀을 넣고 죽을 끓여 공복에 먹는다. 〈민간방(民間方)〉

2) 구환전간(久患癲癇), 기혈휴허(氣血虧虛)의 치료 : 단삼·용안육·볶은 조인(棗仁) 각각 15g에 물을 붓고 달여서 꿀을 적당량 섞은 후 복용한다. 〈상견병적음식요법〉

3) 기체혈어형(氣滯血瘀型) 만성 간염, 초기 간경화의 치료 : 단삼 15g·전계(田鷄) 250g을 준비하여 전계의 껍질과 내장을 제거하고 깨끗하게 씻어서 물과 단삼을 넣고 삶아 익힌 후 조미하여 닭고기는 먹고 탕은 마신다. 〈식료약선(食療藥膳)〉

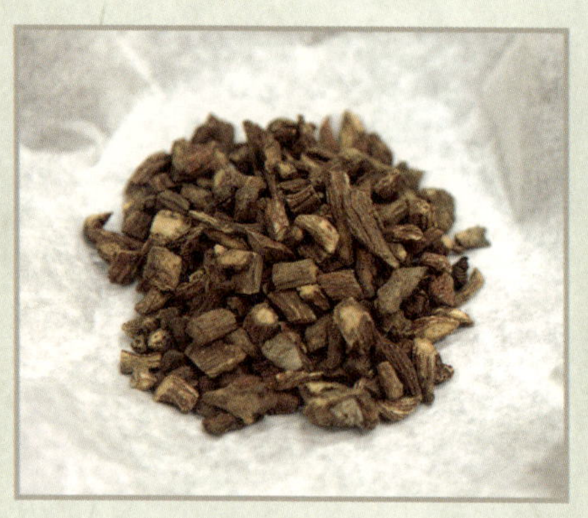

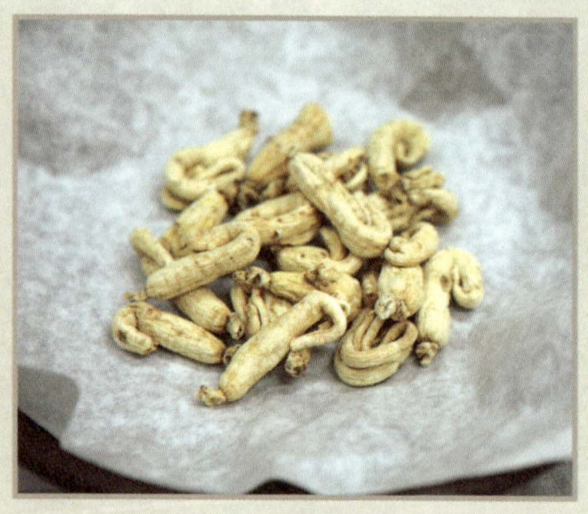

단삼과 인삼 뿌리를 채취하여 깨끗이 씻고 물기를 뺀 후 흑설탕 동량과 섞어서 발효액을 담근다.

약재를 동시에 구할 수 없을 때에는 단삼과 인삼을 따로 따로 발효액을 담아서 합방해도 된다. 단 합방이 3개월 이상은 되어야 양약이 상수작용을 일으켜 약효를 높일 수 있다.

인삼과 단삼의 배합은 기혈상오(氣血相伍)의 약재가 되어 보기생혈(補氣生血)·양혈화혈(養血和血)하는 공효를 가지게 된다. 〈부인명리론〉에서 '일미단삼 공동사물(一味丹蔘 功同四物)이라' 하였는데 실제로 단삼에는 양혈보혈(養血補血)의 효능과 아울러 활혈(活血)하는 효능이 있다.

인체의 혈은 스스로 생(生)할 수 없고 기(氣)를 얻어야 비로소 생(生)하는데, 곧 양(陽)이 생(生)하면 음(陰)도 장(長) 하듯이 기(氣)가 왕성해야 혈(血)이 족(足)하게 되는 것이다.

이 약재는 한편으로는 보혈양혈하고 또 한편으로는 보기생혈하므로 보혈의 작용이 비교적 강하고 또한 단삼은 활혈행혈(活血行血)의 작용을 하고 인삼은 조기행혈(助氣行血)의 효능을 보여 양혈하면서 혈의 운행을 돕는 공효를 발휘한다.

따라서 혈허(血虛)나 기혈구허(氣血俱虛) 또는 기허(氣虛)에 혈행의 부창(不暢)을 겸한 경우를 막론하고 면색위황(面色萎黃)·신피핍력(神疲乏力)·실면두훈(失眠頭暈), 심하면 심계정충 등의 증상이 있을 때에는 모두 응용할 수 있다. 〈약대론〉

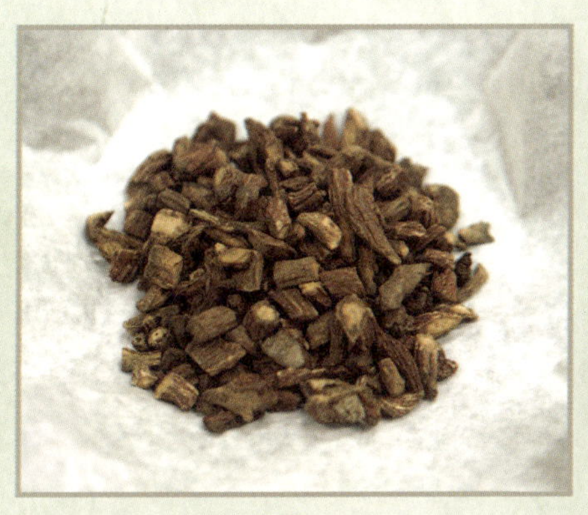

+

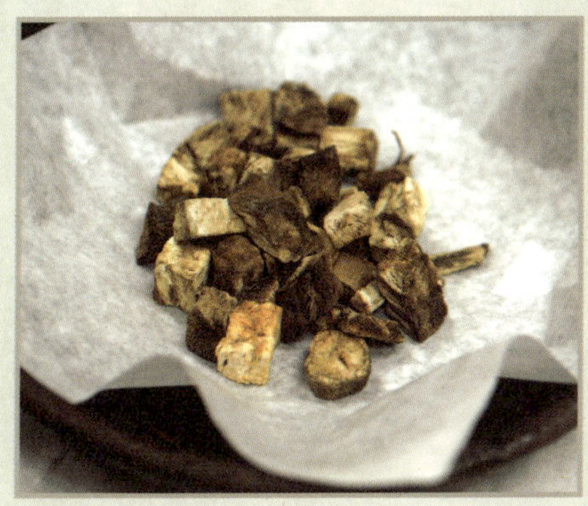

단삼과 갈근 두 약재를 합반하여 발효시키려면 단삼과 갈근의 뿌리를 채취하여 잘 씻어서 물기를 제거한 후에 동량의 설탕과 섞어서 발효액을 담그면 된다.

단삼이나 갈근은 모두 뿌리이므로 발효액이 많이 나오고 발효가 잘 되므로 생물이 없을 때에는 먼저 담가 놓은 단삼이나 갈근 발효액에 마른 약재 한 가지를 시럽화해서 넣고 담그면 된다. 이때 마른 약재의 양은 생약재의 3분의 1 정도를 넣고 적당량의 설탕을 더 넣어 주면 된다.

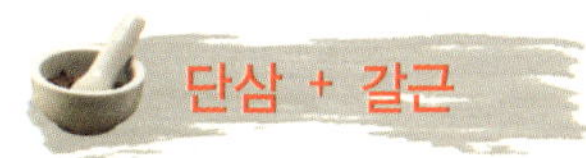

갈근은 기분(氣分)으로 들어가고 경양승발(輕陽升發)하여 능히 해기퇴열(解肌退熱)·생진지갈·자윤근맥(滋潤筋脈)·확장뇌심혈관·개선혈액순환·강저혈당(降低血糖)의 효능을 발휘한다.

단삼은 입혈분(入血分)하여 활혈거어·화어생진(化瘀生津)·양혈소옹·진정안신·강저혈당한다.

배용하면 기혈동치(氣血同治)·상호촉진이 되어 활혈화어(活血化瘀)·거어생진통맥(祛瘀生津通脈)·강저혈당의 능력을 증강시킨다. 음허혈어자에게 제일 적당하다. 〈임상약대론〉

Tip

갈근 이용법

칡의 뿌리를 '갈근'이라 하는데, 약재로 쓸 때는 봄이나 가을에 뿌리를 캐서 물에 씻어 겉껍질을 벗겨 잘라서 말린다.

갈근을 쓴 저방으로 대표적인 것은 계지·감초·작약을 배합한 〈갈근탕〉이 있으며, 태양병에 목덜미가 뻣뻣하고 담이 나오지 않으며 바람이 싫은 증상에 쓴다.

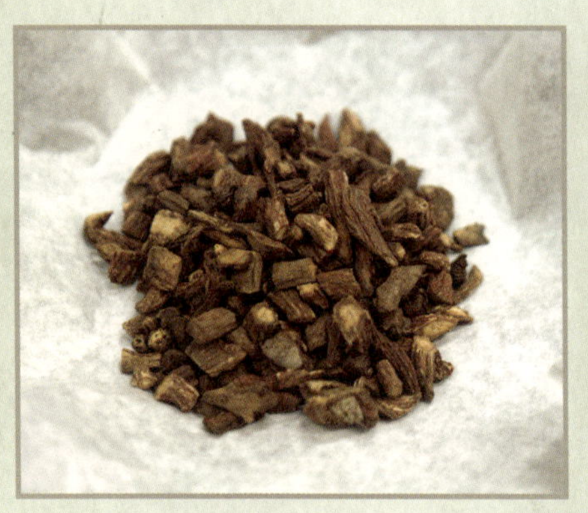

+

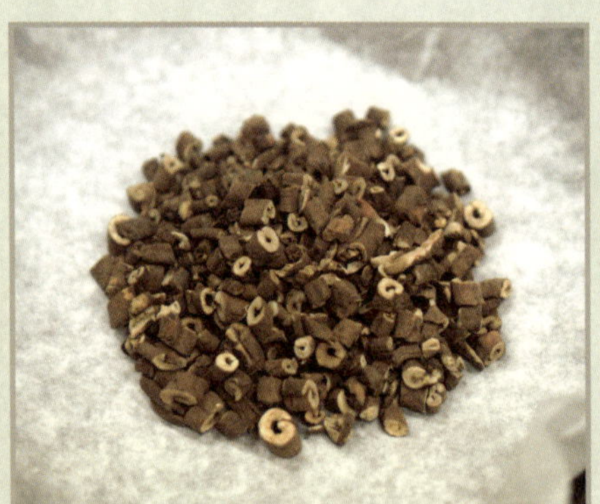

단삼과 목단피 두 약재를 합방하여 발효시키려면 단삼과 목단피를 채취하여 잘 씻어서 물기를 제거한 후에 동량의 설탕과 섞어서 발효액을 담그면 된다.

단삼은 뿌리이므로 발효액이 많이 나오고 발효가 잘 되므로 먼저 담가 놓은 단삼 발효액에 마른 목단피를 시럽화해서 넣고 담그면 좋은 발효액이 된다.

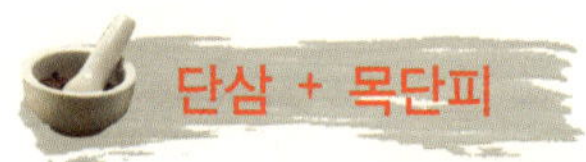

단삼은 활혈화어(活血化瘀)·거어생신·소종지통(消腫止痛)·양혈안신의 효능을 가진다. 활혈거어 능력이 강하고 양혈하는 힘은 약하다. 성량(性凉)하므로 양혈·소종안신작용이 있다. 목단피는 청열양혈·활혈산어·청간강압(淸肝降壓)한다. 또한 안락혈(安絡血)·청투음분복사(淸透陰分伏邪) 효능도 있다.

비교하면 목단피는 양혈산어·청투음분복화(淸透陰分伏火)에 뛰어나고, 단삼은 활혈화어·거어생신(去瘀生新) 효능이 좋다. 배용하면 양혈활혈·거어생신·청투사열(淸透邪熱)의 공(功)이 증강된다. 음허로 인한 혈열·혈어증 이외에도 자궁외임신어혈증·산후오로부진(産後惡露不盡)·통경(通經) 제증에 이용한다. 〈임상약대론〉

목단피죽

① 목단피를 냄비에 넣고 400cc의 물을 부어 절반이 될 때까지 천천히 끓인다 (쌀은 미리 물에 한두 시간 전에 담가둔다).

② 쌀을 용기에 넣고 끓으면 거품을 걷어내고 약한 불로 줄인 후 목단피 우린 액을 넣고 아주 약한 불로 끓인다.

③ 말린 새우는 물에 불리고 그 물과 함께 넣고 계속 끓인다. 거의 죽이 다 되어 갈 때 무와 콩나물을 넣고 조금 더 끓여 가지고 간을 맞추어 먹는다.

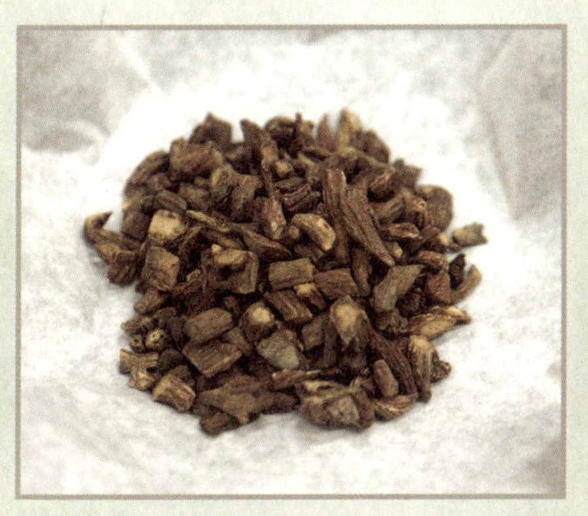

+

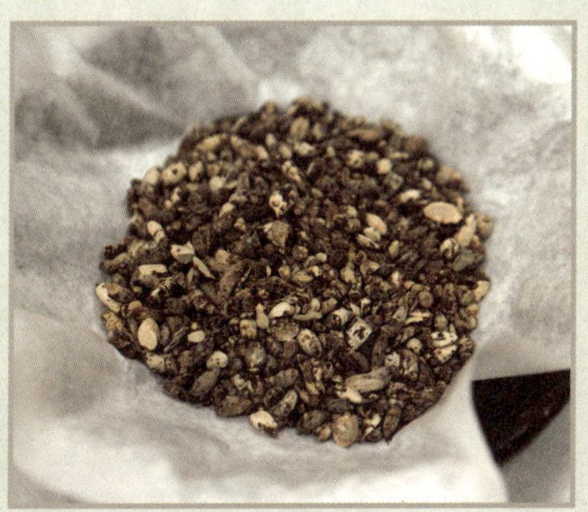

단삼과 향부자 **발효액 담그기**

　단삼과 향부자 두 약재를 합방하여 발효시키기 위해서는 신선한 단삼의 뿌리를 채취하여 잘 씻고 잘라서 설탕과 함께 단삼 발효액을 담근다.

　향부자는 생물을 구하기가 어려우므로 감초 · 대추 · 생강을 넣어 설탕과 함께 시럽을 만들어 넣고 첨가하여 함께 담그면 된다.

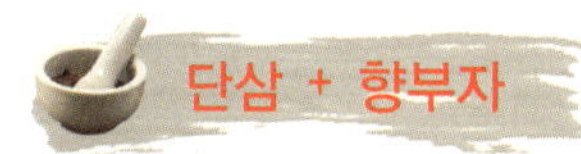

　단삼은 활혈거어(活血祛瘀)하고 향부자는 소간이기(疏肝理氣)하여 조경지통(調經止痛)의 효능이 있으므로, 이 두 약재를 배합하면 간울기체(肝鬱氣滯)되어 혈어(血瘀)가 흉협동통(胸脇疼痛)을 치료하며 월경부조(月經不調) 혹은 통경(痛經) 등을 풀어준다.

　단삼은 사물탕의 효용을 모두 가졌고 향부자는 여성들의 명약이므로 부녀자의 스트레스성 질환을 치료하는데 상용할 수 있다.

Tip

'적삼'의 유래

　이시진은 오행설에 근거하여 인삼은 비장(脾藏)에 들어가기 때문에 '황삼'이라 하고, 사삼은 폐(肺)에 들어가기 때문에 '백삼'이라 하고, 현삼은 신(腎)에 들어가기 때문에 '흑삼'이라 하고, 단삼은 심(心)에 들어가기 때문에 '적삼'이라 하였다.

삼자양친탕

　향부자를 재료로 한 대표적인 약으로 〈삼자양친탕〉이 있다. 향부자 · 소엽 · 창출 · 진피 · 소자 · 백개자 · 내복자 각 4g을 달인다.

　〈삼자양친탕〉은 습담에 의한 해수(만성 기관지염 · 기관지 확장증 · 폐기종)를 치료한다.

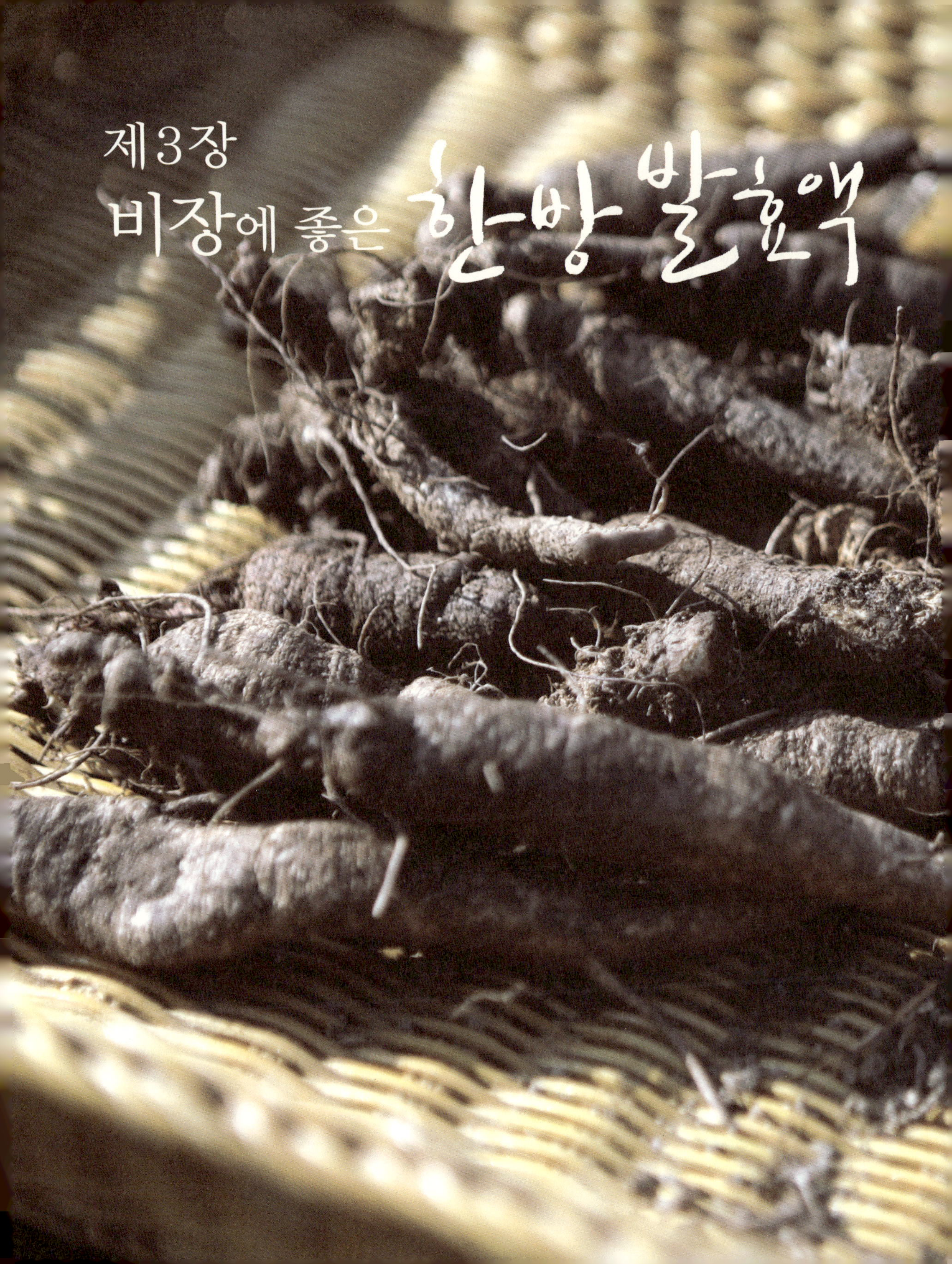
제3장
비장에 좋은 한방 발효액

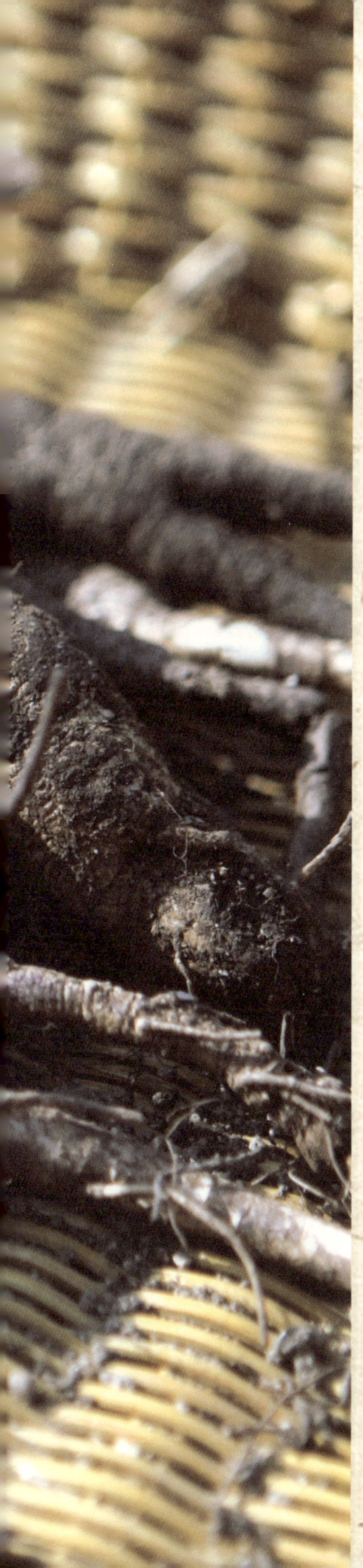

비(肥)와 단맛(甘味)

　비(肥)는 소화와 영양을 맡는 기관인데, 당분에는 영양 가치가 많다. 췌액은 전분을 맥아당으로 분해하고, 맥아당을 포도당으로 분해하니 이것으로 당분, 곧 단맛을 지닌 물질이 비(肥)에 관계된 것을 미루어 짐작할 수 있다. 단것은 보(補) 해주고 부드럽게 해 준다.

《통속한의학 원론(중후학편)》

건강 · 생강

- 한기를 없애고 감기를 치료한다(散寒解表)
- 가래를 삭이고 기침을 멎게 한다(化痰止咳)
- 치솟은 기를 내리고 토기를 멈추게 한다 (降逆止嘔)
- 독을 푼다(解毒)

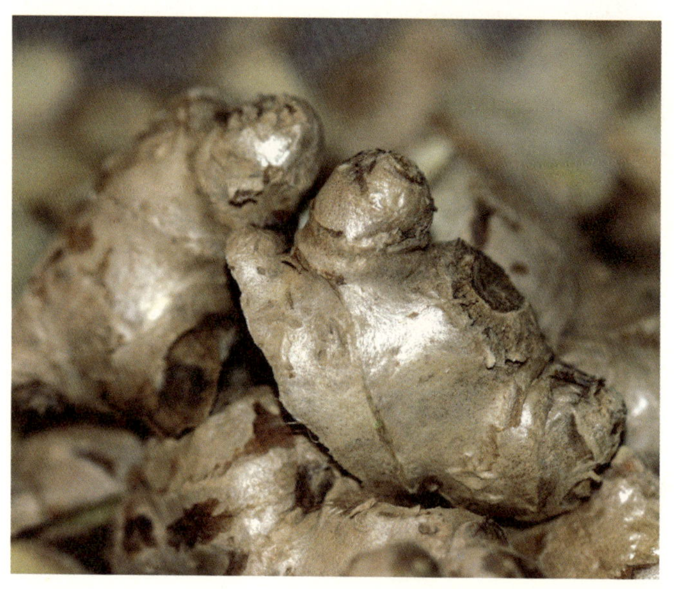

생강

생강은 열대아시아가 원산지이며 우리나라 중남부지방 각처에서 재배한다. 여러해살이풀로써 30~60cm쯤 곧추 자라며 뿌리줄기는 굵고 옆으로 자란다. 건조시킨 뿌리도 약재로 쓰는데, 이를 '건강(乾薑)'이라고 한다.

생강과 건강 성질과 효능

성질이 열[熱]하고 맛이 매우며 독이 없다. 5장 6부를 잘 통하게 하고 팔다리와 뼈마디를 잘 놀릴 수 있게 하며, 풍 · 한 · 습비를 몰아낸다. 생강의 주성분은 구강점막 및 위점막을 자극하여 소화액의 분비를 촉진시키고 위산을 억제한다. 곽란으로 토하고 설사하는 것과 찬 기운으로 명치가 아픈 것, 설사와 이질을 치료한다. 비위를 덥게 하고 오래된 식체를 삭히며 냉담(冷痰)을 없앤다.

《탕액》 싸서 구운 것은 속을 덥히고[溫] 생것은 발산시킨다. 피를 멎게 하려면 새까맣게 되도록 볶아서[炒] 써야 한다.

《단심》 건강을 많이 쓰면 정기(正氣)가 줄어드는데 이렇게 된 때에는 생감초를 써서 완화시켜야 한다.

풍한감모(風寒感冒)·담음천해(痰飮喘咳)·구토·창만·복통설사·어해중독(魚蟹中毒)·반하중독(半夏中毒) 등에 치료 효과가 있다. 방향성 건위제로 구역·오심·구토를 수반하는 증상으로 손발이 차갑고 오한할 경우를 진정시키고, 방향성으로 통규하여 개담·지수한다. 예리한 약성을 둔화시키는 해독작용을 하며 통경락한다. 또한 상초를 따뜻하게 하고 온폐화담한다.

1) 음허내열(陰虛內熱)이나 화열(火熱)이 성한 사람과 눈병·종기·치질이 있는 사람은 생강을 많이 먹거나 오래 먹으면 안 된다.

2) 간염 환자나 임산부도 많이 먹으면 좋지 않다.

3) 변질된 생강은 간손상이나 암을 유발할 수 있으므로 주의한다.

4) 황금(黃芩)·황련(黃蓮)과는 상오(相惡)관계에 있다.

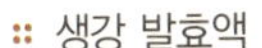

:: 생강 발효액

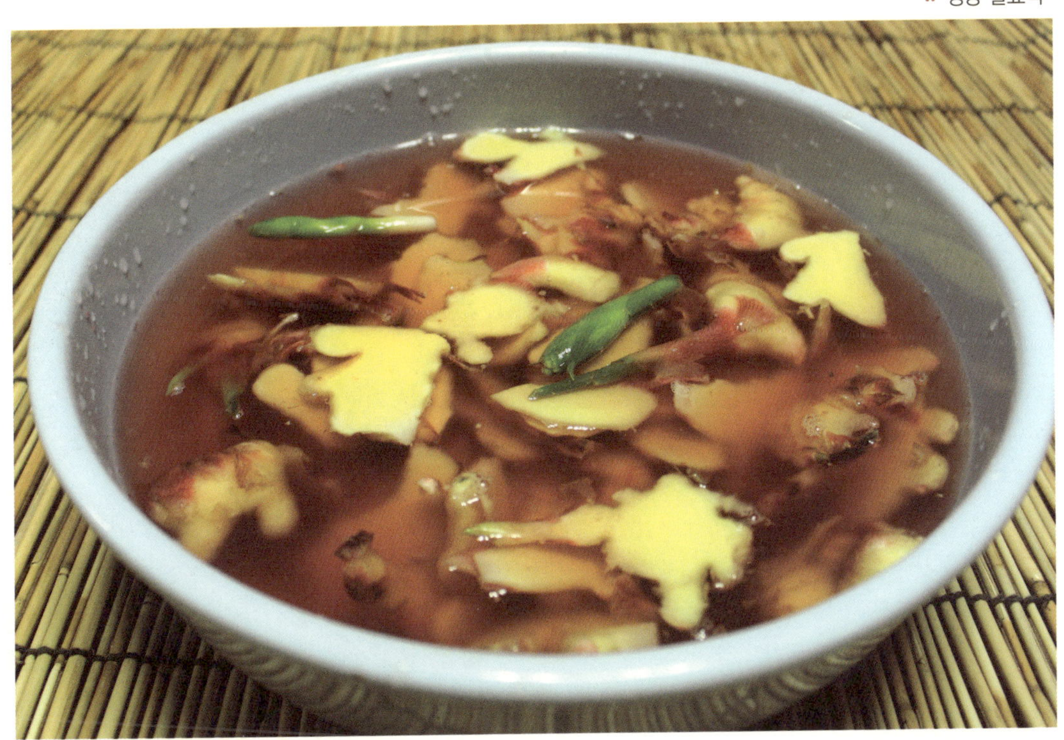

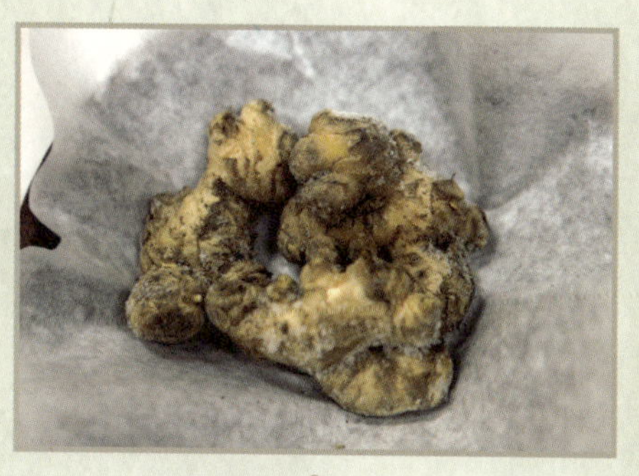

+

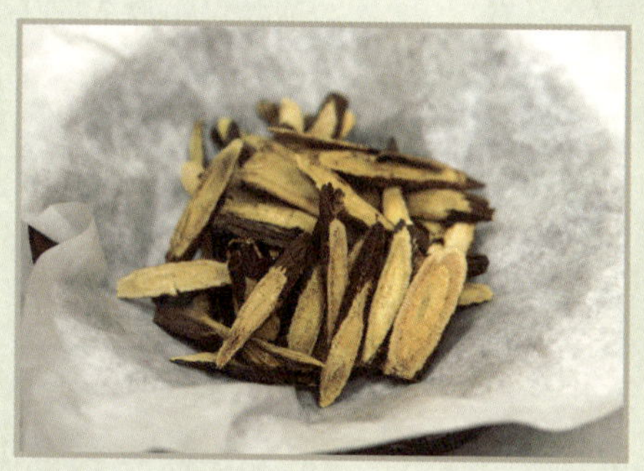

생강과 감초 발효액 담그기

생감초와 생강을 채취하여 잘 씻은 다음 물기를 없애고 잘 썰어서 동량의 설탕과 함께 발효액을 담근다.

생강 발효액에 마른 감초를 넣어 발효시키기도 한다. 이때에는 감초의 양을 1/3으로 줄여서 시럽을 만들어 넣는 것이 좋다.

예전에는 우리나라에 감초가 없어 전량를 중국에서 수입해서 생물로 구할 수가 없었으나 요즘은 우리나라의 약초재배 농가에서 재배을 하기 때문에 생감초를 구하여 발효액으로 만들기가 쉬워졌다.

생강 역시 농가에서 많이 재배하므로 가을철에 구해서 발효액으로 만들기가 쉽다.

생강 + 감초

생강과 감초를 합방하여 만든 발효액은 중초의 양기를 회복시키는 효력이 강화되므로 비위의 허한으로 인하여 발생하는 위한통과 냉음구토증을 치료할 수 있다.

Tip.

생강의 해독작용

생강은 약재의 독을 제거한다. 따라서 생강으로 약재를 조제하면 독성이 사라지거나 아주 약해져서 인체에 특성 반응을 일으키지 않는다.

반하 · 남성의 독성을 제거하려면 생강으로 포제를 하며, 부자 · 남성 · 반하 등을 다량으로 과용하면 생강즙으로 독성을 중화한다.

▼ 갓 채취한 생강

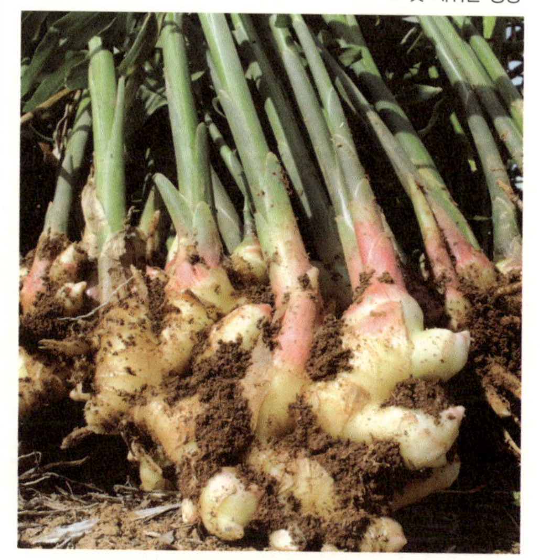

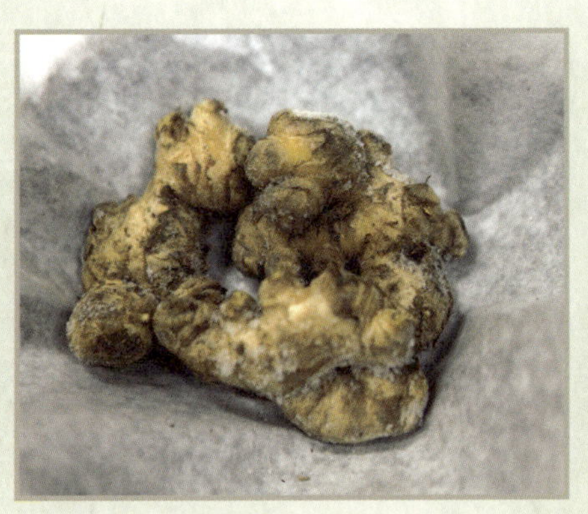

+

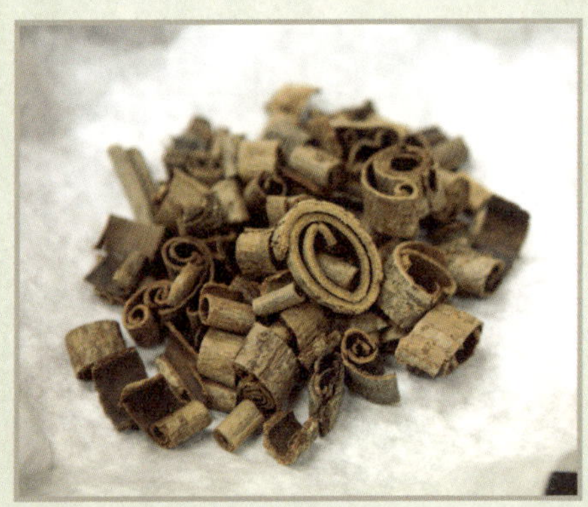

생강(건강)과 후박 발효액 담그기

후박에 건강을 더하여 발효액으로 만들기 위해서는 가을에 생강을 채취하여 잘 씻어서 잘게 자른 다음 후박의 껍질을 벗겨 잘라서 설탕과 함께 용기에 넣어서 담그면 된다.

또는 생강 발효액을 먼저 만들어 놓고, 초봄에 후박의 어린순을 따서 설탕을 넣고 발효시키는 방법도 있다.

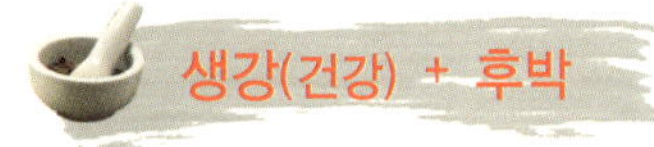

후박의 주요 기능은 습기를 말리고 배 속의 거북한 것을 제거하는 것이다. 위를 튼튼하게 하고 음식을 소화시키는 작용이 있어 위장 질환의 상용약으로 쓰인다. 대기 중의 습도가 높아 소화흡수에 장애가 생겼을 경우 후박을 쓰면 좋다.

생강·후박 발효액은 온중산한하고 상역을 강하시켜 창만을 제거하는 효능이 있으므로, 한음이 내정하여 발생하는 위완부창민과 비통이 있을 때 상용하고 한음으로 인하여 발생하는 천해, 흉부의 만민증상에도 사용할 수 있다.

> **Tip.**
>
> #### 후박나무와 왕후박나무
>
> 우리나라에서는 예로부터 '토후박' 이라 하여 녹나무과 식물인 후박나무를 사용해 왔다.
>
> 후박의 약명은 나무껍질 속이 붉다하여 '홍남피(紅楠皮)'라 하는데, 유사한 식물로는 왕후박나무가 있다. 후박나무보다 잎의 윗부분이 좀더 넓은 것이 '왕후박나무' 이다.

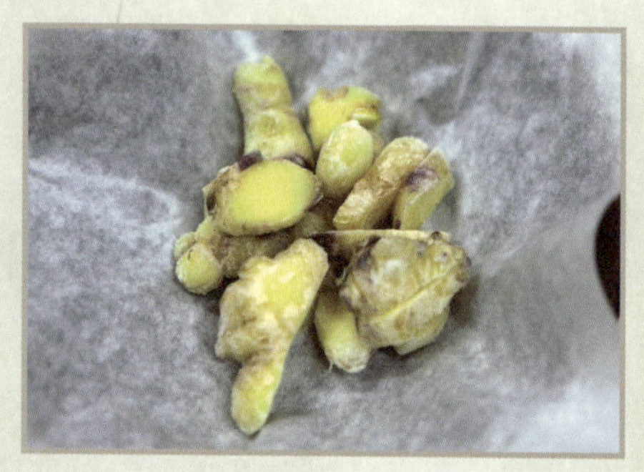

+

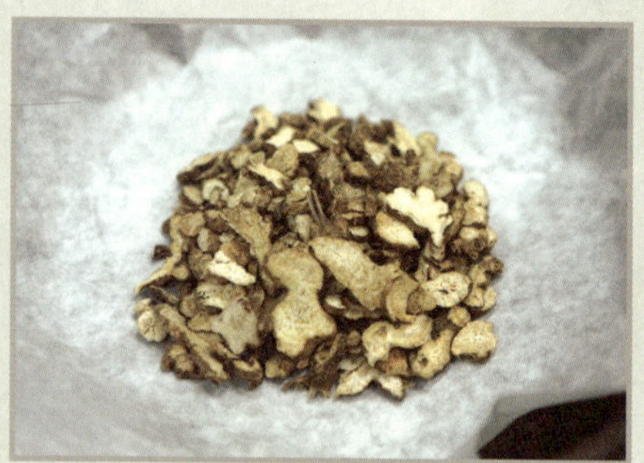

가을에 생강을 채취하여 백출을 넣고 잘 씻고 잘게 잘라서 설탕과 함께 생강·백출 발효액을 담근다.

백출로 발효액을 만들 때에는 창출·백출 가리지 않고 달여낸 물에 엿기름과 흑설탕을 넣고 발효시킨 다음 생강 발효액에 넣는 방법이 있고, 생강·대추·감초를 진하게 달인 물에 삽주 뿌리를 잘게 썰어 흑설탕과 함께 넣고 밀봉하여 그늘에 놓고 7~8개월간 발효시킨 뒤 생강 발효액과 합방하는 방법이 있다.

발효를 시킬 때 엿기름을 사용하면 발효가 조금 빨라지고 소화기능이 약한 사람에 도움이 된다.

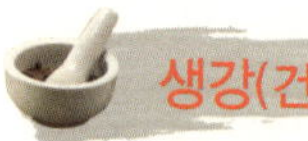

생강·백출 발효액은 한산·거습하므로 비허로 발생하는 설사를 치료할 수 있고, 건강을 초탄하면 비가 허하여 혈을 통솔하는 부족으로 발생하는 혈변·자궁 출혈을 치료할 수 있다.

Tip.

백출과 창출

삽주의 뿌리를 약으로 쓸 수 있도록 다듬은 것을 '백출' 또는 '창출'이라 한다.

여러 가지 기준으로 구별하지만, 우리나라에서는 가을에 수염뿌리를 없애고 말린 것을 '창출', 그 껍질을 벗겨 말린 것을 '백출'이라 한다. 덩이줄기를 '출(朮)'이라 하는데, 이는 '탁하다'는 뜻으로 '뿌리의 속이 하얗다' 하여 붙인 이름이다.

▼ 백출의 꽃

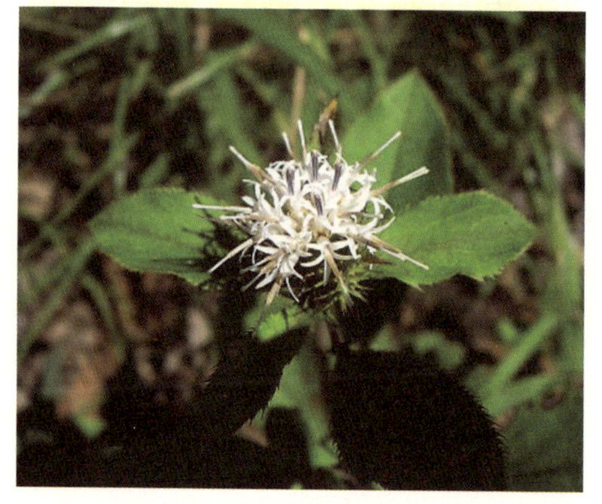

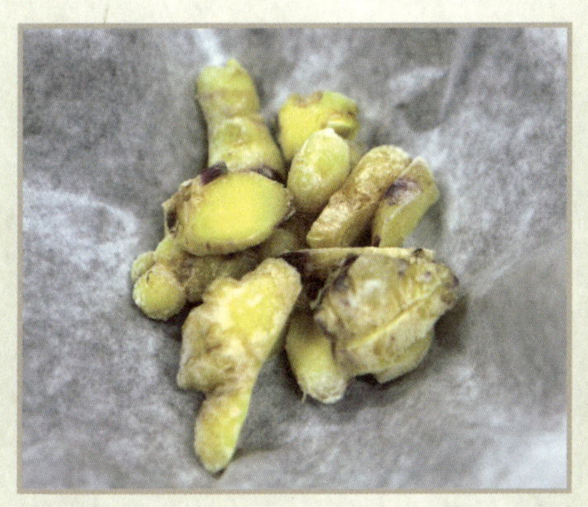

+

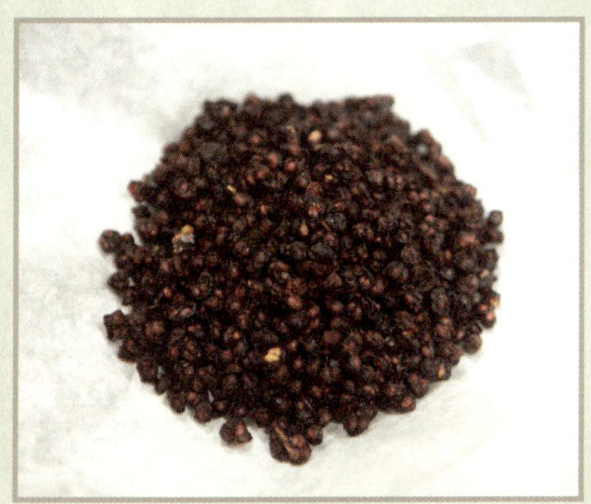

생강(건강)과 오미자 **발효액 담그기**

가을에 빨간 오미자를 채취하여 잘 씻어서 동량의 생강을 잘 섞어 설탕과 함께 발효액을 담근다.

오미자 발효액이 미리 준비되어 있다면 오미자 발효액에 건강을 시럽화하여 넣고 건강·오미자 발효액을 담그기도 한다.

반대로 생강 발효액을 미리 만들어 놓았을 경우에도 생강 발효액에 마른 오미자를 시럽화하여 넣고 담글 수도 있다.

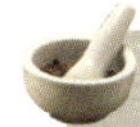

생강(건강) + 오미자

오미자는 사과산과 주석산이 들어 있어 신맛이 강하다. 이러한 신맛은 입이 마르는 갈증을 해소시킨다. 또한 진액을 생성시키며 혈당을 내려준다. 수렴고삽하는 효능이 있으며, 맛이 시어 수렴성이 강하고 피부의 땀샘을 조절하기도 한다.

오미자에 생강을 합방하면 폐기능 보호하고 기침·가래·만성 기관지염·인후염·편도선염 등에 좋은 발효액이 된다.

이러한 생강오미자 발효액은 기관지의 담음을 제거하고 지해의 효능이 있으므로 한음의 내정이나, 폐기의 하강기능의 실조로 발생시키는 천해를 치료할 수 있다.

오미자 발효액

① 10월경에 채취한 오미자를 알알이 잘 씻어내고 남은 물기를 털어낸다.

② 투명한 유리병에 준비한 오미자를 넣고 같은 양의 황설탕이나 흑설탕을 넣어서 밀봉하여 5~6개월 동안 그늘에 놓고 발효시킨다(단맛보다 신맛이 더 강한 경우는 설탕을 조금 더 넣어주면 좋다).

③ 유리병을 사용하면 발효과정을 지켜볼 수 있어 발효액을 만드는 또 다른 재미를 느낄 수 있다.

맛은 맵고 성질은 약간 따뜻하다
(辛, 微溫)
비장과 위, 폐로 들어간다
(入脾·胃·肺經)

곽향

- 체내에 있는 습탁을 치료한다 (芳香化濕)
- 땀을 내서 표(表)에 있는 사기(邪氣)를 없애 열을 푼다 (發表解暑)
- 위기(胃氣)가 조화롭지 못한 것을 치료하고 구역을 멈추게 한다 (和胃止嘔)

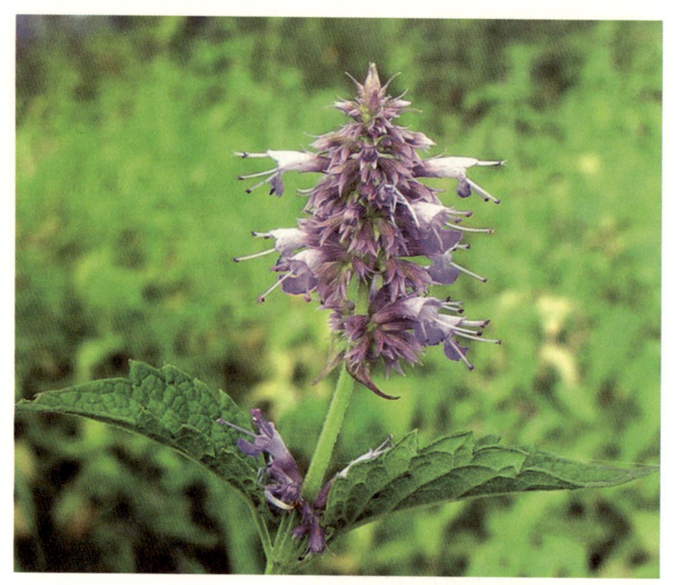

곽향의 꽃

곽향의 또 다른 이름인 '방아풀(Rabdosia japonica Hara)'은 일본에서 '연명초(延命草)'로 불리는데, 전체에 약간의 털이 있으며 줄기는 네모지고 곧게 선다. 꽃은 연한 자줏빛을 띤 흰색으로 8~9월에 핀다. 곽향은 우리나라 각처의 양지 바른 자갈밭에 나는 꿀풀과의 향기가 나는 여러해살이풀이다. 지방에 따라 여러 가지 이름으로 불리며 '배초향'·'방아풀'·'깨나물'·'참뇌기' 등의 이름이 있다. 우리나라에서는 배초향을 약용으로 쓰고 있다.

곽향 성질과 효능 성질은 약간 따뜻하며[微溫] 맛은 맵고[辛] 독이 없다. 신감하며 미온하다. 승발하며 갑자기 체하여 한기가 있거나 토기가 나올 때 방향성 건위제로 사용하고 속이 끊어 지도록 아플 때나 발한제로 사용할 수 있다. 항진균·평활근 이완·진통·구토억제·위액분비 촉진 작용을 한다.

《본초》 풍수와 독종을 낫게 하며 나쁜 기운을 없애고 곽란을 멎게 한다. 비위병으로 오는 구토와 구역질을 낫게 하는 데 가장 필요한 약이다.

《탕액》 수족태음경에 들어가며 토하는 것을 멎게 하고 풍한을 헤치는데 제일 좋은 약이다.

1) 습저중초(濕阻中焦)·운화실상(運化失常)으로 인한 완복창만(脘腹脹滿), 식욕부진(食慾不振)·
   오심구토(惡心嘔吐)·설태탁부를 치료한다.

2) 하령감모(夏令感冒)·한열두통(寒熱頭痛)을 치료한다.

3) 이기화습(理氣化濕)·화중개위(和中開胃)의 효능으로 습탁범위(濕濁犯胃)·흉완비민·구토설사
   (嘔吐泄瀉)·임신구토(姙娠嘔吐)·비연(鼻淵)·족선(足癬) 등을 치료한다(급만성설사·급성위장
   염·여름감기·구취 등)

[처방명] 〈불환금정기산〉, 〈곽향정기산〉

응용

1) 여름철 감기로 열이 내리지 않고 오한은 없으나 사지가 쑤시고 가슴이 답답하고 식욕이
   없을 때 곽향을 군약으로 하고 형개·방풍·후박·반하 등을 더해 사용한다.

2) 위장 질환으로 입냄새가 나거나 위장의 소화력이 떨어져 입에서 냄새가 나면 곽향을 차처럼
   끓여 매일 복용하면 소화흡수를 돕고 입냄새가 제거된다.

3) 임신 중 구토와 식욕감퇴에는 백출·반하·상기생을 넣어 끓여 먹으면 좋다.

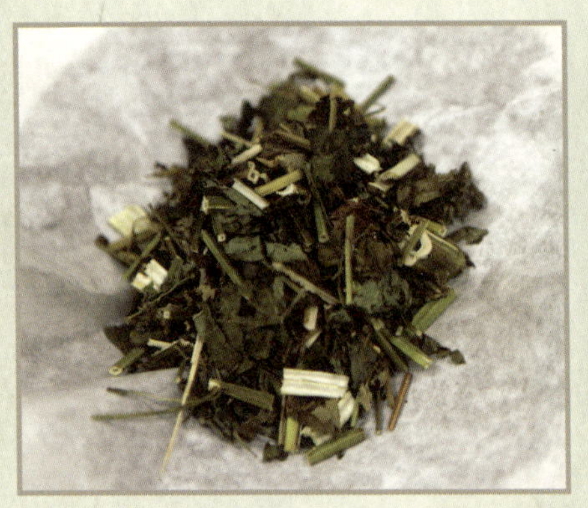

+

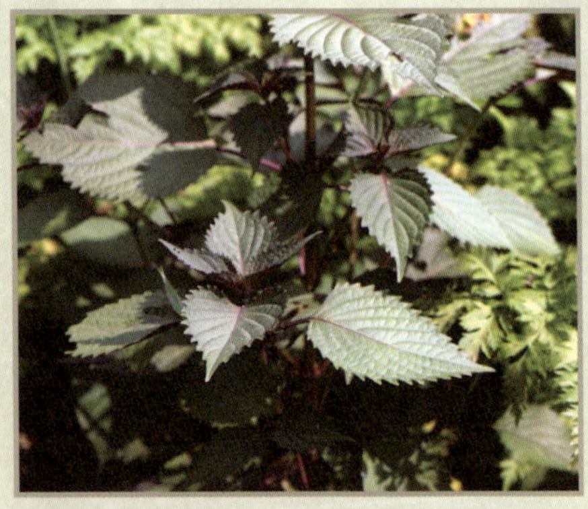

곽향과 자소엽 발효액 담그기

곽향(배초향)과 자소엽(차조기) 두 약재를 발효액을 만들기 위해서는 잎을 주로 사용하며 더불어 줄기를 쓸 수도 있다.

싱싱한 배초향과 차조기의 전초를 채취하여 잘 씻고 잘라서 물기를 제거한 후에 설탕과 함께 담그면 된다.

곽향은 따뜻하고 맛은 맵거나 달며, 거습·건위·진토·행기작용을 한다. 곽향은 중국에서는 '광곽향'을 쓰고, 우리나라에서는 '토곽향'이라고 불리는 배초향의 전초를 쓴다. 야산에서 나는 배초향은 향기가 나기 때문에 예부터 매운탕이나 추어탕에 넣어 끓이거나 생선회에 같이 먹었다. 꽃을 포함해 땅 위의 모든 부분을 곽향을 대신하여 약용으로 쓴다. 기분을 상쾌하게 하고, 위장의 기운을 보충해주며, 악취를 제거하고, 습열을 제거하는 효능이 있다.

자소엽 또한 차조기의 전초를 쓴다. 차조기는 꿀풀과에 속하는 한해살이풀로서 중국이 원산지이며 전국 각지에서 자생 또는 재배한다. 잎은 들깻잎처럼 생기고 타원형으로 마주 달리고 끝이 뾰족하고 가장자리에 톱니가 있다. 잎자루가 길고 양면에 털이 있다. 차조기는 그 종류가 많지만 크게 구별하면 녹색과 자색이 있다. 자색의 차조기는 매실장아찌의 색을 내거나 과자의 향료로 이용되며 잎은 보랏빛이 진할수록 좋고 앞뒷면까지 보랏빛이 나는 것이 좋다.

곽향·자소엽 발효액은 발표작용과 동시에 위장기능을 조절하기에 밖으로는 풍한을 감수하고 안으로 서습을 받아 내외의 균형이 깨어져 발생하는 증상에 상용한다.

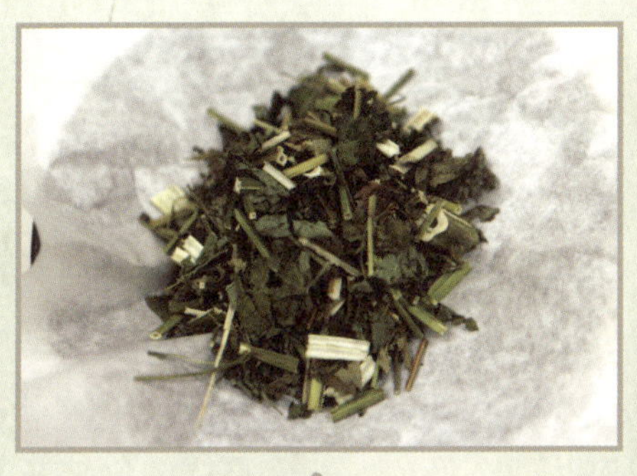

+

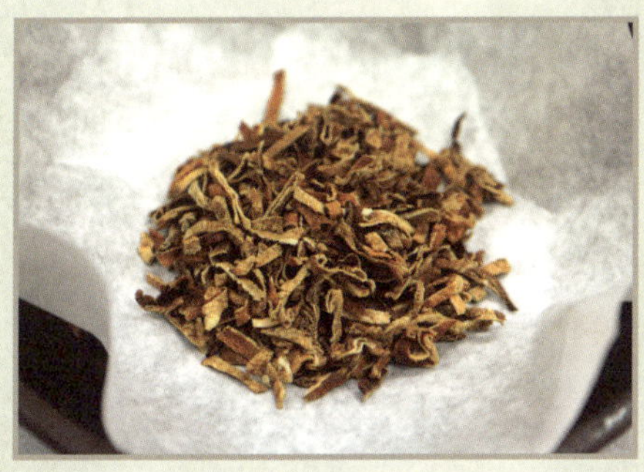

+

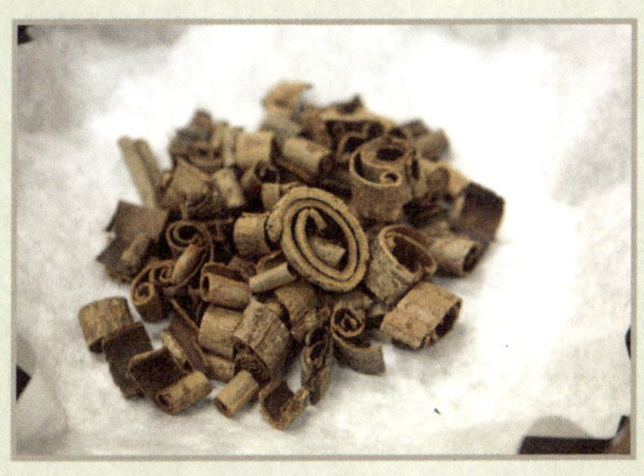

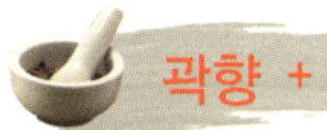
곽향과 진피와 후박 **발효액 담그기**

세 가지 재료를 잘 씻어서 발효액을 담근다.
또는 배초향 발효액을 먼저 담근 후에 진피
와 후박을 설탕과 함께 끓여서 시럽화하여서
합방하기도 한다.

더위를 씻고 위장의 습기를 제거하기 위한
곽향·진피·후박 발효액을 담그기 위해서
는 신선한 배초향 전초와 깨끗하고 농약 성
분이 없는 귤껍질과 후박의 나무껍질이 필요
하다.

이때 곽향은 토곽향인 배초향의 잎과 줄기를
채취하여 사용하면 되고, 소화기 계통의 각
종 질환에 나타나는 기체증상에 대해 좋은
효과를 가진 진피는 늦가을부터 겨울까지 나
오는 밀감의 껍질인 귤피를 쓰면 된다. 또한
후박은 중부지방에서 말하는 일본목련이 아
니라 남부 해안가에서 자생하는 후박나무의
껍질을 사용한다.

곽향·진피·후박 발효액은 청서화습약으로
위장을 돕고 토하는 것을 멈추는 약으로 더
위로 인한 열과 두통을 완화시키는데 좋은
효과가 있다.

Tip

곽향정기산

곽향 6g, 소엽 4g, 백지·대복피·백복
령·후박·백출·진피·반하·길경·감초
각 2g으로 1첩을 달여 마신다.

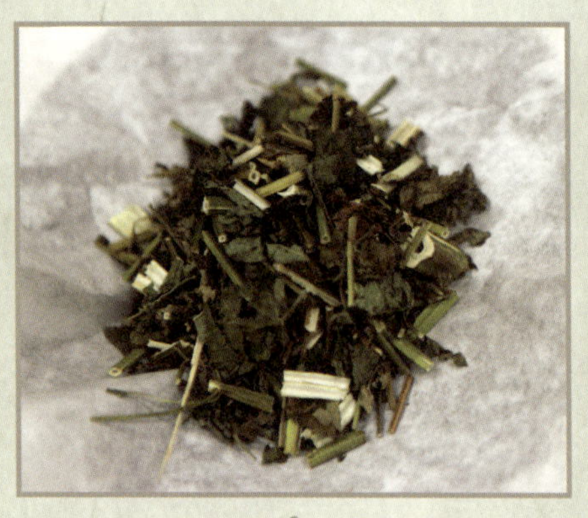

+

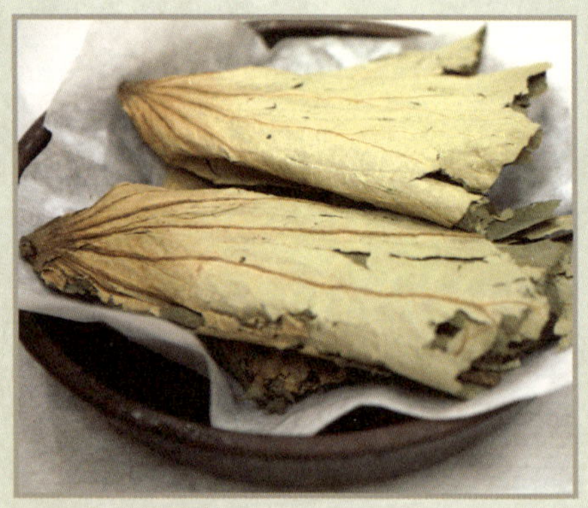

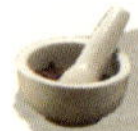

연은 버릴 것이 하나도 없다고 한다. 뿌리는 뿌리대로 음식과 지혈제로 쓰고, 하엽(연잎)은 하엽대로 비위를 튼튼하게 하고 소화에 도움이 되기 때문에 연잎밥 또는 연잎차로 쓰이며, 연꽃은 그 유명한 연꽃차의 재료로 쓰인다.

이러한 신선한 하엽(연잎)에 곽향을 넣어 발효액을 만들면 여름 감기로 열이 나고 땀이 많이 나면서 두통이 있고 갈증이 나며 가슴이 답답하고 소변 색깔이 붉고 시원하게 나오지 않을 때 쓰는 좋은 발효액이 될 것이다.

곽향과 하엽 발효액 담그기

곽향·하엽 발효액을 담기 위해서는 신선한 배초향 전초와 연잎이 필요하다.

한여름철에 산에 가서 배초향 전초를 채취하고, 역시 여름철에 신선하게 피어오른 연못의 연잎을 따서 잘 씻고 잘라서 설탕과 함께 발효액을 담근다.

Tip

연(蓮)의 부위별 이용법

연꽃은 혈액순환을 돕고 습기와 풍기를 몰아낸다.

수술은 '연예', '연수' 또는 '불좌수' 라고 하는데 지혈효과가 뛰어나다.

연자는 단백질이 많은 영양 식품으로 자양강장, 신체허약, 설사병, 몽정 등의 치료를 위한 약재로 쓴다.

연근은 탄닌·아스파라긴·비타민 C 등이 함유되어 있다. 탄닌 성분이 있기 때문에 수렴작용이 강해 출혈 시간을 단축시킨다.

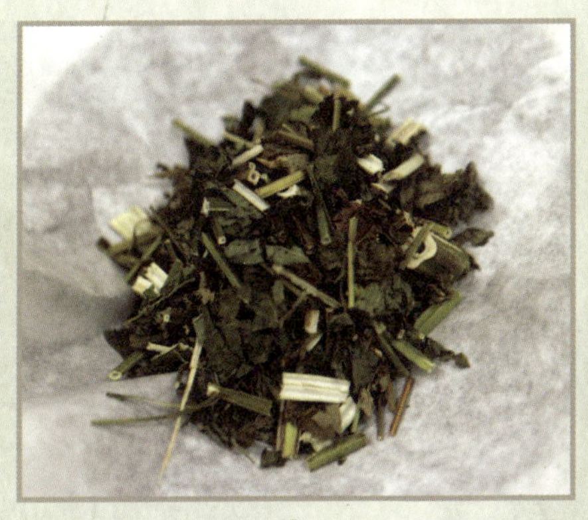

+

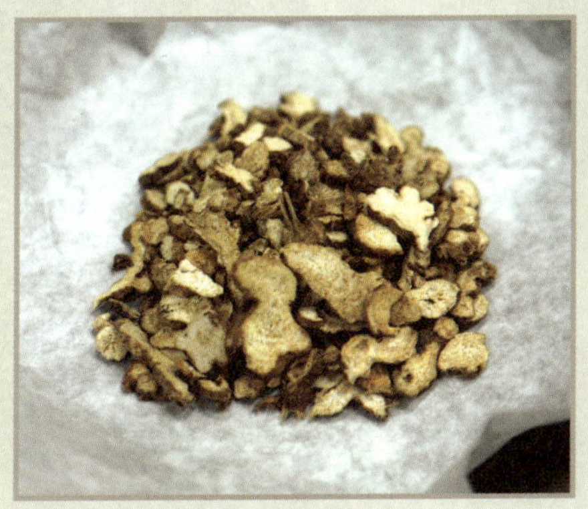

배초향의 전초와 삽주 뿌리를 채취해 잘 씻고 물기를 제거한 후에 잘게 잘라 발효액을 담근다.

싱싱한 배초향으로 먼저 발효액을 담근 다음 건재인 백출을 설탕과 함께 끓여서 시럽을 만들어 합방하는 방법도 있다.

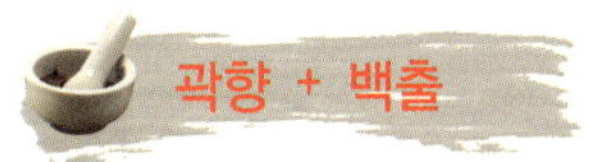

곽향·백출 발효액은 비위의 기능을 잘 조절하고 기허를 보하는 좋은 발효액이다.

토곽향인 배초향은 위장의 기운을 보충해주며 악취와 습열을 제거하는 효능이 있다. 이러한 토곽향에 거담·건위·이뇨작용을 하는 백출을 넣고 발효액을 담그면, 비기를 보하고 입맛을 돋구며 음식물의 소화를 돕는 백출의 효능과 습을 없애고 담을 삭이는 곽향의 효능이 배합되어 비위의 기능을 조절하고 기허를 보하여 습사를 제거하는 효능이 더욱 양호해진다.

Tip

백출 법제법

솥을 중불로 가열한 후, 부소맥 껍질을 넣어 진한 연기가 날 때 백출을 넣는다. 그 다음 빨리 젓고 볶아 진한 황화색이 되면 탄 부소맥 껍질을 제거하고 시원한 그늘에 말린다.

또는 황토를 솥에 넣고 약한 불로 볶는다. 그다음 연해지면 백출을 넣고 다시 볶아 표면에 흙이 입혀져 황색이 되고 향기가 나면 체로 쳐서 그늘에 말린다(100kg에 20kg).

백출을 법제해서 쓰면 백출의 건조한 성질을 완화시켜 건비·익기작용이 증강되어 보익제로 쓸 수 있다.

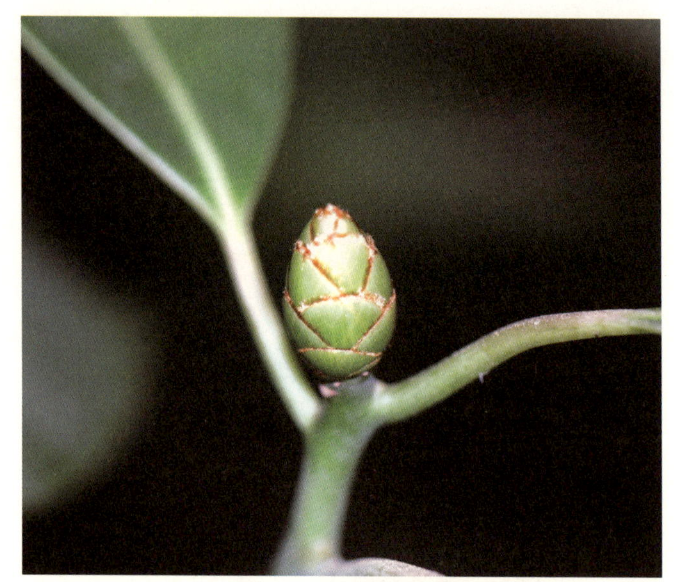

후박의 새순

후박은 목련과에 들어가는 식물로 우리나라 중부 이남에서 재배하는 낙엽이 지는 큰키나무이다. 한약재는 주로 중국의 약재를 그대로 쓰는 경우가 많으나 후박나무는 우리나라가 독자적으로 개발하여 사용하는 토종 향약(鄕藥)이다. 4~6월 사이에 나무의 줄기·뿌리·가지의 껍질을 벗겨 모은다. 가지껍질이나 줄기껍질은 바로 그늘에서 말리고, 뿌리껍질은 끓는 물에 잠깐 삶은 다음 그늘에 두고 말린다.

후박 성질과 효능

기운을 아래로 내리거나 보내는 작용이 있으며 습을 말려주고 담을 없앤다. 기운이 뭉쳐 배가 더부룩하고 장만한 증상을 해소한다. 성질은 따뜻하며[溫] 맛이 쓰고[苦](맵다[辛]고도 한다) 독이 없다.

여러 해 된 냉기·배가 창만하고 끓으면서 소리가 나는 것·식체가 소화되지 않는 것을 낮게 하며 위기를 몹시 덥게 한다. 곽란으로 토하고 설사하며 쥐가 이는 것을 낮게 하고 담을 삭이며 기를 내리고 장위의 기능을 좋게 한다. 또는 설사와 이질, 구역을 낮게 하고 3충을 죽이며 5장에 몰려 있는 모든 기를 내보낸다. 건위·평활근이완·항궤양작용·항균작용·항바이러스작용·근육이완·진정작용·항알러지작용이 있다.

1) 습저기체(濕阻氣滯)로 인한 완복창만작통(脘腹脹滿作痛)·구역(嘔逆)·설사(泄瀉)·설태후부 등을 치료한다.

2) 식적내정기체(食積內停氣滯)로 인한 완복창통(脘腹脹痛)·적체변비(積滯便秘) 등을 치료한다.

3) 담습저폐(痰濕阻肺)·폐기옹체(肺氣壅滯)로 인한 해역(咳逆)·기천(氣喘)·흉민담다(胸悶痰多) 등을 치료한다.

4) 신산고설(辛散苦泄)하여 생기소적(生肌消積)하고 고온조습(苦溫燥濕)하여 소담평천(消痰平喘)하는데, 실만(實滿)을 제거할 뿐만 아니라 습만(濕滿)을 제거하므로 창만(脹滿)을 소제(消除)하는 요약(要藥)이 된다. 적만복만(積滿腹滿)·담습천만(痰濕喘滿)을 모두 치료한다.

5) 습이 중초를 막아 배가 더부룩한 사람이나, 기체로 인해 음식을 먹으면 자주 체하고 변비가 있는 사람에게 적합하고, 담음이 폐를 막아 폐의 기가 잘 내려가지 않아 나타나는 기침이나 천식, 가슴이 답답한 증상을 치료한다.

1) 기체나 음식이 자주 체할 때 또는 배가 더부룩하고 변비가 있을 때 대황과 지실을 배합하면 효과가 좋다.

2) 평위산 : 창출 15·후박 9·진피 9·감초 6·생강 6·대추 6을 넣고 갈아서 물에 타서 먹는다. 중초에 습이 성해서 나타나는 배가 더부룩하거나 소화불량에 효과가 있다.
〈태평혜민화제국방〉

3) 소자강기탕 : 자소자 9·반하 9·당귀 6·감조 6·후박 6·전호 6·생강·대추를 넣고 끓여 마신다. 위는 실하고 아래는 허약하면서 기침과 천식이 있을 때 효과가 있다.
〈태평혜민화제국방〉

4) 반하후박탕 : 반하 12·후박 9·복령 12·생강 9·소엽 6을 넣고 탕을 끓여 마신다. 매핵기에 효과가 있다. 〈금궤요략〉

5) 후박온중탕 : 후박 9·진피 9·감초 5·복령 5·초두구 5·목향 5·간강 2를 넣고 탕을 끓여 마신다. 배가 차서 기체가 되어 복통이 심할 때 효과가 있다. 〈내외상변혹론〉

6) 계지와 후박행자탕 : 계지·행인·후박을 넣고 끓여 마신다. 만성천식이 있는 사람이 풍한으로 인해 천식이 발병했을 때 효과가 있다. 〈상한론〉

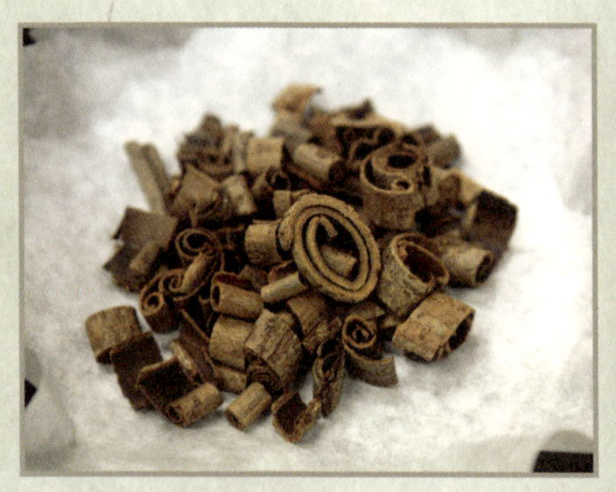

+

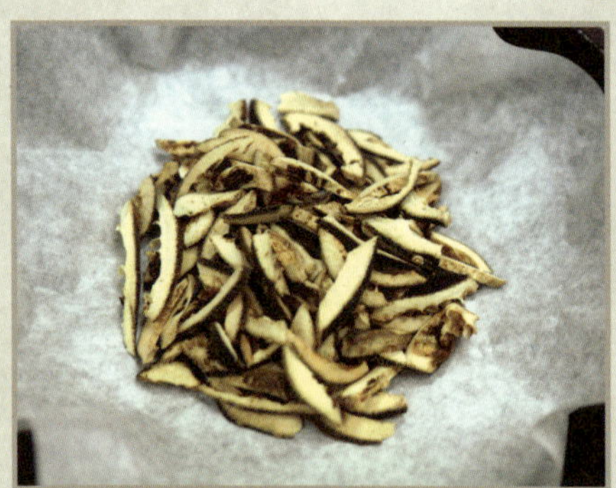

후박과 지각 **발효액 담그기**

　후박과 지각의 발효액을 담기 위해서는 잘 익은 탱자을 따서 잘라 씨를 빼고 후박의 껍질을 채취하여 잘게 잘라 설탕과 함께 발효액으로 담그면 된다.

　이때 후박은 중부지방에서 말하는 일본목련이 아니라 남부 해안가에서 자생하는 후박나무의 껍질을 사용해야 한다.

　탱자 발효액만 있고 후박을 생물로 구하기 어려우면 마른 후박을 잘 씻어 설탕과 함께 시럽으로 만들어 탱자 발효액과 함께 합방해서 2차 발효를 시키면 된다.

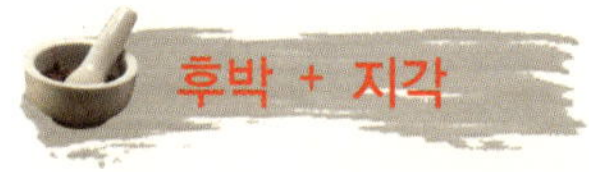

　후박의 주요 기능은 습기를 말리고 배 속의 거북한 것을 제거하는데 있다.

　이러한 후박과 지각은 모두 소화제로 두 약재를 배합하여 발효액을 담그면 조습소담작용이 강해지고 기체로 인한 음식물이 체하거나 또는 복부의 팽만을 치료할 수 있다.

지각(枳殼)과 지실(枳實)

　탱자나무의 익지 않은 푸른 열매를 '지실'이라 부르고 습진에 쓰며, 껍질 말린 깃을 '지각' 이라 하여 건위 · 지사제로 쓴다.

　지실과 지각이 같은 것인지 다른 것인지에 관해서 옛날부터 많은 논란이 있었다. 현재는 '어린 과실을 썰어 말린 것'을 지실이라 하고 '성숙한 과실의 껍질을 말린 것'을 지각이라 한다. '지(枳)' 라는 의미는 '가시가 많아 피해를 준다' 는 뜻이다.

▼ 갓 채취한 성숙한 탱자

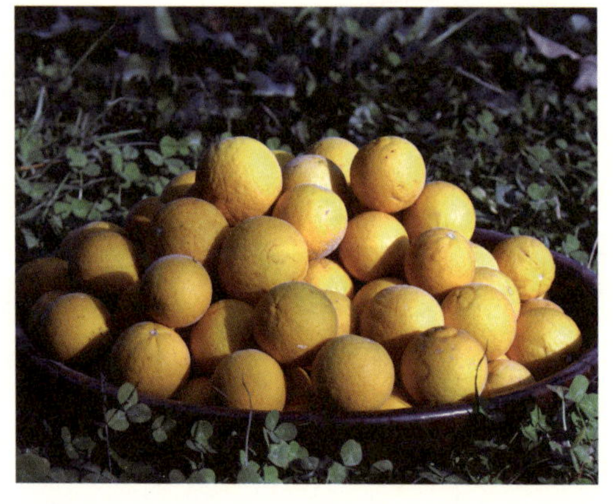

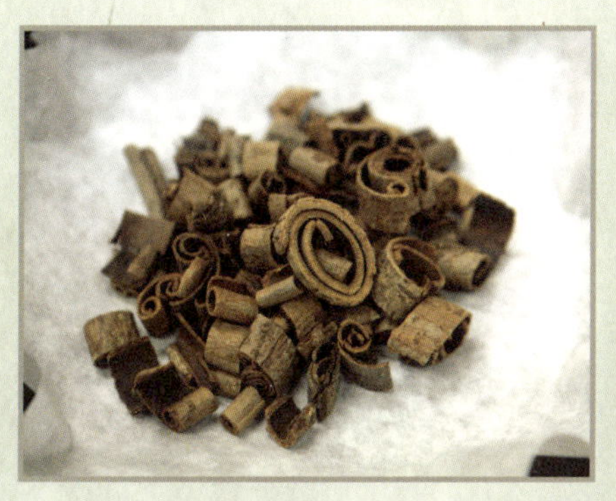

+

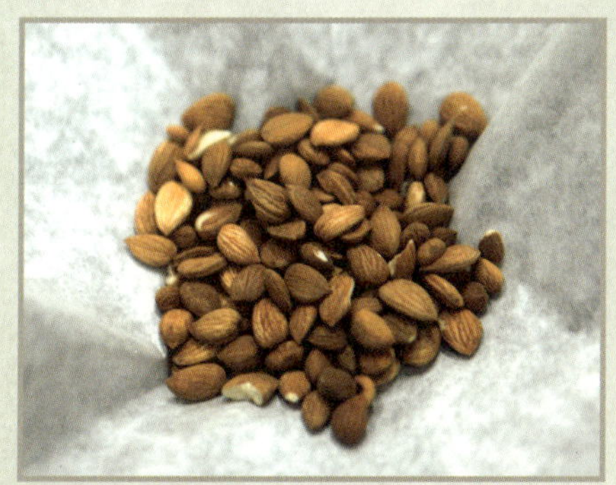

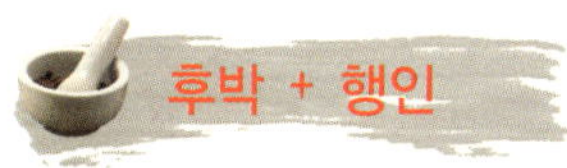

후박과 행인을 활용하여 발효액으로 만들면 폐기를 통하게 하여 담을 제거하고, 천해를 멈추게 하는 효능이 있다.

그러므로 기의 상역으로 인한 천해에 사용할 수 있고, 만약 습담이 성한 경우에는 복령 · 진피를 함께 넣고 발효액을 담그면 그 배합이 상수작용을 일으켜 그 치료효과를 증강시킬 수 있다.

후박과 행인 발효액 담그기

후박과 행인을 발효시키려면 초봄에 올라온 후박의 어린순이나 후박의 껍질을 잘 다듬어 놓고, 살구씨 깐 것을 잘게 으깨서 후박과 함께 용기에 담아 설탕을 넣고 발효액을 담그면 된다.

두 가지 약재 모두 발효액이 적게 나오므로 마른 약재를 끓여서 시럽을 만든 다음, 미리 만들어 놓은 미나리나 돌나물 발효액에 합방하여 2차 발효를 시켜서 만든다.

Tip.

약재로 쓰이는 행인

'행인'은 살구나무나 개살구나무의 종자(속씨, 흰 알맹이)를 건조한 것이다. 행인은 첨행인(甛杏仁)과 고행인(苦杏仁)의 구별이 있지만 종자에 아미그달린의 함량이 차이가 있을 뿐 식물 형태학적 차이는 크게 없다.

고행인은 납작하며 폐를 식히고, 첨행인은 통통하며 폐허의 증상에 사용한다. 또한 열매에는 비타민 A와 천연 당류가 풍부하며, 말린 열매는 천분을 섭취할 수 있다.

▼ 살구나무의 열매

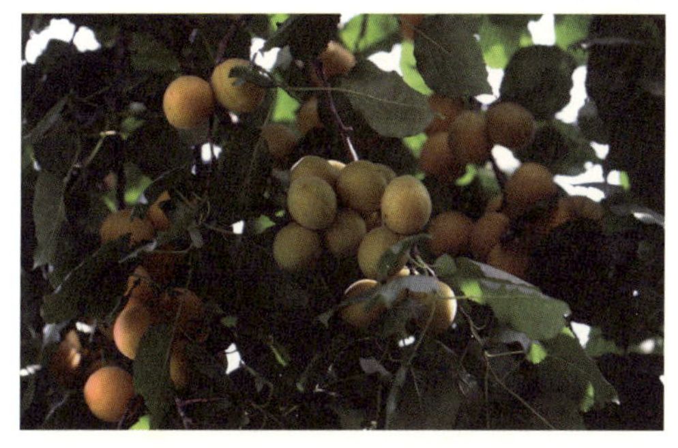

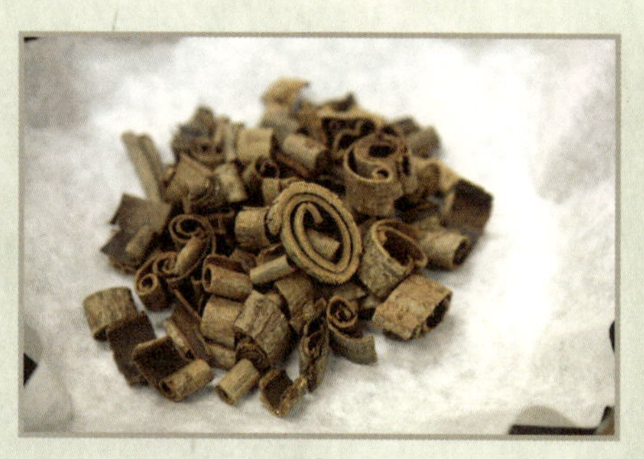

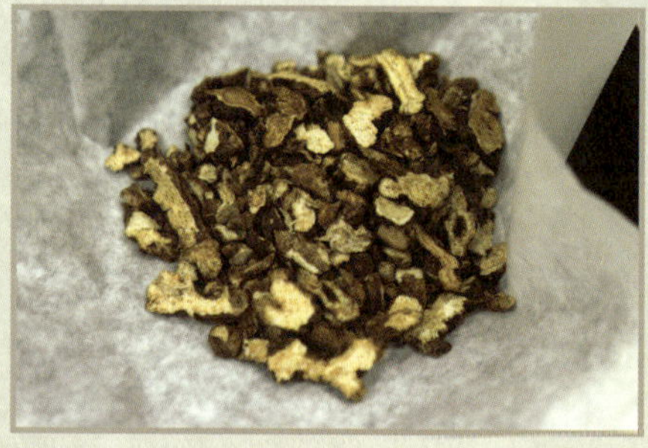

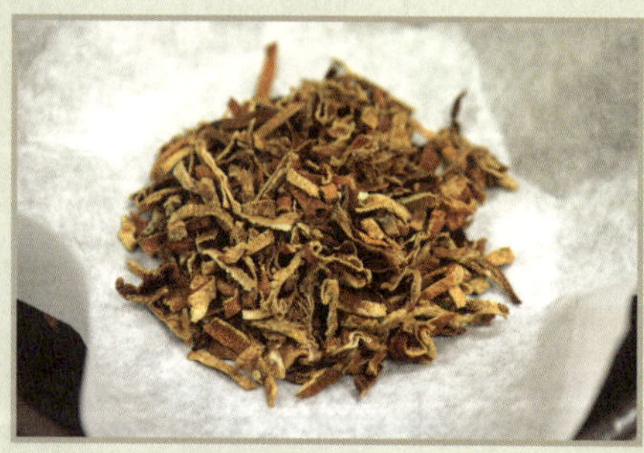

후박과 창출과 진피 발효액 담그기

후박·창출·진피 발효액을 담기 위해서는 후박의 나무껍질과 삽주의 뿌리 그리고 농약 성분이 없이 깨끗한 귤껍질이 필요하다.

이 세 가지 약재를 채취하여 잘 씻고 다듬어 설탕과 함께 발효를 시키면 된다.

후박 + 창출 + 진피

창출이 군약이 되는 〈평위산〉은 비위에 습이 울체되어 음식을 먹고 싶은 생각이 없으며, 온몸이 무겁고 명치 밑이 트적지근하면서 헛배가 부르고 때로 구역질을 하며 트림이 나거나 신물이 올라오는 등에 쓰는 처방이다. 후박에 창출과 진피를 배합하고 감초를 더하여 발효액으로 만들면 습이 중초를 막고 식체로 소화가 되지 않을 때 쓰는 평위산 효소 발효액이 될 것이다.

창출을 이용한 평위산(平胃散)

평위산은 비위가 불화하여 음식 생각이 없는 증세에 쓰이는 약을 말한다.

심복(心腹)이 창통(脹痛)하며 토하고 메스꺼우며 얼굴이 누렇게 뜨고 비쩍 마르는 힘이 없는 증세에 쓴다. 창출을 군약으로 하며 습을 말리고 비를 운화시켜 행기화위하는 효능이 있다.

▼ 약재로 쓰이는 창출

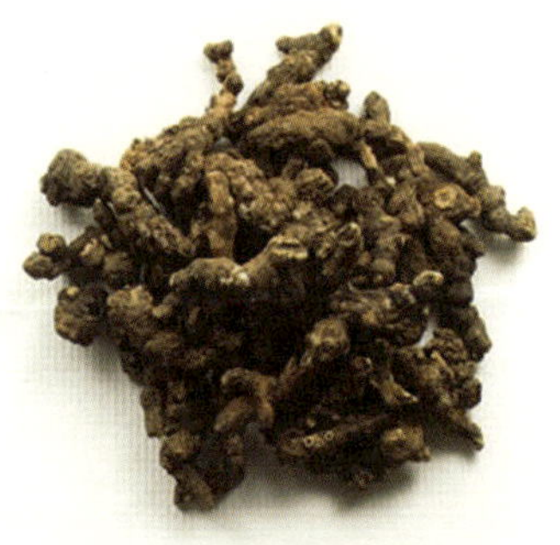

비(肥)와 단맛(甘味)

단맛인 감미는 보익·화중·완급지통·윤조 등의 작용을 가지고 있다. 감미를 느낄 때는 구강의 모든 근육이 이완되고 입맛을 다시며 허기와 피로를 신속히 회복한다. 때문에 대부분의 보허약은 감미를 가지고 있다. 인삼·황기 등은 감한으로 양음생진하므로 이들은 대개 허증을 치료하는데 사용된다.

감미는 회중·조화제약·독성의 완화·완급지통 등의 작용이 있어서 감초와 같은 약재는 완복이나 사지의 구급작통, 약물중독 등을 치료하는데 사용된다. 감초·대조·봉밀 등은 처방 중에서 모든 약을 조화시키고, 독성을 완화하는 작용으로 자주 사용된다. 이외 감미는 자윤윤조하는 작용이 있어 윤폐화담과 윤장통변에도 쓰인다.

단맛은 대게 유기물질에 있는 하이드록시기에 의하며 이러한 단맛을 나타내는 성분에는 당류 외에 당알코올·일부 아미노산·방향족 화합물·알데히드 등이 있다. 단맛을 나타내는 이러한 당류 등이 인체의 중요한 에너지원으로 사용되고 있는 것은 감미의 보익작용을 설명할 수 있으며. 식품조리에 있어서의 단맛의 연육작용이나 전분의 노화방지와 같은 작용도 어떤 의미에서 보면 감미의 완급작용의 디론 표현이라고 볼 수 있다. 단, 감미는 조습하기 쉬우므로 비허습체의 경우에는 신용하거나 금용한다.

〈약선식료학개론 제2절 오미〉

맛은 맵고 성질은 따뜻하다(辛, 溫)
폐와 비장, 위로 들어간다
(入肺 · 脾 · 胃經)

백지

- 풍사를 제거하여 표를 풀어준다(祛風解表)
- 풍습(風濕)을 제거한다(祛風濕)
- 구규(九竅)를 막히지 않게 소통시키고 통증을 멎게 한다(通竅止痛)
- 종기와 상처를 치료하고 고름을 배출한다(消腫排膿)

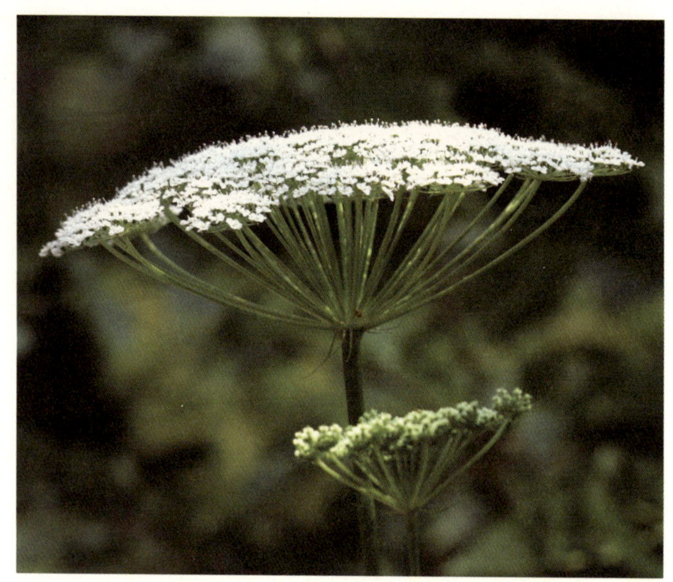

구릿대의 꽃

산골의 냇가에서 자라는 산형과의 여러해살이풀이다. 전체에 털이 없고 땅속줄기는 굵으며 수염뿌리가 많다. 줄기의 높이는 1~2m 정도이고 줄기는 곧게 선다. 뿌리에서 나는 잎과 밑부분의 잎은 잎자루가 길다. 생약으로 뿌리를 사용하며 '백지'라 한다.

백지 성질과 효능

성질은 따뜻하고[溫] 맛은 매우며[辛] 독이 없다. 풍사(風邪)로 머리가 아프고 눈 앞이 아찔하며 눈물이 나오는 것을 멎게 한다. 부인의 적백대하[赤白漏下], 월경을 하지 못하는 것, 음부가 부은 것에 쓰며 오래된 어혈을 헤치고 피를 생겨나게 하며 임신하혈로 유산되려는 것을 안정시킨다.

유옹(乳癰) · 등창(發背) · 나력 · 장풍(腸風) · 치루(痔瘻) · 창이(瘡痍) · 옴(疥)과 버짐[癬]을 낫게 한다. 통증을 멎게 하고 새 살이 나게 하며 고름을 빨아내거나 삭혀 버린다. 얼굴에 바르는 기름을 만들어 쓰면 얼굴빛을 부드럽게 하며 기미와 주근깨, 흉터를 없앤다. 진통 · 해열 · 평활근이완 · 자궁수축억제 · 소염작용 · 평천작용을 하고, 자외선에 의한 홍반형성을 치료한다.

입문 《이소경(離騷經)》에는 이 약은 수양명본경약이며 족양명 · 수태음의 풍한을 풀리게(解利) 하는 약재라고 하였다.

1) 신온(辛溫)하여 폐경(肺經)으로 들어가 폐기선포(肺氣宣布)하고 풍한표증(風寒表證), 특히 두통(頭痛)과 비색(鼻塞)을 치료한다.

2) 신미산풍(辛味散風)하고 온성조습(溫性燥濕)하여 폐와 위경(肺·胃經)의 풍습(風濕), 풍습비통(風濕痺痛), 상지골절(上肢關節) 동통에 사용한다. 한습부녀백대(寒濕婦女白帶), 습열대하(濕熱帶下)를 치료한다.

3) 신열(辛溫)과 방향성(芳香性)이 상달(上達)하여 폐와 위경(肺·胃經)으로 들어가 거풍지통(祛風止痛)하여 비연·풍한두통(鼻淵·風寒頭痛), 미릉골통(眉稜骨痛), 치통(齒痛) 등을 치료한다.

4) 신산향조(辛散香燥), 성온(性溫)하여 창양종독증(瘡瘍腫毒證)을 치료한다.

1) 갑작스러운 풍습병으로 두통이 매우 심하고 사지가 피곤하고 가슴이 미어지는 증상이 나타나면 고본을 군약으로 쓰고 방풍·백지·창출을 배합하여 복용한다.

2) 백지에 창이자·신이·박하 등을 배합하여 비연(鼻淵)을 치료한다.

3) 두통에는 백지·천궁·만형자·백강잠 등을 섞어 두통을 치료한다.

4) 발열이나 오한이 있고 땀이 없으면서 두통이 없을 때는 백지에 세신·방풍·강활·박하·곽향 등을 배합하여 사용한다.

5) 종기 초기에 발적이나 종열로 통증이 일어날 경우에 백지·금은화·황금 등을 사용하는데 내복시켜도 좋고 외용해도 된다.

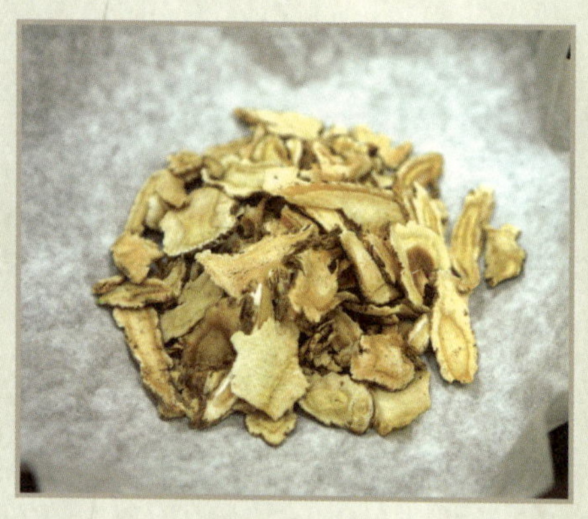

+

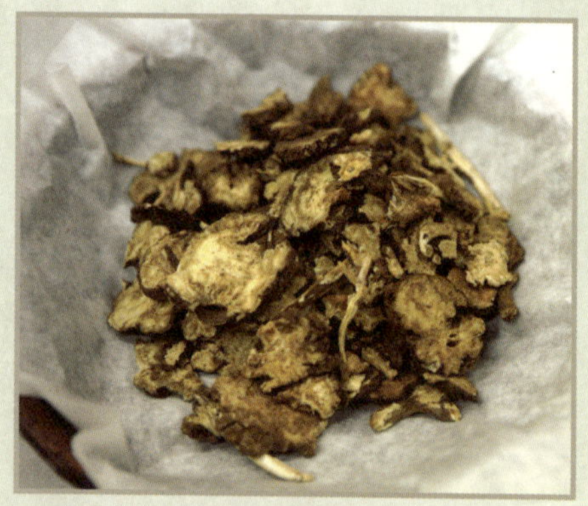

백지와 고본 **발효액 담그기**

　두 약재를 배합하여 발효액으로 만들려면 가을철에 백지의 뿌리와 고본의 뿌리를 구하여 잘 다듬고 씻어서 설탕을 넣고 발효를 시키면 된다.

　만일 두 약재 중에 한 가지가 없다면, 다른 한 가지 약재를 가지고 발효액을 먼저 만든 다음 나머지 약재를 건재로 구하여 끓여서 시럽화하여 합방을 하면 된다.

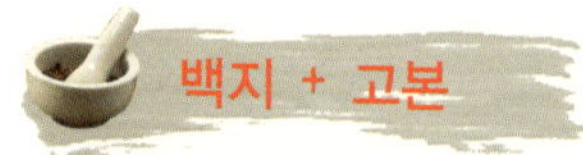

　구릿대의 뿌리인 백지는 머리나 얼굴 부위로 작용하는 약재이다. 고본 역시 풍한을 발산시키는 효능이 백지와 비슷하다.

　백지에 대해 장경악의 《본초정》에 의하면 '백지에 기미는 신온(新溫)하고 기는 두텁고 미는 가벼워 오르며 양이다. 그 성질을 온산시키니 풍한사열을 쫓아서 두통·두풍·두현·목통·목양누혈을 치료하며, 폐경의 풍한을 발산시켜서 피부반진·조양과 비구·비연·치통·미릉골통·대장풍비·장풍·요혈을 치료한다. 볶아서 사용하면 여인들의 혈붕·누하·적백·혈폐·음종을 치료하며 주근깨를 제거하자면 마땅히 생용한다. 그리고 뱀에 물린데·비소·금창손상(金瘡損傷)도 치료한다.'고 하였다.

　고본은 우리나라 각처의 깊은 산에서 나는 산형과의 여러해살이풀로 그 성질은 따뜻하고 맛은 맵다. 풍한을 발산시키며 그 효과는 백지와 비슷하다.

　백지와 고본은 모두 상부에 작용하여 풍한사기를 제거하고 지통효과를 나타내는 작용이 있다. 이 두 약재를 배합하면 그 효력은 한층 증강되어 풍한으로 발생하는 두통을 치료할 수 있다. 특히 두정통에 많이 사용한다.

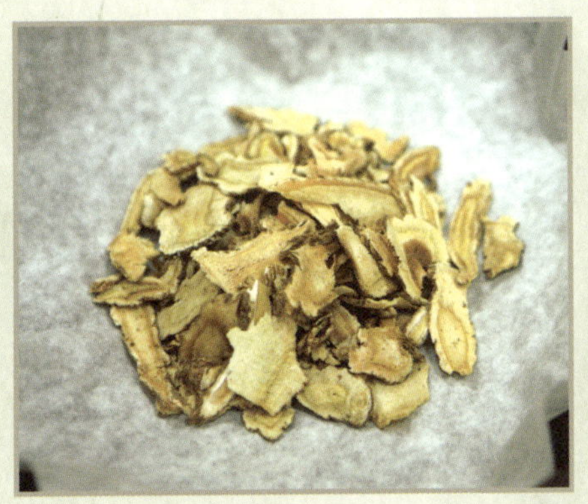

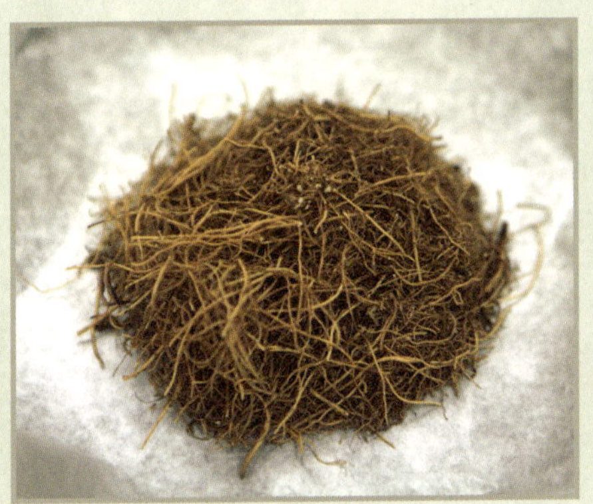

발효액으로 만들기 위해서는 백지와 족두리풀의 뿌리를 채취하여 잘 씻고 잘게 잘라 설탕과 함께 발효를 시키면 된다.

백지 발효액은 양도 많이 나오고 만들기도 쉬우므로 미리 만들어 두었다가 마른 세신을 구하여 끓여서 시럽을 만들어 함께 합방하여 2차 발효를 시키면 된다.

이때 세신을 백지보다 약효가 강하므로 백지의 양보다 적게 넣는다.

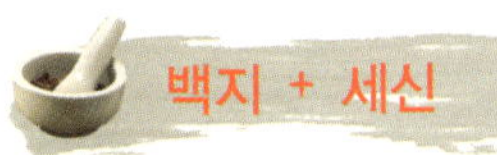

백지와 세신은 모두 맛이 맵고 향기가 강하다. 두 약재를 합방하면 풍한두통의 통증을 멈추게 할 수 있다.

구릿대(백지)의 맛은 맵고 성질은 따뜻하며 진통·진정·지혈·조습·소종작용을 하고, 세신은 신체말단의 모세혈관벽의 치밀성을 강화하여 혈행을 촉진한다.

이 두 약재는 다같이 미(味)가 신(辛)하고 향기가 강하여 기(氣)를 산(散)하고 규(竅)를 통하게 하여 통증을 멈추게 하는 효능이 있다.

이 두 약재를 배합하면 상수작용을 일으켜 풍한두통·부비강염으로 인한 두통·미릉골통 등을 치료한다.

Tip

약재로 쓰이는 세신

족도리풀의 뿌리를 '세신'이라 하는데, 5~7월경으로 뿌리째 채취하여 씻지 않고 그늘에서 말린 후 썰어서 사용한다.

뿌리는 고르지 않게 구부러진 노끈 모양을 이루고 길이 2~4cm, 지름 2~3cm의 황갈색 마디가 진 뿌리줄기에 길이 약 15cm, 지름 약 1mm의 뿌리가 많이 달린 것으로 바깥면은 엷은 갈색 또는 어두운 갈색으로 밋밋하거나 극히 얇은 세로 주름이 있다. 특이한 냄새가 있고 혀를 약간 마비시킨다.

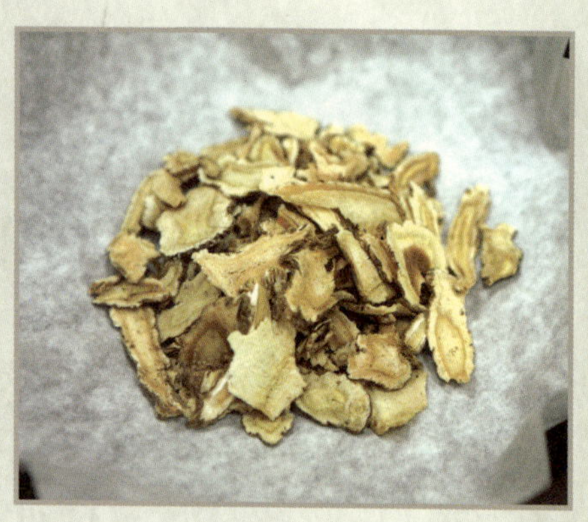

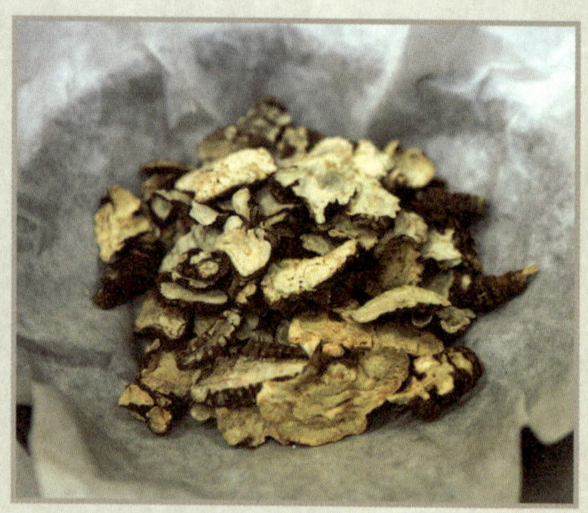

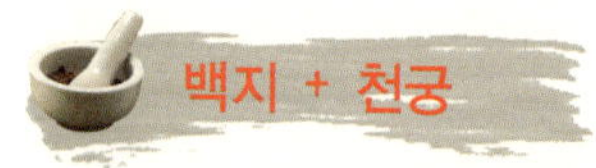

백지는 머리쪽으로 올라가는 작용이 뛰어나고, 천궁은 기혈을 순환시키는 작용이 우수하다. 그래서 두 약재는 예로부터 두통을 치료하는데 쓰였다.

모두 신향(辛香)의 약재로서 주산하는 작용이 있으며, 두부(頭部)에 작용하여 지통효능을 나타낸다.

백지 · 천궁 발효액에 형개와 자소를 배합하면 풍한으로 발생하는 두통을 치료하고, 국화와 다엽(찻잎)을 배합하면 풍열에 의한 두통에 좋은 효과가 있다.

백지와 천궁 발효액 담그기

두 약재를 발효액으로 담그기 위해서는 가을철에 신선한 백지와 천궁을 구해 잘 씻어 설탕을 넣고 발효를 시킨다.

보통 백지 발효액에 마른 천궁을 시럽화하여 넣고 합방하여 발효를 시키는 방법을 많이 쓰는데 이것은 백지가 천궁보다 흔해서 생물로 구하기 쉽기 때문이다.

> **Tip**
>
> **약재로 쓰이는 천궁**
>
> 원래의 이름은 '궁궁이'라 하였으나 중국의 사천성에 나는 궁궁이가 품질이 좋고 유명해서 '천궁'으로 불렸다.
>
> 당귀와 더불어 여성들한테 중요한 약재로 각종 처방에 들어간다. 특히 궁귀탕은 임산부의 생체 기능을 좋게 해줄 뿐 아니라 출산 시 골반이나 자궁을 확장시켜 통증을 덜어준다. 그리고 월경을 조절하고 원활한 혈액순환을 도와 혈허를 보충한다.

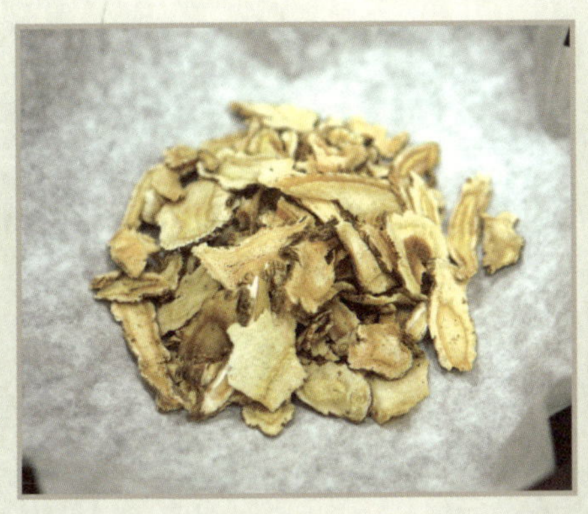

+

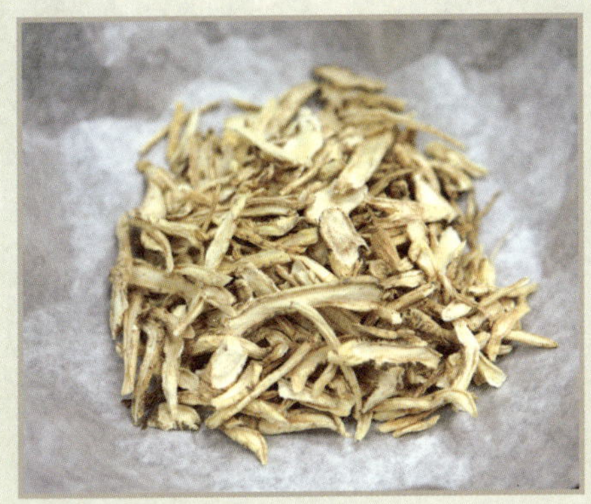

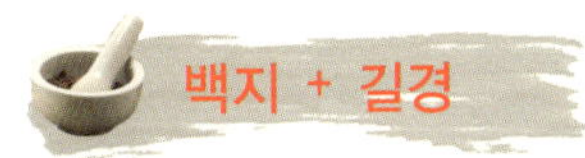

두 약재를 합하면 액이 잘 나오고 발효도 잘 되는 편이다. 싱싱한 두 약재의 뿌리를 채쥐하여 설탕과 함께 발효를 시키면 된다.

한 가지 약재만 있다면 그 약재로 발효액을 먼저 만들고, 다른 약재를 건재로 시럽화하여 넣고 발효액을 담는다.

백지 + 길경

길경의 '사포닌 성분'은 가래를 없애고 염증을 삭이는 작용을 한다. 아울러 고름을 내보내는 작용도 하므로 길경은 각종 염증에 쓰는 약재이다.

이러한 도라지의 뿌리와 구릿대의 뿌리를 합하면 종양을 제거하고 농이 잘 나오지 않는 것을 치료한다. 다같이 배농작용이 있으며 특히 백지의 활혈작용과 기혈을 승제하는 작용은 종양을 제거할 수 있다.

이렇게 백지와 길경(도라지) 두 약재를 배합하여 발효액으로 만들면 이미 터져 창양·화농하였으나 농이 잘 나오지 않는 것을 치료하는데 사용할 수 있다.

> **Tip**
>
> ### 길경 이용법
>
> 도라지 뿌리는 본래 굵고 빳빳하며 뿌리 전체에는 '이눌린 성분'이 있다.
>
> 약용으로서의 유효 성분은 '플라티코디닌(platycodinin)'이며 기침을 그치고 가래를 없애는 약의 원료로 쓰인다. 약으로 쓸 때 가을이나 봄철에 뿌리를 캐서 겉껍질을 벗겨 말려서 쓴다.

자소엽

- 피부를 풀어주고 차가운 기운을 제거한다
  (解表散寒)
- 폐기를 통하게 하며 가래를 삭인다
  (宣肺化痰)
- 기를 소통시키고 중초(中焦)를 뚫어준다
  (行氣寬中)
- 태기를 안정시킨다(安胎)
- 물고기와 게를 먹고 생긴 독을 풀어준다
  (解魚蟹毒)

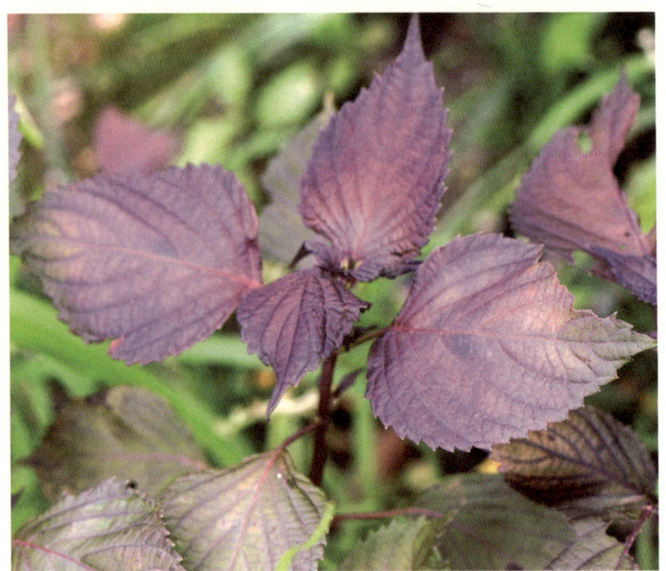

차조기의 잎

중국 남부에서 우리나라로 오래 전에 들어온 차조기는 그 종류가 많지만 크게 구별하면 녹색과 자색이 있다. 자색의 차조기는 매실 장아찌의 색을 내거나 과자의 향료로 이용되는데 잎은 보랏빛이 진할수록 좋고 앞뒷면까지 보랏빛이 나는 것이 좋다. 환자가 먹으면 기분이 좋아진다하여 '자서(紫舒)'라고 한다. 이 차조기는 예전에는 등유에 쓰이는 기름을 얻기 위해 재배하였다고 하는데, 요즘은 식용과 약용으로 쓰인다.

자소엽 성질과 효능

자소엽은 입맛을 돋우고 혈액순환을 좋게 하며 땀을 잘 나게 한다. 염증을 없애고 기침을 멈추며 소화를 돕고 몸을 깨끗하게 하는 등의 효능이 있다. 또한 비타민 A와 C · 칼슘 · 인 · 철 · 미네랄이 많이 들어 있다. 차조기의 소엽과 소두는 흥분 · 발한제로 쓰고, 소자는 신경안정제로 노이로제 · 두통 · 불면증에 쓴다.

자소를 약으로 쓸 때는 소엽(蘇葉)과 소경(蘇梗)으로 나뉜다. 둘의 입약부위(入藥部位)가 같지 않아서 공능(功能)도 각기 편중(偏重)되기 때문이다.

소엽(蘇葉)은 질경(質輕)하여 선산(宣散)에 뛰어나므로 산한해표(散寒解表)에는 소엽(蘇葉)을 쓰는 것이 좋고, 소경(蘇梗)은 질중(質重)하여 안으로 달려 행기(行氣)시키므로 이기관중(理氣寬中) · 순기안태(順氣安胎)에 쓰는 것이 좋다.

1) 풍한감모(風寒感冒)로 인한 오한발열(惡寒發熱), 해수(咳嗽), 기천(氣喘), 흉복창만(胸腹脹滿) 등의 치료 : 자소엽 300g을 깨끗하게 씻은 뒤 끓는 물에 넣어서 살짝 데치고 물기를 제거하여 잘라서 그릇에 놓는다. 여기에 소금 · 조미료 · 간장 · 참기름을 넣고 잘 섞어 먹는다.

2) 어별중독(魚鱉中毒)으로 인한 토사(吐瀉)나 복통(腹痛)의 치료 : 자소와 생강을 각각 30g씩 탕을 끓여서 복용한다. 〈중국약선학(中國藥膳學)〉 (紫蘇生薑飮).

3) 임신 2~3개월의 완복창민(脘腹脹悶)과 입덧에 의한 불식(不食) 또는 구토 · 혼신무력(渾身無力) · 설담태백(舌淡苔白) · 맥의 완활무력(緩滑無力) 등의 치료한다 : 자소경(紫蘇梗) 9g, 생강 6g, 대추 10알, 진피 6g, 흑설탕 15g을 같이 달여서 차 대신 음용한다. 〈백병음식자료(百病飮食自療)〉 (紫蘇薑橘茶).

:: 자소엽 발효액

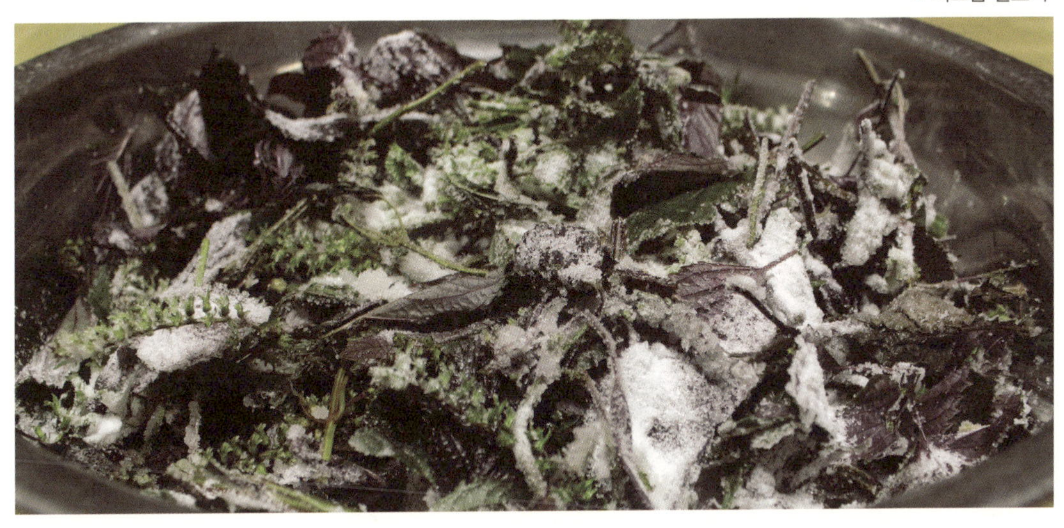

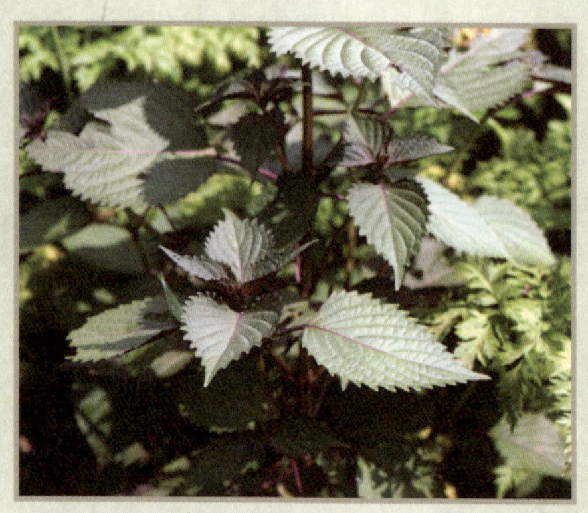

+

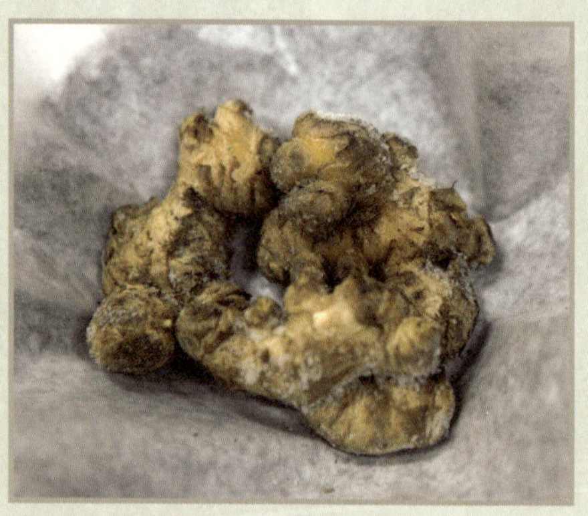

자소엽과 생강 발효액 담그기

자소엽(차조기)의 지상부과 생강의 뿌리를 합쳐서 발효액을 만든다.

두 약재를 잘 씻고 물기를 말려 잘게 썰어서 동량의 설탕을 넣고 담는 방법이 가장 일반적이나 두 약재의 생물을 동시에 구할 수 없을 때에는 먼저 담근 자소엽 발효액에 마른 생강을 시럽화하여 넣고 발효시키거나 가을에 생강을 먼저 구하여 생강 발효액을 만든 다음에 마른 자소엽을 넣고 담근다.

자소엽 + 생강

자소엽과 생강은 모두 발한해표약에 속한다. 자소엽은 신온(辛溫)한 성미로 발산하고 기(氣)가 박(薄)함으로써 통하며, 미(味)가 박(薄)함으로써는 설(泄)하므로 표사를 없애 두통을 청(淸)하게 하고 폐기를 설(泄)하여 주리를 통하게 한다.

따라서 해기발표의 작용을 취하여 상풍상한에 응용하는 것이며 보통 '풍한외감의 영약'이라고 한다.

생강은 신온하여 표부의 풍한을 발산시키지만 그 발한력이 비교적 약하다. 자소엽과 배오되는 것은 상수배오로 자소엽의 발한력을 도와 산한해표하는 효능을 증가시키므로 오한 발열·두통·비색무한(鼻塞無汗)이 있는 풍한감모에 효과가 확실하다.

자소엽·생강은 둘 다 게의 독을 푸는 작용을 가지고 있으므로 둘을 함께 쓰면 해독효과가 증가되어 게의 독에 중독되어 일어나는 구토나 복통복사 등의 증에 효과가 좋다.

〈약대론〉

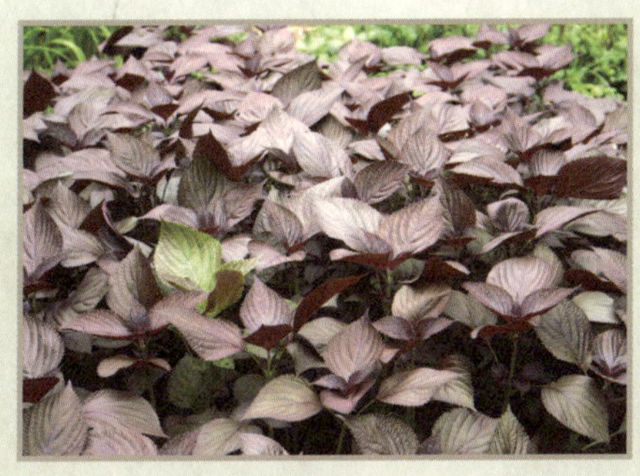

+

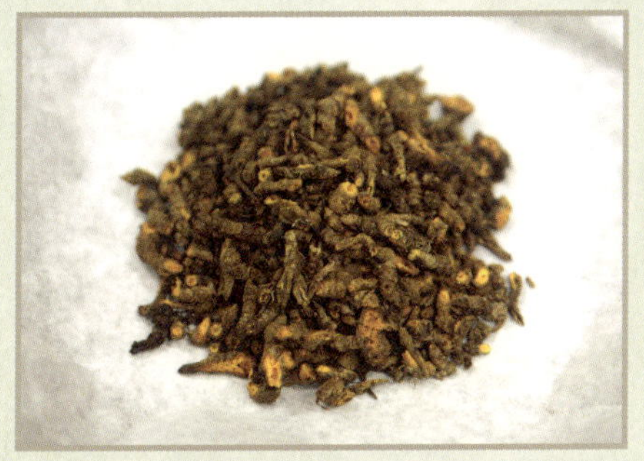

소엽과 황련 **발효액 담그기**

소엽과 황련 두 약재를 합방하여 발효시키기 위해서는 신선한 소엽을 채취하여 잘 씻고 잘라서 설탕과 함께 자소엽 발효액을 담그고, 황련(깽깽이풀)은 생물을 구하기가 어려우므로 마른 건재를 구하여 감초·대추·생강을 넣고 설탕과 함께 시럽화하여 함께 담그면 된다.

발효액의 생명은 신선한 재료에 있다고 할 수 있다. 그리고 그 약재의 성분을 추출해 내기 위해서 설탕을 넣는 것이다. 그런데 신선한 생물을 구하기가 어려울 때는 어쩔 수 없이 건재를 쓴다. 그러므로 건재를 쓸 때에는 어느 한쪽이든 신선한 생물을 구하여 발효액을 만든 다음에 건재를 넣어야 한다.

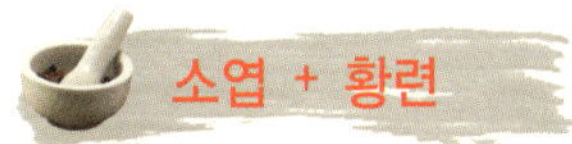

소엽과 황련의 배오는 한열배오의 범주에 속한다. 황련은 본래 습열을 다스리는 약재로 그 성미가 고한(苦寒)하며 또 위화(胃火)의 상충에도 강역(降逆)시키는 작용이 있고, 소엽은 감신(甘辛)하면서 방향(芳香)이 있어 통강순기(通降順氣)·설폐화위의 작용을 하지만 그 성이 온산(溫散)하므로 황련을 써서 그를 제약하는 것이다.

황련은 청열제습·화중지구하며 소엽은 통리폐위·순기양중하므로, 이 약재는 청열화위·이폐양중의 공을 발휘하여 습열이 상중초에 조곤(阻困)하여 오심구토·흉민부서(胸悶不舒)를 보일 때에 비교적 합당하다.
〈약대론〉

황련해독탕

깽깽이풀을 '황련'이라고 하는데, 황련을 이용한 대표적인 약으로 〈황련해독탕〉이 있다. 이 〈황련해독탕〉은 감기에 걸려 열이 많이 나고 입이 마르고 잠이 잘 안 오고 마른 기침을 하며 숨이 차면서 헛소리를 하는데 쓴다.

황련·황금·황백·치자 각 5g으로 1첩을 만들어 음용한다.

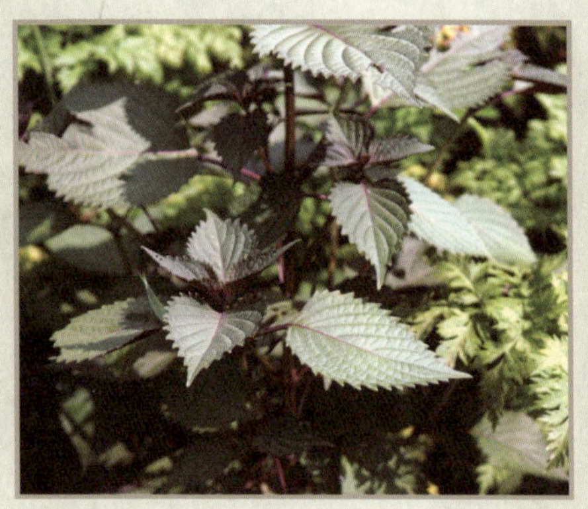

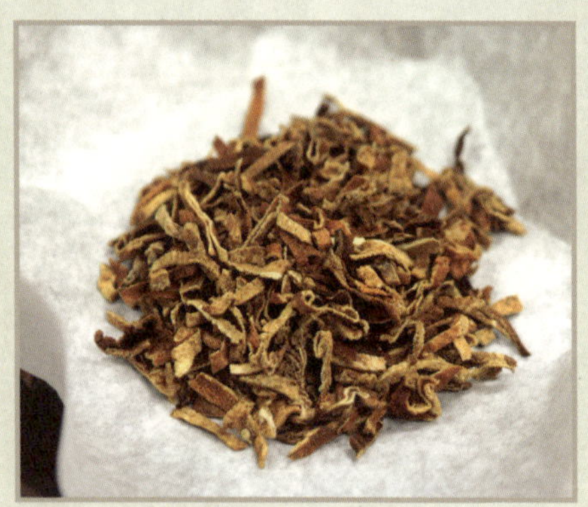

자소엽(차조기)의 지상부과 귤의 껍질인 진피(귤피)를 합쳐서 발효액을 만든다.

두 약재를 잘 씻고 물기를 말려 잘게 썰어서 동량의 설탕을 넣고 담는 방법이 가장 일반적이나 두 약재의 생물을 동시에 구할 수 없을 때에는 먼저 담근 자소엽 발효액에 마른 진피를 시럽화하여 넣고 발효시키거나, 겨울에 귤피를 먼저 구하여 귤피 발효액을 만든 다음에 마른 자소엽을 넣고 담그는 방법이 있다.

자소 + 진피

자소와 진피는 모두 제천정수(除喘定嗽)·소담순약(消痰順藥)의 효능을 가진 약재이다.

자소는 질(質)이 윤(潤)하고 하기소담의 공효가 뛰어나며, 진피는 성(性)이 조(燥)하고 이기화담하는 효과가 좋다.

이 약재는 윤조가 적절해서 윤(潤)하되 담(痰)을 유(留)하지 않고, 조(燥)하되 음(陰)을 상하지 않으며, 이기하여 화담을 돕고, 강기하여 해천을 멎게 한다.

도홍경은 '소자(蘇子), 주하기(主下氣) 여귤피 상선동료야(與橘皮相宣同療也)'라 하였다. 폐가 숙강을 실(失)하고 담(痰)이 많으며 기(氣)가 역(逆)해서 천해(喘咳)가 함께 나타나거나 흉민격만이 있는 증에 매우 적합하다.

한편 자소에는 온중강역의 작용이 있어 이기화위하는 진피와 함께 쓰면 화위강역의 공효를 나타내므로 담탁이 중초에 조(阻)해서 위기가 상역되어 일어나는 구오·토얼 등의 증에 쓸 수 있다.

보통 반하·곽향·정향·지각 등과 배오하면 치료효과가 더욱 훌륭하게 된다. 〈약대론〉

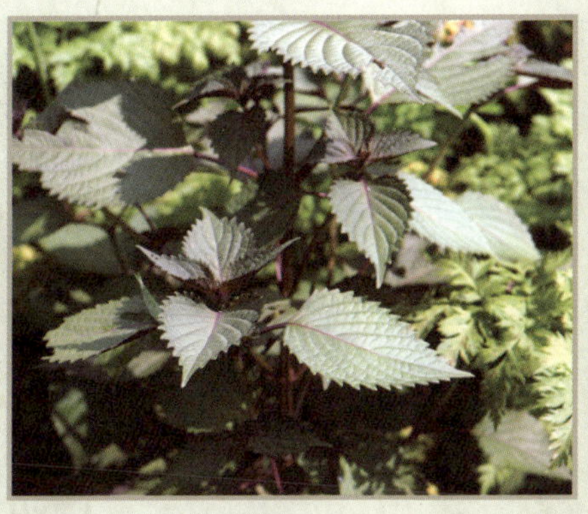

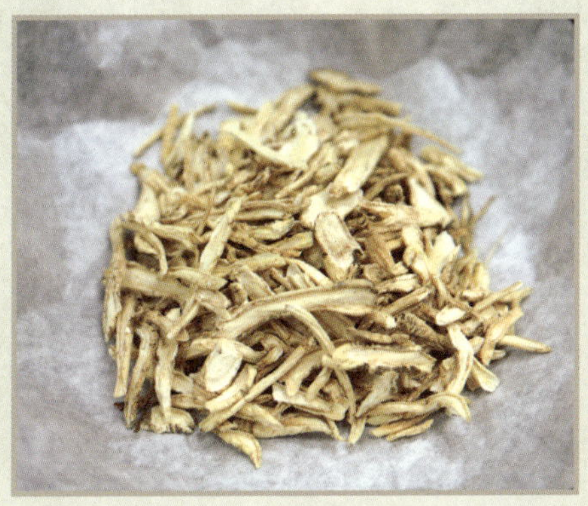

자소엽(차조기)이 지상부과 길경(도라지)의 뿌리를 합쳐서 발효액을 만드는 것으로 두 약재를 잘 씻고 물기를 말려 잘게 썰어서 동량의 설탕을 넣고 담는 방법이 가장 일반적이다.

그러나 두 약재의 생물을 동시에 구할 수 없을 때에는 먼저 담근 자소엽 발효액에 마른 길경을 시럽화하여 넣고 발효시키거나, 가을에 도라지를 먼저 구하여 길경 발효액을 만든 다음에 마른 자소엽을 넣고 담근다.

자소경 + 길경

자소경은 신미온한 성미를 가지며, 강(降)을 주(主)하는데, 폐에서는 관흉리격하고 비에 들어가서는 하기관중(下氣寬中)하여 상중이초의 울체를 통리(統理)하는 효능을 발휘한다.
길경은 신미(辛味)가 있으며, 폐에 들어가 승(升)을 주(主)하는 성이 있어 선폐기(宣肺氣)·거담연(祛痰涎)·지해수(止咳嗽)의 효능을 나타낸다.
두 약재는 승강이 배오되어 기기를 조리(調理)하므로 상초의 울체를 개통하는 한편, 개흉순기(開胸順氣)·선폐지해 하는 효과를 가지므로 폐기의 울체로 인한 천해·흉격만민 등의 증에 상용된다.
한편 기기를 조리하는 공효도 있으므로 비위의 기울로 야기되는 완복비민·납곡불향·구토핍오(嘔吐乏惡) 등이 있을 때에도 이 약재를 써서 종종 좋은 치료효과를 거둘 수 있다.
이 약재는 기기를 순리하면서도 성이 비교적 평(平)하고, 거담지해하면서도 폐기를 그다지 상하지 않으므로 노년체약자나 임신부에게 더욱 적합하다. 〈약대론〉

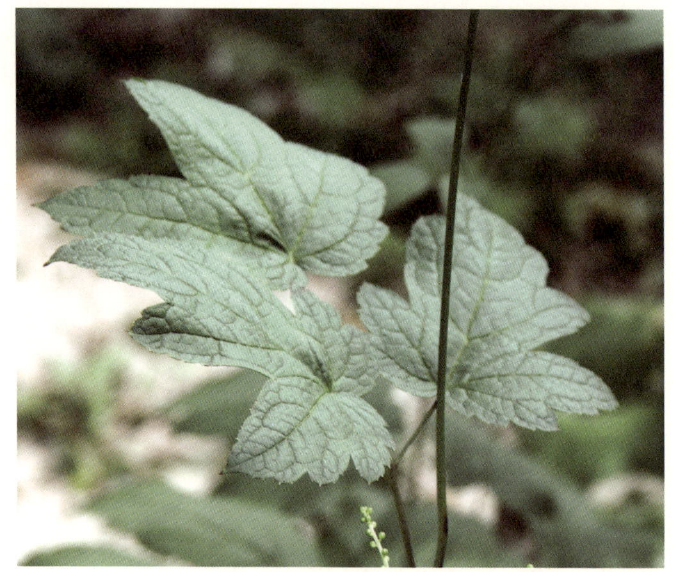

승마의 잎

승마는 미나리아재비과의 승마 속에 들어 있는 승마 · 눈빛승마 · 촛대승마 · 황새승마 등을 말한다. 승마는 중부 이북의 수목이 울창한 숲 속이나 무성한 초지에서 자라는 대형의 여러해살이 약용 식물이다.

승마 성질과 효능 승마는 발한 · 해열 · 소종작용을 한다. 또한 발진을 유도하고 산열해독(散熱解毒)하는 작용이 있다. 비위지기(脾胃之氣)를 끌어올리는 것을 주(主)하므로 승양거함(升陽擧陷)의 요약(要藥)이 되며, 또한 해독투진(解毒透疹)에 뛰어나 열독창양(熱毒瘡瘍) 및 진독투발불양(疹毒透發不暢)의 증(證)에 상용된다.

발한 · 해열 · 소종작용 승마는 발진을 유도하고 산열해독하는 작용이 있다. 승제익기(升提益氣)하는 효능도 있는데, 체질허약으로 하함(下陷) 증상이 나타난 경우에는 승마와 함께 기혈을 보익하는 작용을 가진 약과 배합하여 사용한다. 대표적인 처방이 〈보중익기탕(甫中益氣湯)〉이다.

열독으로 인한 여러 가지 병증, 즉 양명경열로 인한 두통·인후염, 잇몸이 붓고 아픈 증상 및 입 안과 혀가 허는 증상과 피부가 헐어서 생긴 발진을 다스린다. 또한 외감성으로 인한 발열과 두통을 다스리고, 홍역 초기에 발진이 잘 솟지 못할 때 사용한다.

1) 풍열 감기에 의한 두통·발열·오한·인후통에는 승마에 갈근(葛根)·박하·상엽·국화 등을 배합하여 사용하면 좋다.

2) 체질이 허약해서 감기가 쉽게 안 물러가고 열이 조금씩 나면 승마에 시호를 배합하여 보약과 함께 사용하면 좋다.

3) 위하수증에는 위가 항상 팽만감이 있어 치료하기가 어려운 경우인데, 그 처방으로 승마·황기·당귀·백출 등의 온양보익약을 더해 상시 복용한다. 늘 과식하지 않도록 하고 소화흡수 기능을 강화해야 한다.

4) 유산을 막으려면 승마에 황기·당삼·상기생·하수오를 배합하여 사용하면 태아를 안전하게 할 수 있다.

:: 승마 발효액

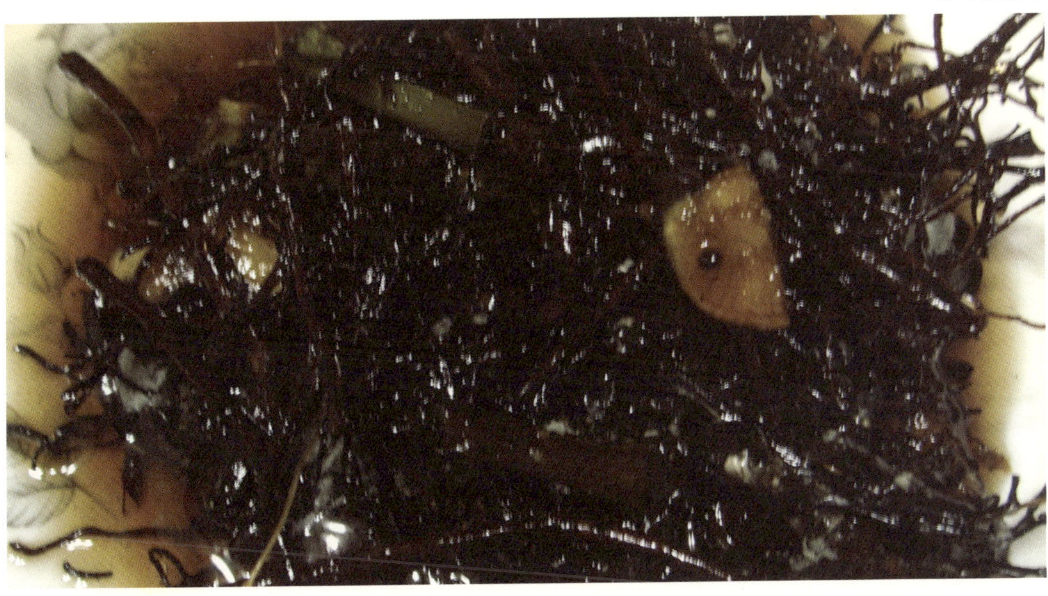

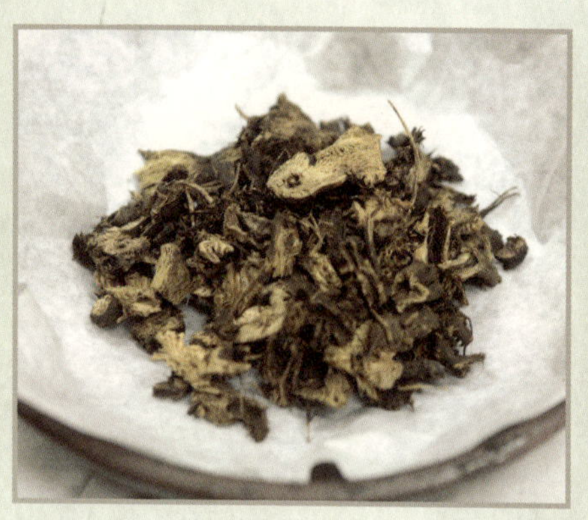

+

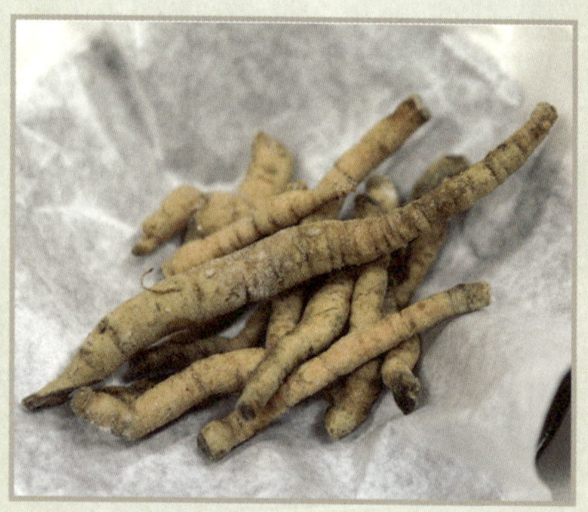

두 약재를 발효시키기 위해서는 싱싱한 생지황의 뿌리와 승마의 뿌리가 필요하다.

가을에 두 약재의 신선한 뿌리를 채취하여 설탕과 함께 발효액으로 담그면 된다.

또는 생지황 발효액을 담글 때 건재인 승마를 잘 씻어 감초·대추·생강 등을 넣고 달여서 시럽을 만들어 함께 담그면 승마·지황 발효액이 된다.

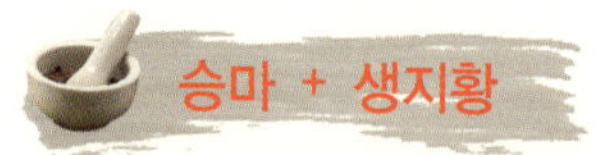

생지황은 감고(甘苦)한 미(味)와 한(寒)한 성을 가지며, 양혈청열하는 동시에 지혈의 작용을 한다. 대개의 열병으로 인한 여러 혈증(血症)에 생지황을 두루 쓸 수 있다.

생지황은 원래 간경과 신경에 작용하는 약재이므로 폐위의 열성으로 인한 박혈망행(迫血妄行)으로 토혈·축혈·아선출혈(牙宣出血) 등이 일어날 때에는 적당하지 않다.

하지만 승마와 배오되면 승마가 생지황을 폐경과 위경으로 작용시켜 폐위의 열을 청(淸)하여 양혈지혈하는 작용이 일어난다.

〈약대론〉

〈보중익기탕〉

승마가 쓰이는 대표적인 약으로 〈보중익기탕〉이 있다.

〈보중익기탕〉은 황기 6g, 인삼·백출·감초 각 4g, 당귀(신)·진피 각 2g, 승마·시호 각 1.2g을 가지고 1첩을 달여 마신다.

기혈을 보익하는 작용을 가진 약과 배합하여 사용하는데 대표적인 처방이다.

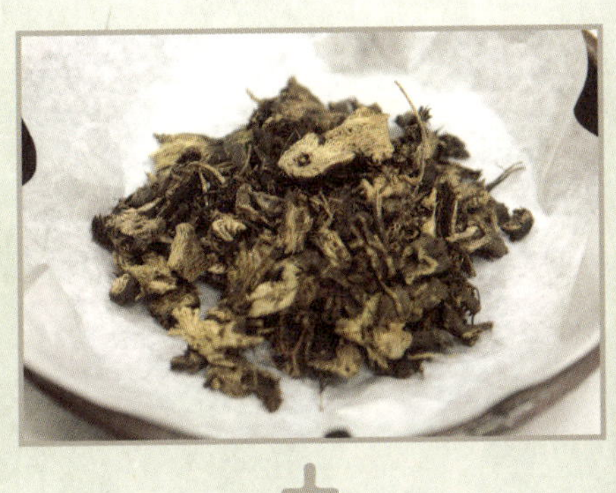

+

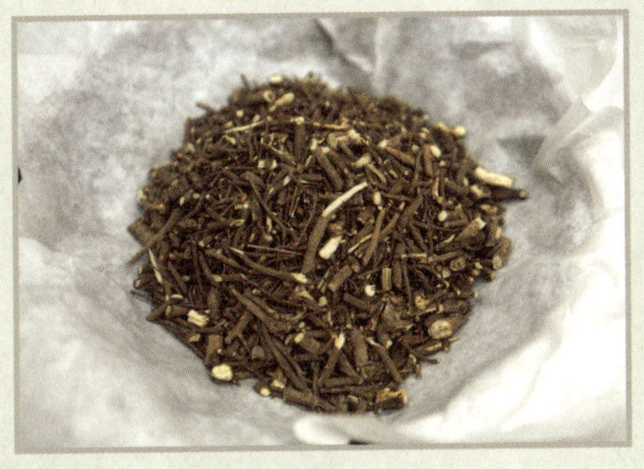

미나리아재비과에 속하는 다년생 초본인 승마와 미나리과에 속하는 다년생 초본인 시호와의 결합이다.

승마와 시호을 발효액으로 만들기 위해서는 승마와 시호의 신선한 뿌리를 채취하여 깨끗이 씻어 잘게 잘라서 설탕과 함께 발효를 시킨다.

이 두 약재를 발효시키면 발효액이 적게 나오므로 승마와 시호의 건재를 시럽으로 만들어 다른 발효액에 넣어 발효시키는 방법을 쓰기도 한다. 이때 건재의 양은 생물의 1/3 정도 사용한다.

승마 + 시호

시호와 승마는 모두 기(氣)가 가볍고 미(味)는 박(薄)한 약재로 승(升)을 주(主)하는 성질이 있으며 주로 양기를 승발하는 효능을 나타낸다.

시호는 소양의 청기를 이끌어 왼쪽을 따라 상승시키고, 승마는 양명의 청기를 이끌어 오른쪽을 따라 상승시킨다.

이 두 약재가 상수로 합용되면 청기(淸氣)를 양도(陽道)로 행하게 하므로써 승양거함(升揚擧陷)하는 힘을 갖게 되지만 항상 익기보중하는 약과 함께 사용해야 비로소 그 약력이 발휘된다.

시호와 승마는 모두 신량해표약에 속하는데, 시호는 투표퇴열하며 소양경의 반표반리한 사기를 선발하고, 승마는 청열해독하고 양명 기주의 사(邪)를 선발한다.

따라서 이 약재는 해기청열의 공효가 있게 되므로 보통 소풍해표약이나 청열해독약과 함께 쓰여 풍열의 외감으로 사(邪)가 기주에 울(鬱)하여 발열(發熱)이 없어지지 않고 두동 인통 등의 증이 있을 때 사용된다. 〈약대론〉

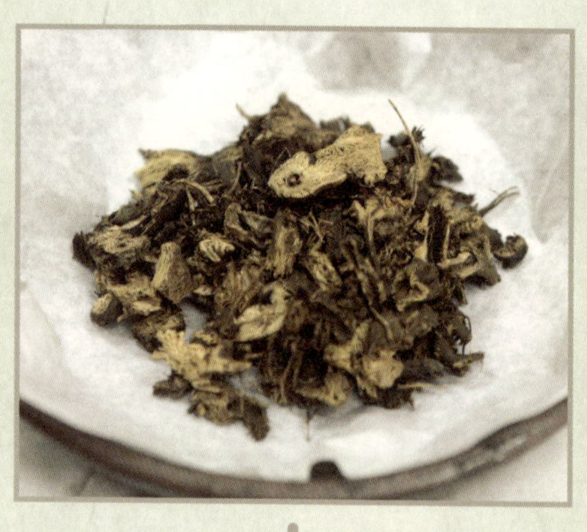

+

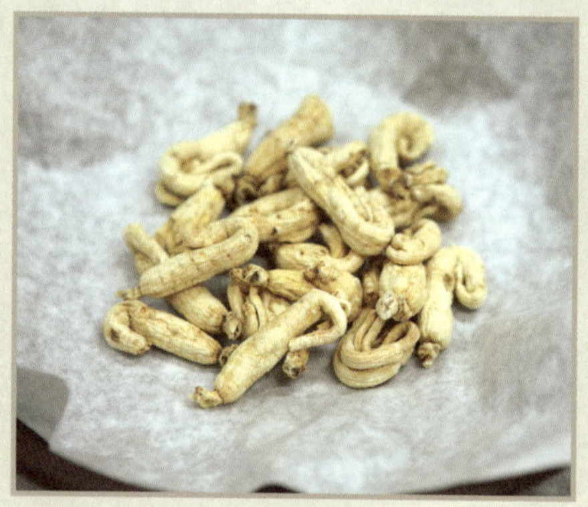

승마 · 인삼은 발효액은 두 약재의 싱싱한 뿌리만 있으면 만들기가 쉽다. 준비한 약재를 잘 씻고 잘라 물기를 빼고 설탕과 함께 발효액으로 담근다.

생물을 구하기가 어려워 건재를 이용해 발효액을 담그는 경우에도 시럽화해서 만드는 법과 발효액을 만들 때 건재를 넣고 함께 담그는 법은 다른 발효액과 크게 다르지 않다.

승마 + 인삼

인삼에는 익기보허하는 신력이 있고 심비폐(心脾肺)의 기(氣)를 두루 보하는 효능을 보이므로 일정의 기허증(氣虛證)에 이를 응용할 수 있다. 그러나 인삼만을 단독으로 쓸 경우에는 비록 보력은 강하지만 승거(升擧)하는 힘이 비교적 약하므로 비위기약이나 중기하함의 증에는 항상 승마와 함께 쓴다.

승마는 심감미한한 약재로 이시진은 이를 '비위인경회요약'이라 하였고, 이동원은 '승위중청기(升胃中淸氣) 우인감온지약상승(又引甘溫之藥上升)이라' 하였다.

이 약재는 한편으로는 인경작용이 일어나 인삼이 비위중초에 작용하게 되고, 다른 한편으로는 승마의 승거(升擧)하는 성으로 인삼이 비위의 양기를 승거하는 작용의 발휘를 돕는다.

비위기약과 중기하함으로 인한 식소변당 · 권태핍력 · 맥허무력(脈虛無力) 및 탈항구리 · 자궁하수 등의 증에 인삼 9g과 승마 3g을 따로 달인 다음 함께 복용하면 〈보중익기탕〉을 대용하는 의미가 있으며 그 효과도 비교적 좋다. 〈약대론〉

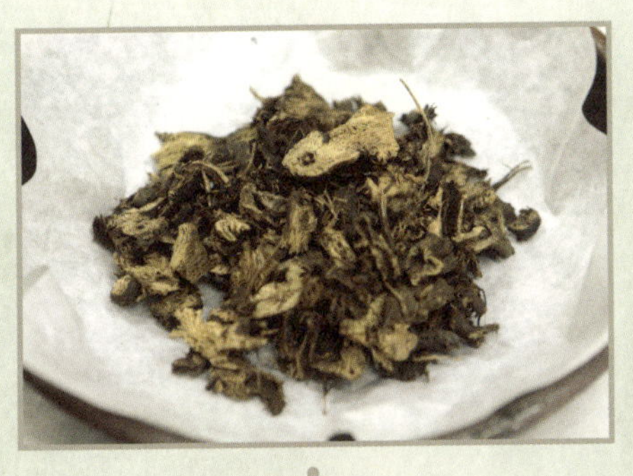

+

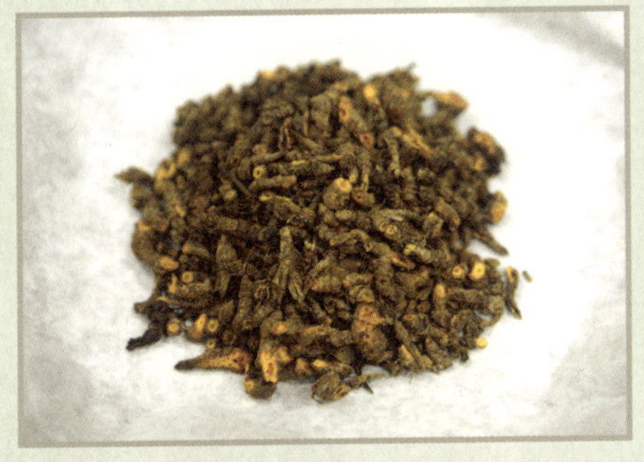

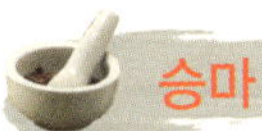

승마와 황련 발효액 담그기

신선한 승마와 황련의 뿌리를 구해 잘 씻어 잡티를 없애고 설탕과 함께 잘 섞어서 담가야 한다.

황련의 생물을 구할 수 없을 때에는 승마 발효액에 건재 황련을 넣고 함께 발효를 시키는 방법과 건재 황련을 시럽으로 만들어 넣는 방법이 모두 쓰인다.

그러나 이 두 약재를 발효시키면 발효액이 적게 나오므로 승마와 시호의 건재를 시럽으로 만들어 약성이 적은 미나리나 돌나물 등 다른 발효액에 넣어 발효시키는 방법을 쓰기도 한다. 이때 건재의 양은 생물의 1/3을 사용한다.

황련과 승마는 승산거화(升散祛火)하는 효능을 가진다. 황련의 성은 침강(沈降)을 주하며 주로 심위(心胃)의 화(火)를 청(淸)하고 비교적 강한 항균소염작용을 가진다.

승마는 그 성이 승산(升散)을 주하여 양기를 승발시키는 효능이 가장 뛰어나고, 비위경의 인경약이 되며 아울러 어느 정도의 해독소염작용을 나타낸다.

이 두 약재를 함께 쓰면 승마가 황련의 작용을 상행(上行)시켜 두면의 화열을 없애게 하고, 황련이 승마의 인도를 받아 비위로 들어가서 청화산열의 효능을 발휘한다.

따라서 심비(心脾)의 화독으로 인한 구설생창(口舌生瘡)·구강점막(口腔粘膜)의 괴란(潰爛)·아은홍종 및 후비후아(喉痺喉蛾) 등의 증에 상용된다.

임상에서 응용할 때는 물론 달여서 내복할 수도 있으나 그 약효의 발휘가 완만하므로 승마 15g과 황련 5g을 갈아서 가제로 싸서 함인하는 방법을 사용하는 것이 그 치료효과가 더욱 뛰어나고 또한 오래 지속된다.
〈약대론〉

산사

- 음식을 소화시키고 적취(積聚)를 제거한다
  (消食化積)
- 혈의 소통을 원활하게 하고 어혈을 푼다
  (活血散瘀)
- 어혈을 제거하고 기를 잘 돌게 한다
  (散瘀行氣)

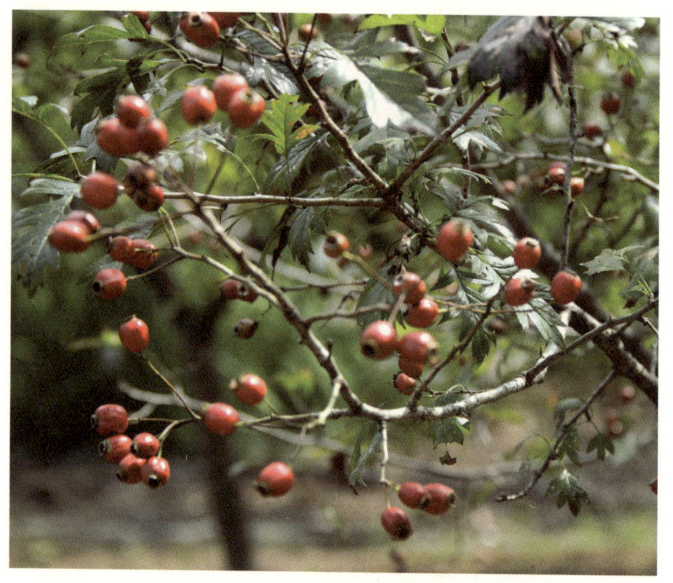

산사나무의 열매

아가위나무는 장미과에 속하는 낙엽 지는 작은 교목으로 키가 5~6m 자라고 껍질은 회갈색이다. 아가위나무는 '산리홍(山裏紅)'이라고도 한다. 산리홍이란 산속 호젓한 곳에서 붉은 열매를 단다는 뜻이다. 한방에서는 아가위나무를 '산사'라 부른다.

산사 성질과 효능 소화를 시켜주고 적체를 풀어주며, 어혈을 풀고 행기작용과 활혈작용이 있다. 혈압을 낮추고 혈지방을 낮추는 작용이 있다.

뛰어난 소화작용 산사는 건위약이어서 소화 흡수기능을 증진시키고 특히 육류의 과식으로 인한 증상을 잘 제거한다.

혈압강하 · 어혈제거 산사는 혈관을 확장시키고 혈류의 저항을 줄이는 작용이 있어 혈압을 서서히 내려준다. 꾸준히 복용하면 어혈을 없애고 활혈화어(活血化瘀)작용이 있어 어혈이 막혀 생기는 여러 증상을 제거한다. 출산 후에 어혈로 말미암아 복통이 있는 경우에 효과적이다.

구충제 회충을 없애는 작용이 있다. 급 · 만성 장염의 치료에도 널리 쓰이는데 약간 볶은 것이 좋고 신곡과 같이 쓴다.

　포식으로 인해 위가 상했거나 고기를 섭취한 후 소화가 잘 되지 않는 사람에게 적합하고, 배가 더부룩하고 식체를 자주 하는 사람에게 효과가 있다. 또한 고지혈증이나 고혈압이 있는 사람이나 동맥경화 · 비만 · 심근경색 등 심혈관질환에 도움이 되고, 암증환자나 여성들의 생리통 · 폐경 · 산후어혈복통에 효과가 있다. 급성장염이나 이질에도 효과가 있으며 비만 · 지방간 · 간염 · 괴혈병 등에도 좋은 약재이다.

1)　고지혈증이 있는 사람은 하엽과 배합하여 차를 끓여 마시면 좋다.

2)　출산 후 어혈이 남아 있는 환자는 산사에 홍탕을 배합하여 마시면 좋다.

3)　작약과 산사를 배합하면 소화기 계통이 강해진다.

4)　산사는 위산이 부족하여 트림을 하면 계란 썩은 냄새가 날 때 쓴다.

　그러나 위산과다로 트림 시 신맛이 나는 경우에는 산사를 쓰지 않고 반하를 쓴다.

:: 산사 발효액

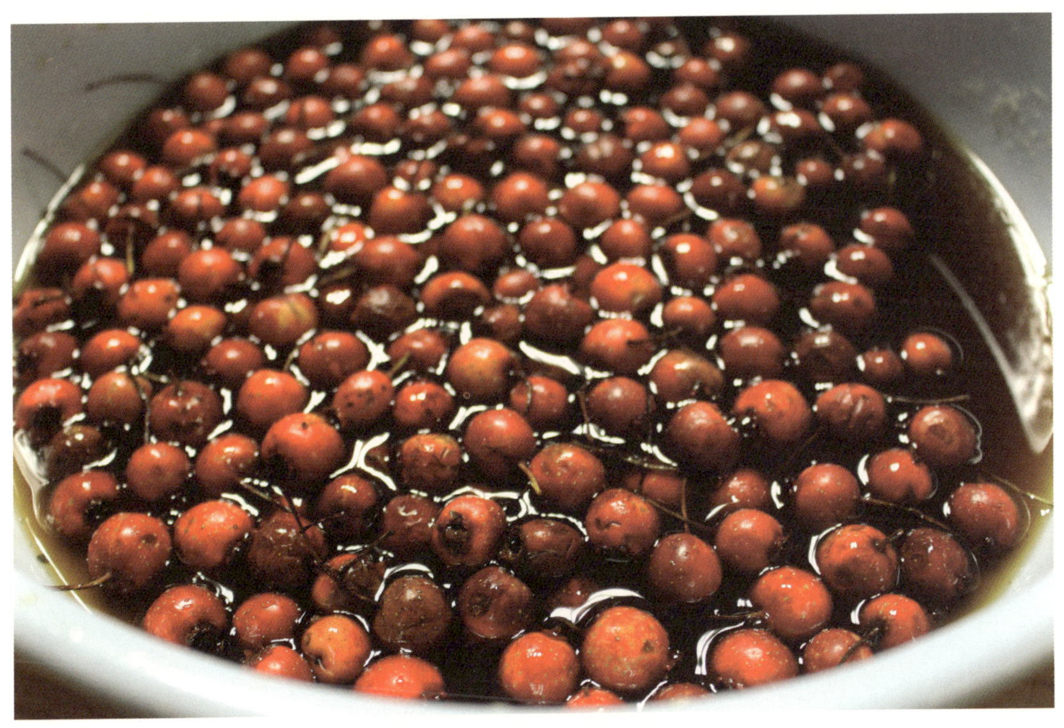

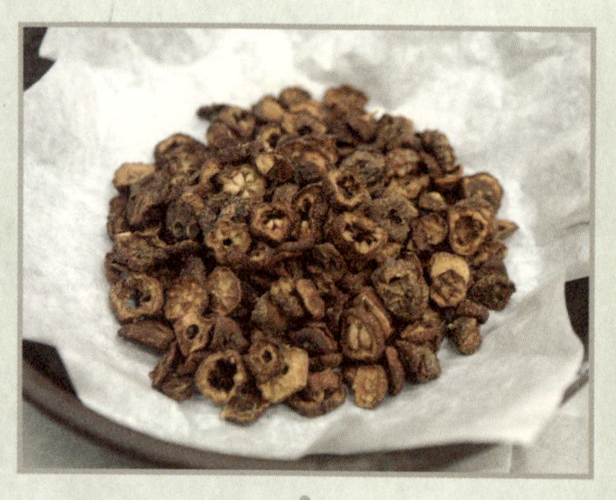

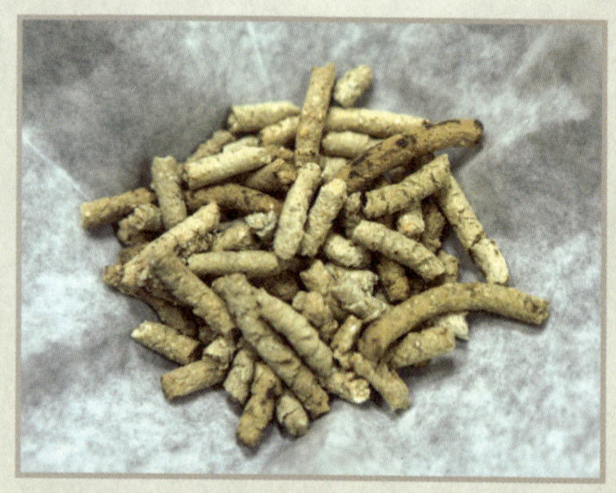

가을철에 잘 익은 빨간 산사의 열매를 구하여 잘 씻고 설탕과 배합하여 산사 발효액을 먼저 담근다. 여기에 적당히 액이 나오면 신곡을 잘게 부수어 넣고 산사·신곡 발효액을 만들면 된다.

산사는 고기를 먹고 소화를 시키지 못할 때 쓰며 신곡은 곡식 종류를 먹고 소화가 안 될 때 쓰므로 이 두 가지를 넣어 담근 발효액은 좋은 소화제 발효액이 될 것이다.

산사 + 신곡

산사는 산감미온(酸甘微溫)한 성미가 있으며 비위(脾胃)에 들어가서 파설(破泄)하는 힘이 비교적 강하여 소식화적(消食化積)·산어행체의 효능을 보인다.

신곡은 백면·행인·적두 등 여섯 가지의 약재를 보료로 하여 증제발효(蒸制醱酵)시켜 만들어진 국제로서 성미는 감신온(甘辛溫)하다. 신미(辛味)가 있으나 산(散)이 심하지 않고 감미(甘味)가 있지만 옹(壅)이 별로 없으며, 온성(溫性)이 있되 조(燥)함이 그다지 없다. 또 향기는 성비조운(醒脾助運)의 작용을 하므로 도체작용(導滯作用)이 강하고 소식제만(消食除滿)·주곡(酒穀)의 진부적체(陳腐積滯)·소화를 촉진하는 작용이 있다.

이 두 약재는 상수로 배오되어 소식제적(消食除積)·파체제만(破滯除滿)의 효능이 증가된다. 임상에서는 폭음폭식·위창복통·애기부취·실기빈빈(失氣頻頻) 등의 증에 이 두 약재의 달인 물을 복용하면 효과를 볼 수 있다. 〈약대론〉

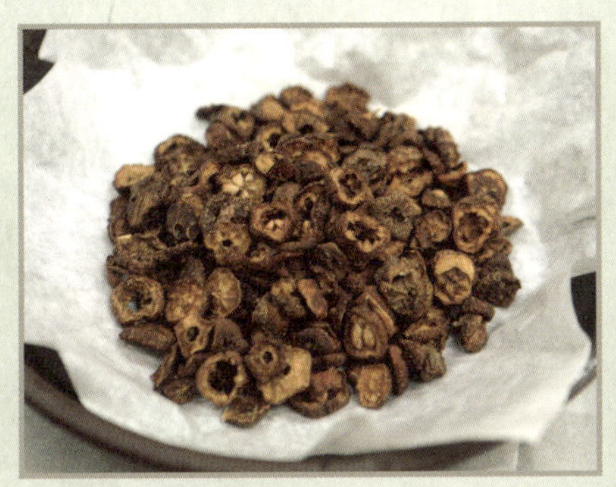

+

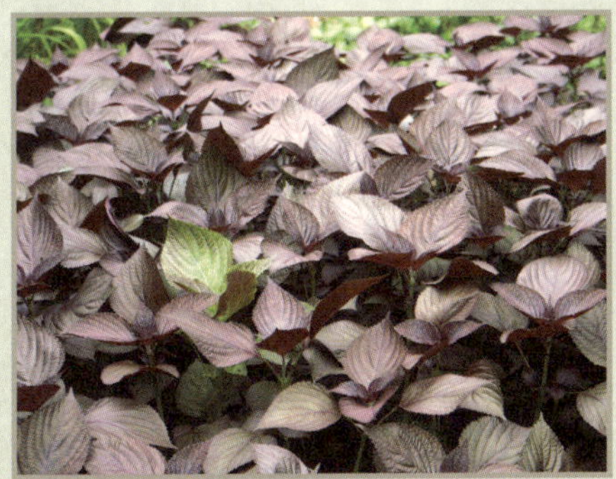

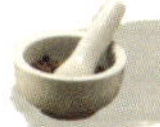 산사 + 소엽

산사는 감산하고 비위에 들어가 소화를 잘 시켜 육적을 해소하고 적체를 치료하는 효능이 있다.

소엽은 신온한 성미로 발산하고 기(氣)가 박(薄)함으로써 통하며 미(味)가 박(薄)함으로써는 설(泄)하므로 표사를 없애 두통을 청하게 하고 폐기를 설(泄)하여 주리를 통하게 한다. 이 두 약재를 배오하면 물고기 특히 게를 먹고 난 후에 나타나는 두드러기를 치료하는데 요약이 된다.

산사와 소엽 발효액 담그기

소엽과 산사를 합방한 발효액을 만들기 위해서는 싱싱한 자소엽(차조기)와 산사 열매를 채취하여 잘 씻고 잘게 잘라서 동량의 설탕과 함께 용기에 넣고 발효액을 담근다.

산사 발효액에 마른 소엽을 시럽화해서 넣고 발효액을 만드는 것은 다른 것과 동일하다. 이 두 약재를 발효시켜 만든 발효액은 물고기를 먹고 체했을 때나 게를 먹고 두드러기가 났을 때 쓰면 아주 효과가 좋다.

Tip

산사 발효액

발효액은 나무의 열매와 잎을 사용한다.

봄에 산사꽃이 피고 떨어지면 잎을 깨끗이 씻어 잘 말리고 잘게 잘라서 생강·대추·감초를 진하게 달인 물과 함께 용기에 담아 동량의 흑설탕을 넣고 6~8개월간 발효시킨다.

산사 열매를 잘 씻어 말린 후에 흑설탕과 함께 용기에 넣어 5~6개월간 발효시킨 후에 향긋한 냄새가 날 정도가 되면 끓는 물에 한두 스푼 넣어 우려내서 마신다.

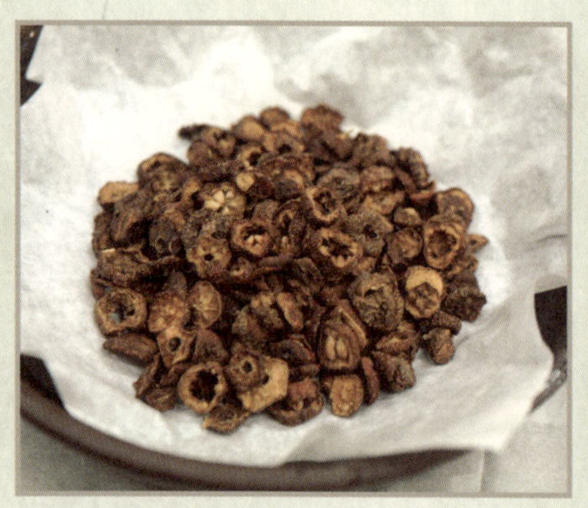

+

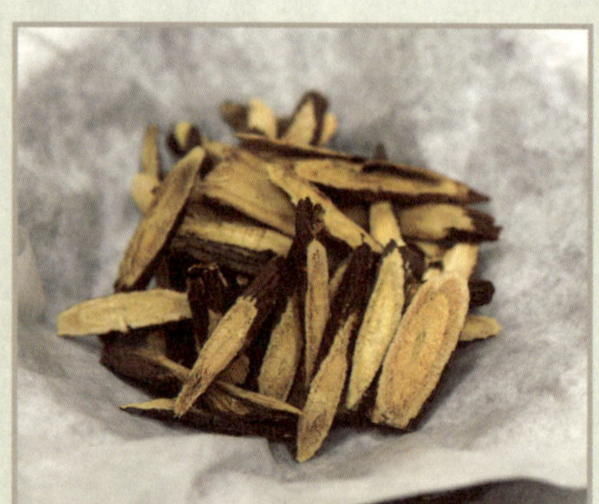

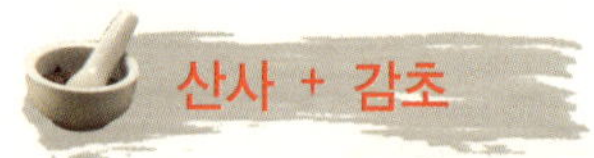

모든 독을 풀어준다는 감초와 고기를 먹고 체했을 때 소화를 잘 시킨다는 산사와의 결합이다.

산사·감초 발효액을 만들면 산사는 혈분에 들어가 활혈산어(活血散瘀)하여 기체혈어로 인한 산후오로부진(産後惡露不振)·어혈복통·혈어경폐에 쓰이며, 감초는 9규(竅)를 통하게 하고 모든 혈맥을 잘 돌게 하며 힘줄과 뼈를 든든하게 하고 살찌게 한다.

이러한 감초와 산사를 배합하면 담음(痰飮)이 쌓이거나 배가 더부룩하고 신트림이 나오며 장에서 소리가 날 때 효과가 있다.

산사와 감초 발효액 담그기

가을에 싱싱하고 잘 익은 산사 열매를 구하여 잘 씻은 다음 잘게 잘라 동량의 설탕을 넣어 용기에 담는다.

또는 미리 담가둔 산사 발효액에 마른 감초를 설탕과 함께 끓여서 시럽으로 만들어 넣는 방법도 활용해 볼 수 있다.

이렇게 만들어진 산사·감초 발효액은 육식으로 인해 소화를 잘 시키지 못하는 사람에게 좋은 발효액이 될 것이다.

Tip

산사 이용법

한방에서는 아가위나무를 '산사'라 부른다. 약용으로 쓸 때는 서리가 내리면 열매를 따서 살짝 찐 후 씨를 빼고 말려 약간 볶아 쓰거나 태워서 쓴다. 알이 크고 껍질이 붉고 단단하고 살이 많은 것이 좋다.

예부터 산사의 열매로 술과 음식을 만들어 먹었다. 산사육에 찹쌀과 계피가루, 꿀을 넣고 만드는 신사죽, 산사탕과 산사떡 등이 그것이다. 또한 산사주를 담가 먹었다. 차로 마시기도 하고 잼을 만들어 먹기도 했다.

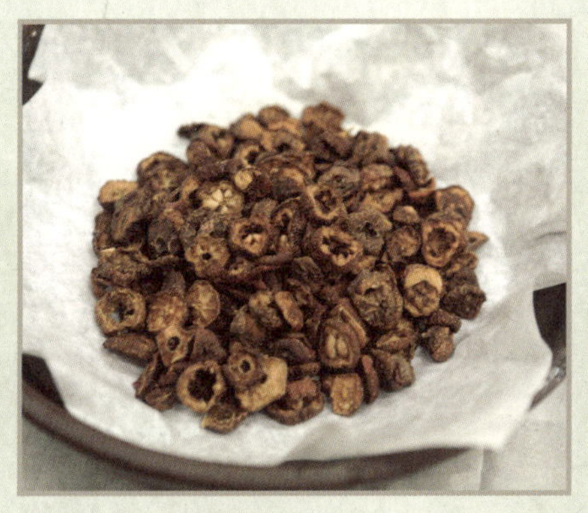

+

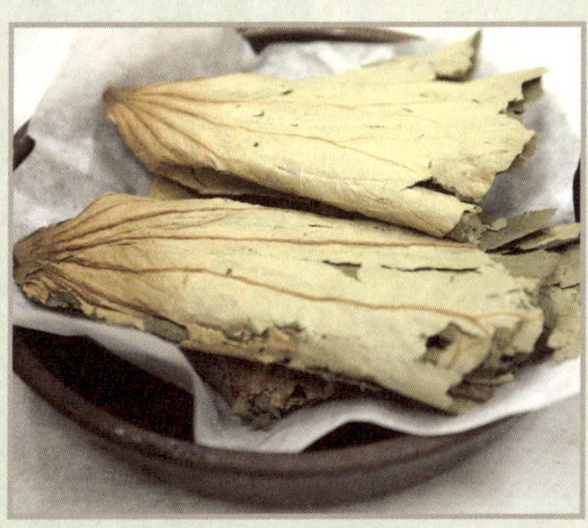

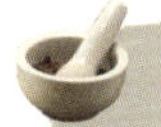

산사는 기름진 육식적체(肉食積滯)를 제거하는데 뛰어나고 활혈산어의 효능도 있어 혈관 확장과 강압·강혈지작용이 있으며, 하엽(연잎)은 피를 맑게 하고 혈액순환을 원활하게 하여 많은 병을 예방하고 치료하는 효과가 탁월하다.

따라서 이 두 약재를 배합하면 고지혈증에 좋은 발효액이 된다.

산사와 하엽(연잎) 발효액 담그기

하엽(연잎)과 산사를 합방한 발효액을 만들기 위해서는 싱싱한 연잎을 구히고 산사 열매를 채취하여 잘 씻고 잘게 잘라서 동량의 설탕과 함께 용기에 넣고 발효액을 담그면 된다.

또는 산사 발효액에 마른 하엽을 시럽화해서 넣고 발효액을 만들 수도 있다.

Tip

산사차

열매는 씨를 빼고 잘게 잘라 말린 다음 12g을 500cc의 물을 넣고 센불로 끓여 몇 회 나눠 마신다. 너무 오래 담가두면 떫은 맛이 살짝 난다. 시큼한 맛이 나면 적당하다.

산사주

산사로 담근 술은 마시기도 좋고 육식의 소화를 잘 시키므로 식후 반주나 고급요리에 같이 마시기 좋다.

산사 150g, 소주 1.8L를 용기에 넣고 2개월 숙성시키다가 건더기를 건져내 반주 정도로 마시면 좋다.

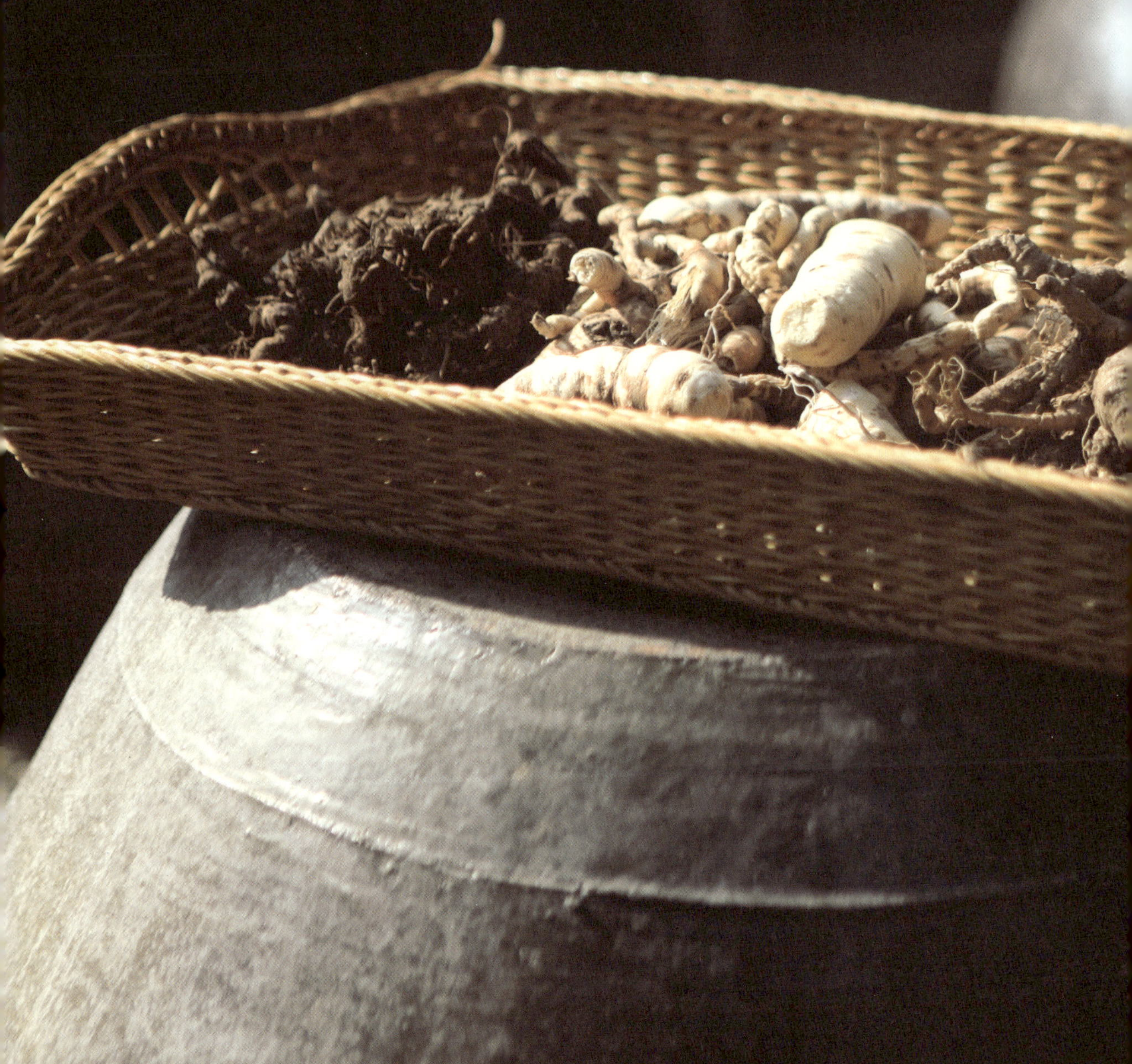

제4장
폐장에 좋은 한방 발효액

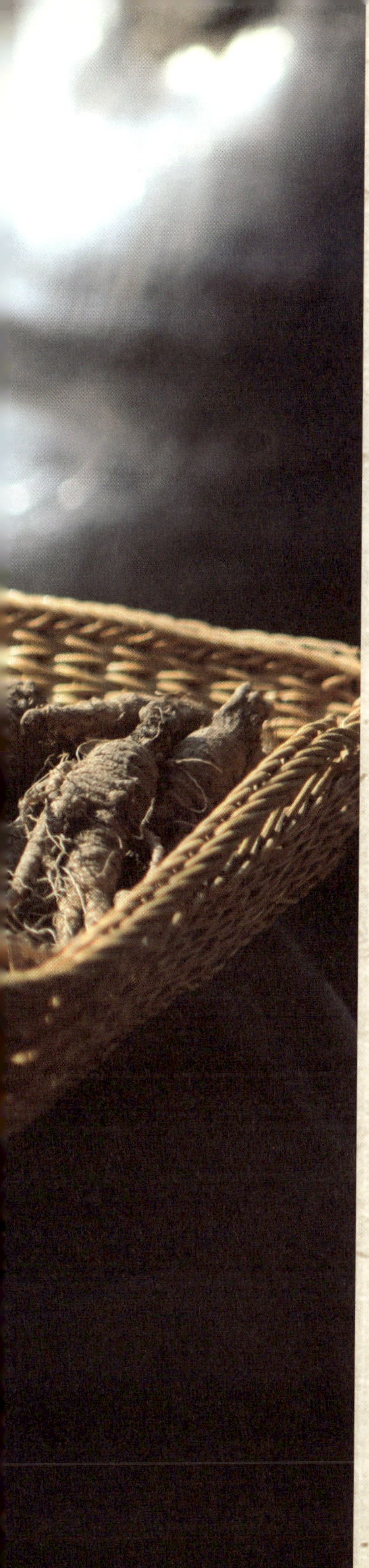

폐(肺)와 매운맛(辛未)

우리는 매운 음식을 먹을 때 호흡을 길게 하며 입을 벌리고 끝을 들고 밖으로 내 분다. 또한 호흡이 느린 사람이 대체로 매운 음식을 좋아한다는 사실은 매운맛이 폐에 작용한다는 것을 알 수 있게 한다. 감기에 걸리고 기침이 날 때 땀을 내는 약에는 대체로 맵고 더운 약을 쓰고, 폐병에서 생기는 기침에는 맵고 더운 약을 피한다는 데서도 이러한 것을 알 수 있다.

《통속한의학 원론(중후학편)》

맥문동

- 음액을 보태어 폐를 윤택하게 하여 해수 및 조담(稠痰)을 제거한다(養陰潤肺)
- 위를 보익하고 진액을 만든다(益胃生津)
- 위장의 열기를 가라앉히고 영양분을 공급한다(潤腸)
- 심열을 제거해 열로 인해 가슴이 답답하고 불안한 것을 치료한다(淸心除煩)

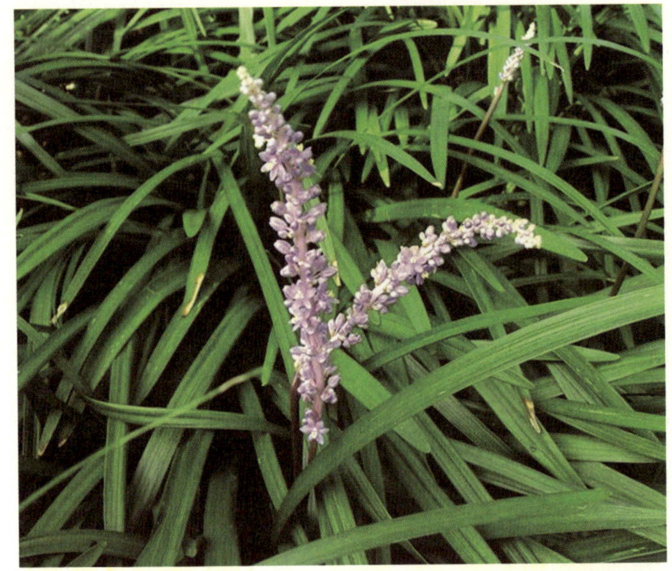

맥문동의 꽃

뿌리가 달린 모양이 마치 껍질이 두꺼운 보리같다 하여 보리 '맥(麥)' 자를 붙여 '맥문동'이라 한다. 맥문동은 우리나라 중부 이남의 산지에서 나무 그늘 아래 나는 백합과의 늘푸른 여러해살이풀이다.

가을과 봄 사이에 괴근을 채취하여 깨끗이 씻어 햇볕에 말린다. 물에 담근 후 부드러워지면 심지를 빼고 사용한다. 맥문동은 적응증이 넓어 진액이 부족한 증상엔 어떤 경우든 사용해도 된다.

맥문동 성질과 효능

폐를 윤택하게 하고 음은 보하며, 위를 돕고 진액을 만든다. 또 심장을 편하게 하고 가슴이 답답한 증상을 완화시킨다. 미용에 좋고 노화를 방지하는 작용이 있다. 성질은 약간 차고[微寒](평(平)하다고도 한다) 맛이 달며[甘] 독이 없다. 허로에 열이 나고 입이 마르며 갈증이 나는 것과 폐위로 피고름을 뱉는 것, 열독으로 몸이 검고 눈이 누른 것을 치료하며 심을 보하고 폐를 시원하게 하며 정신을 진정시키고 맥기(脈氣)를 안정케 한다.

《본초》 살찌고 큰 것이 좋으며 쓸 때는 끓는 물에 달구어 심을 빼 버린다. 그렇게 하지 않으면 답답증이 생긴다.

《입문》 수태음경으로 들어가는데 경락으로 가게 하려면 술에 담갔다가 쓴다.

폐옹이나 폐위축증, 폐결핵으로 인해 각혈을 하거나 마른기침을 하는 사람에게 도움이 된다.

열병으로 진액이 부족하여 입이 마르거나 목이 건조하며 불면증이나 가슴이 답답한 증상에도 효과가 있다. 또한 위액이 부족하여 식욕이 없고 음식 맛을 느끼지 못하거나 위축성 위염이 있는 사람에게도 효과적이다. 피부를 윤택하게 하고 노화방지에도 좋으며 암이나 당뇨환자에게 좋은 약재이다.

1) 맥문동과 돼지 간을 배합하여 요리하면 빈혈 · 시력감퇴 · 야맹증 등의 치료효과가 강하다.

2) 목이버섯과 맥문동을 배합하면 가슴이 답답한 증상이 나타난다.

3) 붕어와 맥문동을 배합하면 소화불량이 나타난다고 하였다.

:: 맥문동과 함께 쓸 수 있는 **옥죽 발효액**

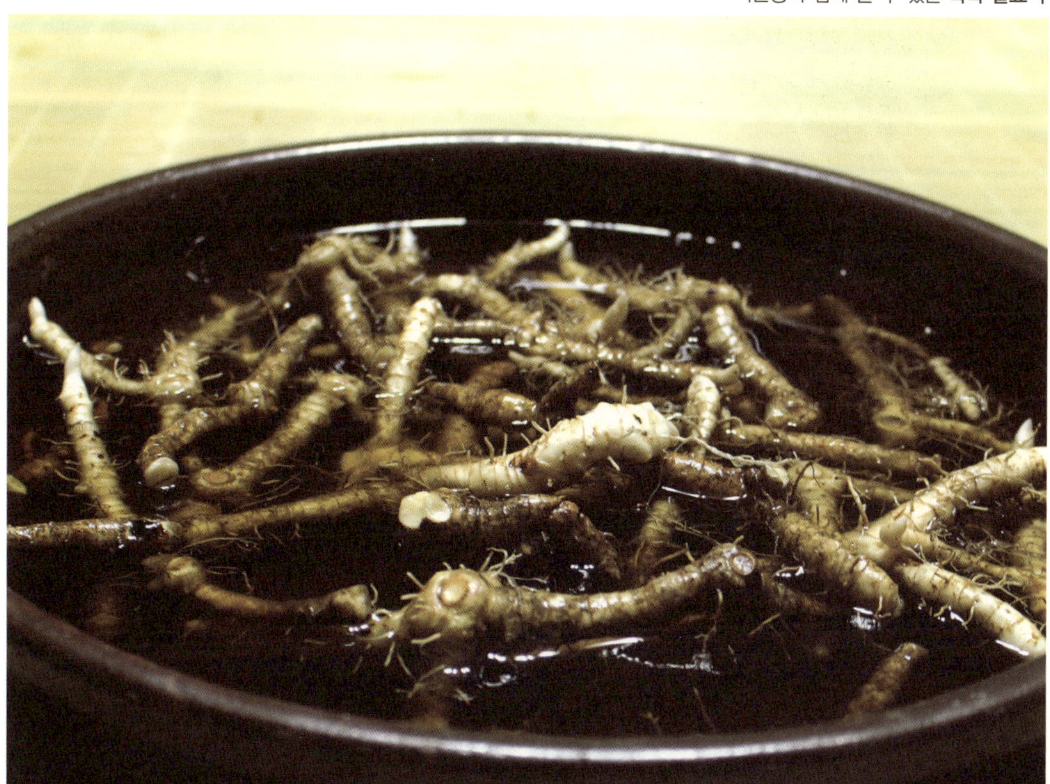

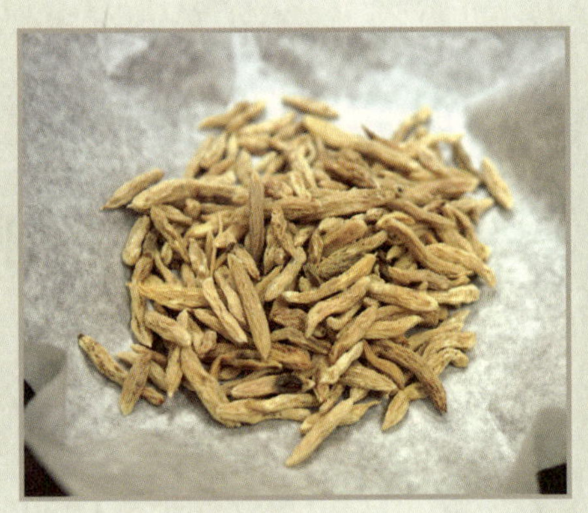

+

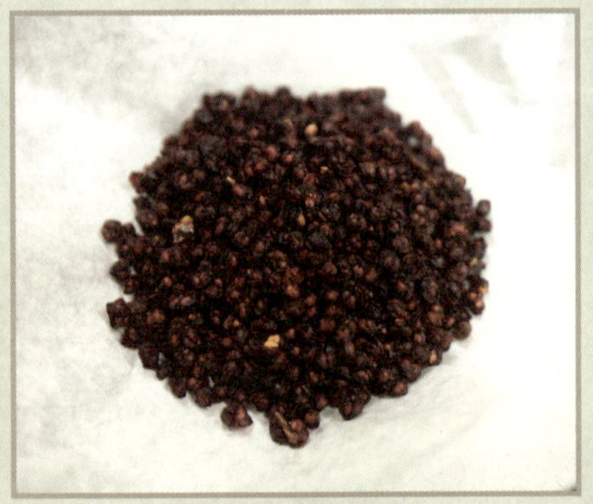

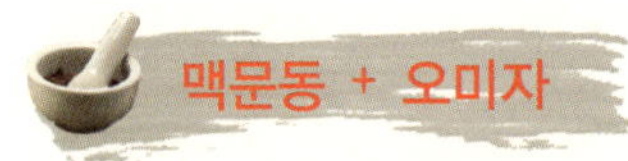

맥문동은 음을 보하여 폐를 윤택하게 하고 진액을 만들어 위를 돕는 약재이다. 또한 오미자는 기침을 멎게 하고 천식을 가라앉히는 약재이다.

따라서 맥문동·오미자 발효액은 폐음허(肺陰虛)로 인해 오래된 기침을 그치게 하고 갈증을 멎게 하는 좋은 발효액이 된다.

맥문동은 자음생진(滋陰生津)해서 윤폐(潤肺)하고 오미자는 염기(斂氣)해서 지해(止咳)하므로 양약(兩藥)을 합용(合用)하여 발효시킨다면 자음염폐(滋陰斂肺)·지해(止咳)하는 효능이 있게 되어 폐음허(肺陰虛)로 인한 구해부지(久咳不止)·구갈(口渴)을 치료할 수 있게 된다.

맥문동과 오미자 발효액 담그기

맥문동의 싱싱한 뿌리를 캐어 거심한 다음 잘 씻어서 물기를 제거하여 잘게 썰어 놓고, 가을에 오미자 열매를 채취해서 잘 씻어 두 약재를 함께 넣고 설탕과 함께 발효액을 담근다.

맥문동은 생물로 구하기가 어려우므로 오미자 발효액에 마른 맥문동을 구하여 시럽화시켜 합방하는 방법을 많이 쓴다.

Tip.

맥문동 이용법

뿌리가 달린 모양이 마치 껍질이 두꺼운 보리같다 하여 보리 '맥(麥)' 자를 붙여 '맥문동'이라 한다.

가을과 봄 사이에 괴근을 채취하여 깨끗이 씻어 햇볕에 말린다. 물에 담근 후 부드러워지면 심지를 빼고 사용한다. 맥문동은 적응증이 넓어 진액이 부족한 증상엔 어떤 경우든 사용해도 된다.

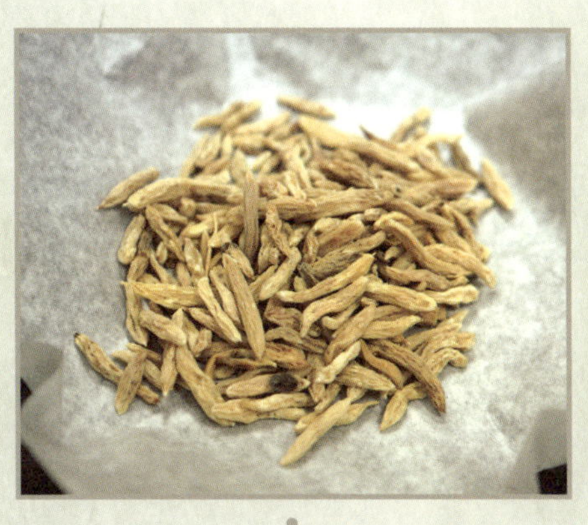

+

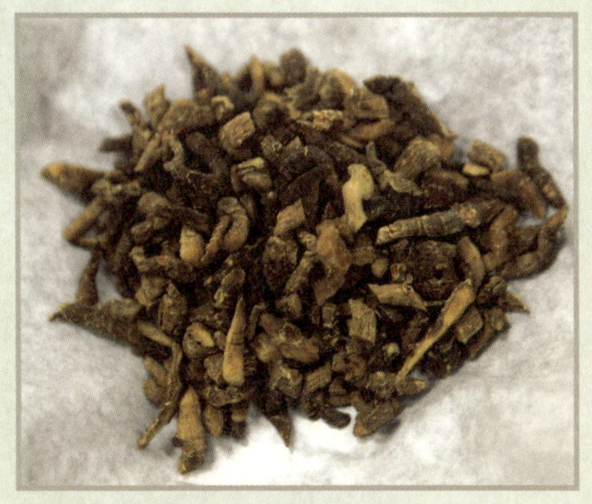

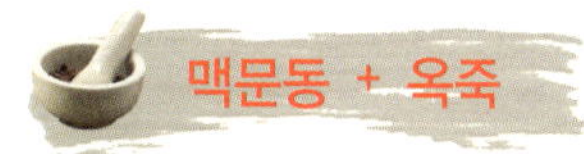

맥문동과 옥죽으로 발효액을 만들기 위해서는 싱싱한 맥문동과 옥죽(둥굴레)의 뿌리가 필요하다. 두 약재를 잘 씻고 잘라서 설탕과 함께 발효액으로 담그는 방법은 다른 발효액과 크게 다르지 않다.

둥굴레 발효액에 마른 맥문동을 끓여서 시럽으로 만들어 넣고 2차 발효를 시켜서 만드는 방법도 있다.

맥문동 + 옥죽

맥문동은 성질은 차고 맛은 달고 약간 쓰다. 우리나라 중부 이남의 산지에서 나무 그늘 아래 나는 백합과의 늘푸른 여러해살이풀이다. 다량의 포도당과 점액질을 함유하고 있어 진액(津液)을 보충하기 때문에 항염증작용이 우수하며, 자양·윤폐·진해·청심·생진작용이 있다.

맥문동은 체력이 저하되는 것을 막아 주며 특히 노인이나 병후 회복기에 있는 사람 또는 평소에 몸이 허약한 사람에게 좋다.

둥굴레(옥죽)의 뿌리는 옆으로 뻗으며, 굵은 육질로 마디가 있고 가는 수염뿌리가 있으며 황백색이다. 잎은 가느다란 줄기에 휘어져 타원형으로 어긋나게 매달린다. 꽃은 4월경에 줄기의 밑부분에서 피는데 은방울꽃보다 작은 연녹색이다. 잎자루는 아주 짧다. 보중익기하고 심폐를 윤택하게 하며 안색을 좋게 하고 번갈을 없애는 효능이 있다. 또 자양·생진작용을 하며, 중풍으로 인해 폭열하고 사지가 마음대로 움직이시 않는 것을 치료한다.

맥문동·옥죽 발효액은 자음윤폐(滋陰潤肺), 익위생진(益胃生津)하는 효능이 있어서 잘 배합하면 효력이 배증(倍增)해서 폐위음상(肺胃陰傷)·조열해수(燥熱咳嗽)·위열번갈식소(胃熱煩渴食少) 등의 증상을 치료할 수 있다.

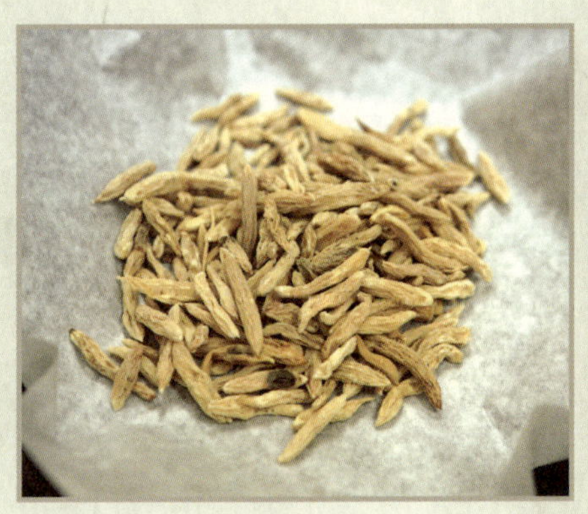

+

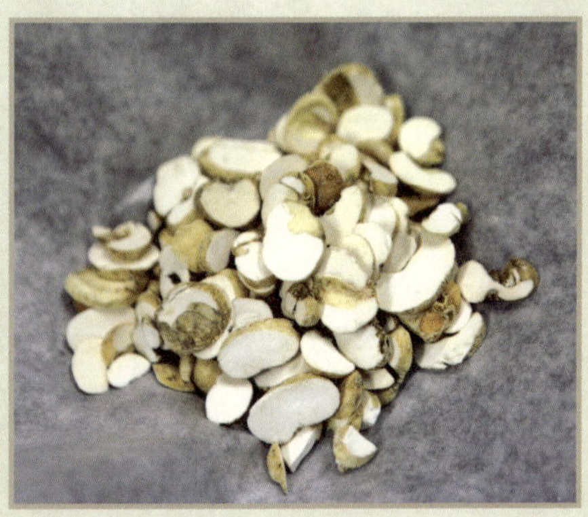

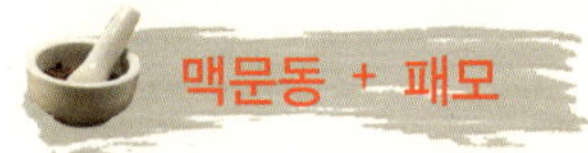

맥문동·패모 발효액은 폐를 보호하고 기침을 멎게 한다.

맥문동은 자폐음(滋肺陰)에 치우쳐서 청열(淸熱)하고 패모는 윤폐(潤肺)에 치우쳐서 화담(化痰)하므로 두 약재를 합용(合用)하여 발효액을 만들면 윤폐(潤肺)·청열(淸熱)·지해(止咳)하는 작용이 있게 되어 폐음부족(肺陰不足)으로 인해 마른기침을 하며 끈적끈적한 담(痰)이 잘 뱉어지지 않는 증상을 치료할 수 있다.

Tip

패모 이용법

패모의 종류는 대단히 많으며 지금 중국에서 수입되는 대부분은 절강성 지역에서 재배하는 절패(浙貝)가 대부분이다.

약용으로 재배할 때, 패모의 지상부가 누렇게 변하면 비늘줄기를 채취하여 수염뿌리를 제거하고 흰 재를 묻혀 햇볕에 말린 후 사용한다.

맥문동과 패모 발효액 담그기

두 약재를 배합하여 발효액을 만들기 위해서는 싱싱한 맥문동과 패모의 뿌리가 필요하다. 두 약재를 잘 씻고 잘라서 설탕과 함께 발효액으로 담그는 방법은 다른 발효액과 다르지 않다.

그러나 패모는 생물로 구하기가 어렵고 맥문동은 발효액이 많이 나오지 않으므로 건재를 시럽화하여 약성이 약한 다른 발효액에 넣어서 2차 발효를 시키는 방법을 많이 쓴다.

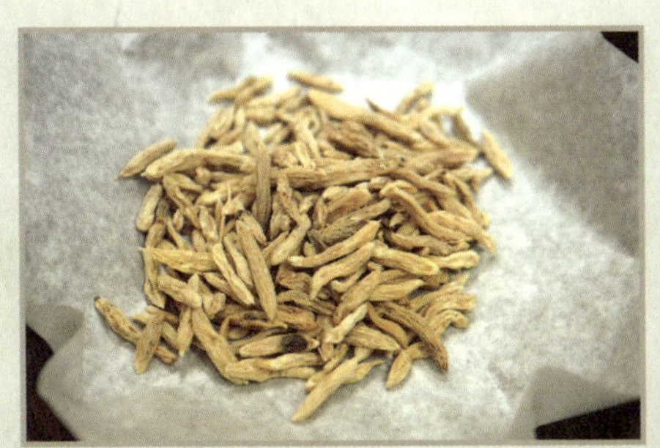

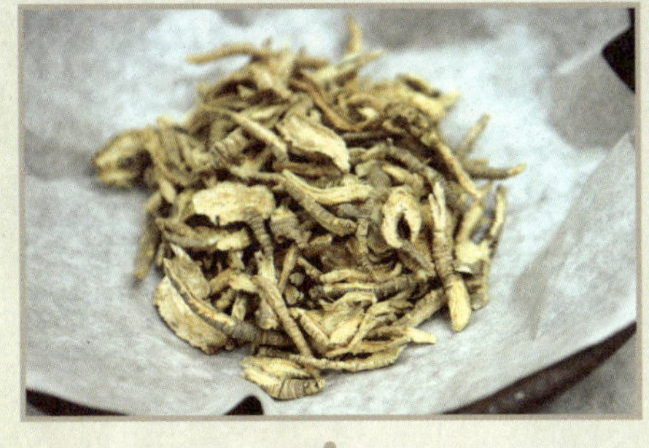

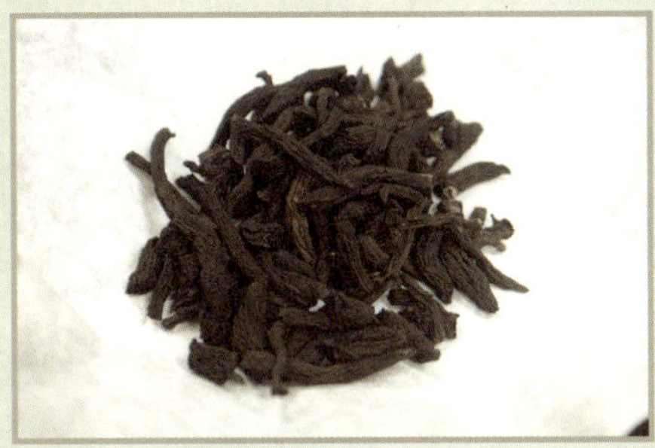

맥문동과 사삼과 현삼 **발효액 담그기**

맥문동·사삼(잔대)·현삼 발효액을 만들기 위해서는 싱싱한 맥문동과 잔대 그리고 현삼의 뿌리가 필요하다. 이들 약재를 잘 씻고 잘라서 설탕과 함께 발효액으로 담그는 방법은 다른 발효액과 크게 다르지 않다.

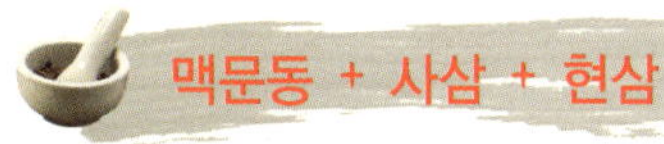

맥문동은 뿌리가 달린 모양이 마치 '껍질이 두꺼운 보리' 같다 하여 보리 '맥(麥)' 자를 붙여 부른다. 체력이 저하되는 것을 막아 주며 특히 노인이나 병후 회복기에 있는 사람 또는 평소에 몸이 허약한 사람에게 좋다.

사삼은 음을 보하는 식물로 특히 폐음과 위음을 보하며 폐열을 내리고, 인후를 잘 통하게 하며 가래를 제거하고 기침을 멈추게 한다. 성질은 차고 맛은 달며 폐경과 위경으로 들어간다.

현삼은 뿌리를 가을철에 채취하여 불로 검게 만들어 햇볕에 말린다. 노두를 제거하고 잘게 썰어 사용하며 혹은 볶아서 사용하기도 한다. 고열로 진액이 손실되어 일어나는 증상과 만성 미열을 없애고 해열작용을 한다. 인후과의 요약으로 많이 쓰이며 각종 인후염증·인후종통에 쓴다.

이렇게 만들어진 발효액은 폐의 진액 부족으로 마른기침이 나오고 기침 소리가 클 때 이를 치료하는 좋은 약이 될 것이다. 여기에 심장을 도와 혈액을 잘 돌도록 하고 신경을 안정시키며 기침을 멎게 하는 대조를 넣어 주면 효능이 더 커진다.

맛은 쓰고 달며, 성질은 차다
(苦·甘, 寒)
폐와 위, 신장으로 들어간다
(入肺·胃·腎經)

지모

* 열기를 식히고 화기를 제거한다(淸熱瀉火)
* 폐와 위의 열을 끄고 흘어 내린다(淸泄肺胃)
* 증기를 물리치고 열을 제거한다(退蒸除熱)

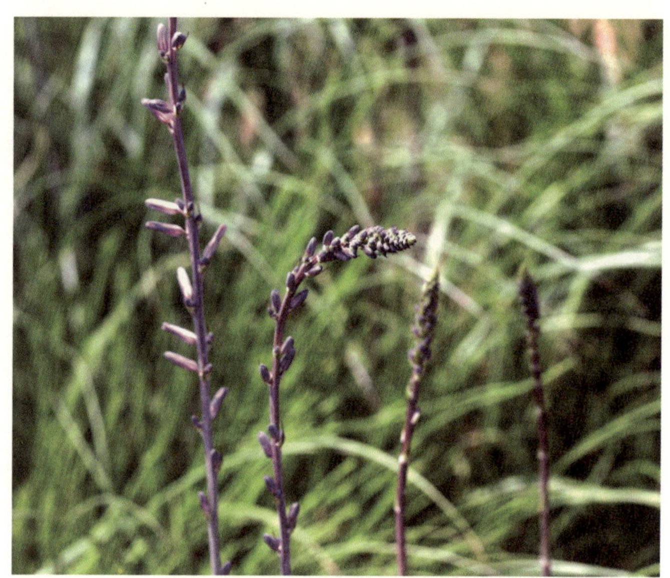

지모의 줄기

지모는 중국의 동북부와 서북부에 걸쳐 야생하는 지모과의 여러해살이풀이다. 우리나라에는 대부분이 황해도 서흥에서 자라며 주로 약용 또는 관상용으로 재배한다. 뿌리는 굵으면서 짧고 땅속에서 옆으로 뻗어 번식하며 많은 수염뿌리를 달고 있다. 3년 이상 재배한 줄기뿌리를 가을에서 이듬해 봄 사이에 채취하여 약용으로 쓴다. 수염뿌리는 제거하고 햇볕에 말린 후 썰어서 사용하며, 소금물에 담가서 축인 뒤에 볶아서 사용하기도 한다.

지모 성질과 효능

성질은 차고[寒](평(平)하다고도 한다) 맛은 쓰며[苦](달다(甘)고도 한다) 독이 없다. 골증노열(骨蒸勞熱)과 신기(腎氣)가 허손된 데 주로 쓰며, 소갈을 멎게 하고 오랜 학질과 황달을 낫게 한다. 소장을 통하게 하며 담을 삭이고 기침을 멎게 하며, 심폐(心肺)를 눅여 주고(潤), 몸 푼 뒤의 욕로를 치료한다. 해열작용·항균작용·혈당강하작용·항암작용이 있다.

《입문》 족양명경과 수태음경에 들어가며 족소음신경(足少陰腎經)의 본경약(本藥)이다. 족양명경의 화열(火熱)을 사하고 신수(腎水)를 보하고 방광이 찬 것을 없앤다. 보약에 넣을 때에는 소금물 혹은 꿀물에 축여 찌든가 볶으며 올라가게 하려면 술로 축여 볶는데 쇠붙이에 닿지 않게 해야 한다.

1) 이모산(지모+패모) : 지모는 청열사화(淸熱瀉火)·자음윤조(滋陰潤燥)하고, 패모는 화담지해(化痰止咳)·청열산결(淸熱散結)·윤폐(潤肺)하여 청열윤폐(淸熱潤肺)·화담지해(化痰止咳)하므로 폐열일구(肺熱日久)·폐음허해(肺陰虛咳)·황담(黃痰) 등의 증상을 치료한다.

2) 지백지황환(지모+황백) : 지모는 청열자음화(淸熱滋陰除火)하고, 황백은 사상화(瀉相火)하여 견음(堅陰)한다. 청열자음(淸熱滋陰)·사화견음(瀉火堅陰)하여, 신음허(腎陰虛)·상화망동(相火妄動)으로 인한 구갈허열(口渴虛熱)·양강(陽强) 등을 치료한다.

3) 지모는 윤기가 있고 매끈하므로 만성의 장염과 위염이 있거나 설사 중인 사람에겐 신중히 사용해야 한다.

:: 지모와 함께 쓸 수 있는 **백합 발효액**

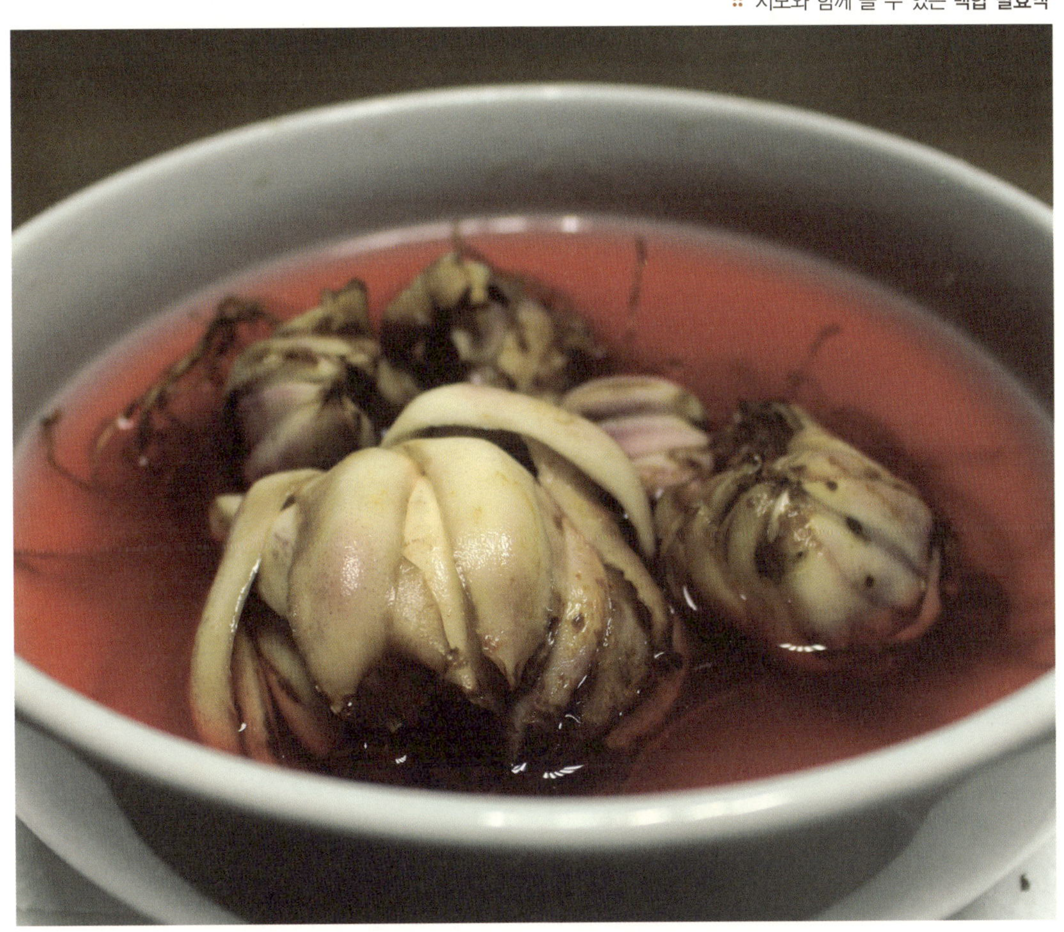

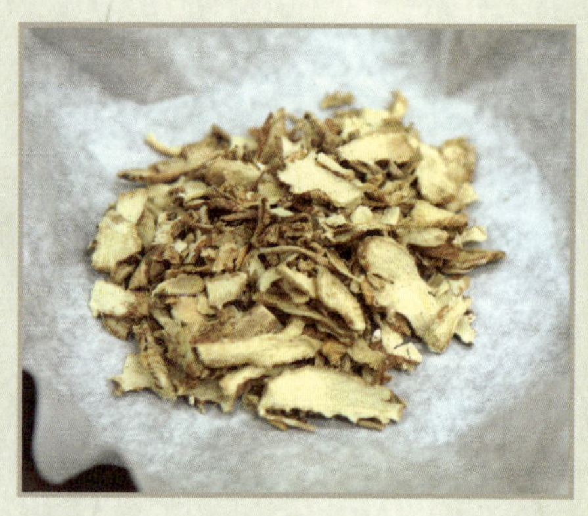

+

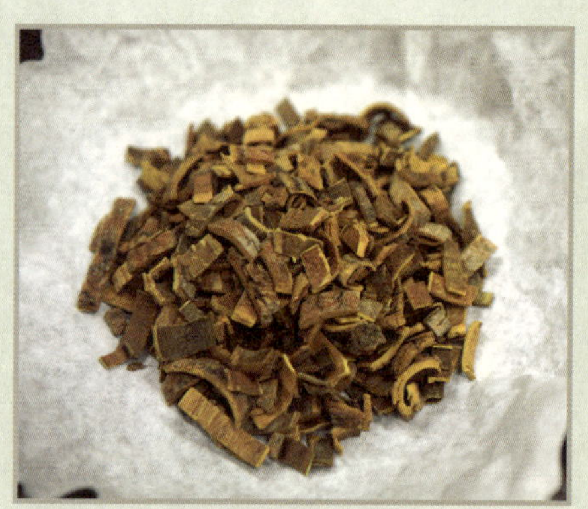

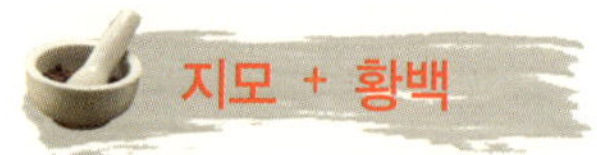

백합과의 다년생 초본인 지모의 뿌리를 약재로 쓰는 지모는 보음약으로 혈(血)의 모체(母體)를 보하는 약력이 있기 때문에 '지모(知母)'라고 한다.

또한 황백은 6~7월경에 황백나무의 수피를 채취하여 콜크층의 겉껍질을 벗기고 내피을 거두어 약재로 쓰는데 음허(陰虛)를 보하고 하초의 습으로 인한 탄탄종통을 치료하는데 쓴다.

지모·황백 발효액은 자음강화의 효능이 현저하게 나타나므로 음허의 조열·골증도한·두운·목현 등의 증상에 사용한다.

지모와 황백 발효액 담그기

두 약재를 발효시키기 위해서는 지모의 뿌리를 채취하여 잘 씻어 물기를 뺀 다음 잘라서 설탕과 함께 발효액을 담근다.

이때 황백의 생껍질을 이용하는데 황백을 생물로 구하기는 쉽지가 않으므로 황백의 마른 약재를 감초·생강·대추와 설탕을 넣고 끓여서 시럽을 만들어 넣고 함께 발효액을 담그면 된다.

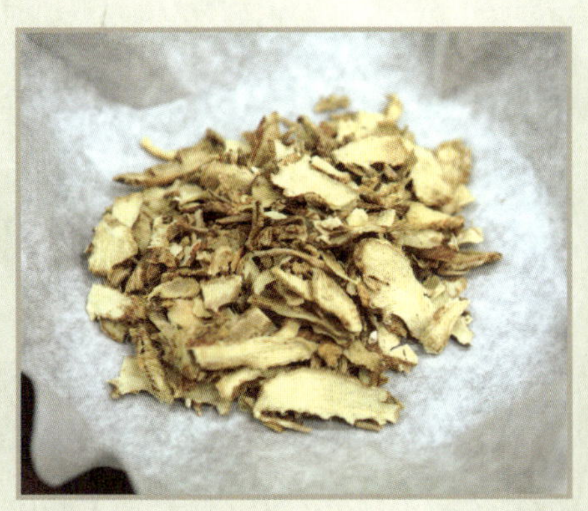

+

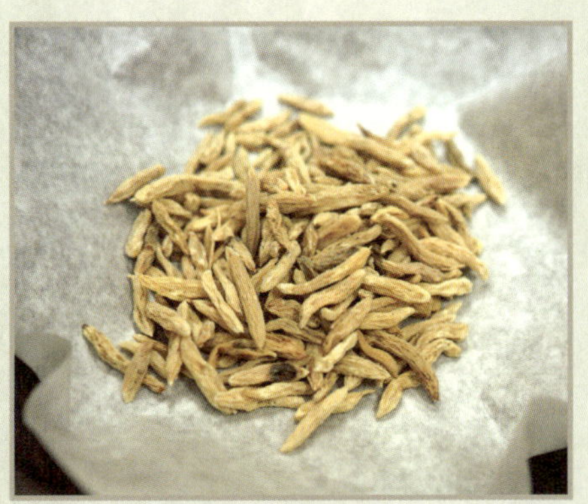

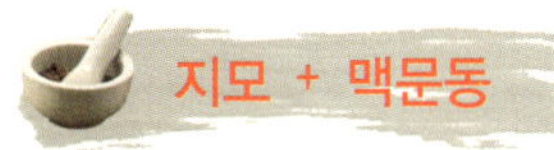

싱싱한 지모과 맥문동의 뿌리가 필요하다. 두 약재를 잘 씻고 잘라서 설탕과 함께 발효액을 담그는 방법은 나른 발효액과 크게 다르지 않다.

이때 맥문동은 뿌리의 심을 빼고 발효액을 담가야 한다. 그렇게 하지 않으면 답답증(煩燥)이 생긴다.

폐를 보호하고 기침을 멎게 하는 두 약재를 잘 배합하여 발효액을 만들면 자음청열의 효능이 더 양호해진다. 폐열로 진액이 손상하여 발생하는 담이 적거나 혹은 무담의 조해에 이용한다.

Tip

지모 이용법

우리나라에서는 대부분이 황해도 서흥에서 자라며 주로 약용 또는 관상용으로 재배한다.

뿌리는 굵으면서 짧고 땅속에서 옆으로 뻗어 번식하며 많은 수염뿌리를 달고 있다. 3년 이상 재배한 줄기뿌리를 가을에서 이듬해 봄 사이에 채취하여 약용으로 쓴다.

수염뿌리는 제거하고 햇볕에 말린 후 썰어서 사용하며, 소금물에 담가서 축인 뒤에 볶아서 사용하기도 한다.

▼ 지모의 꽃

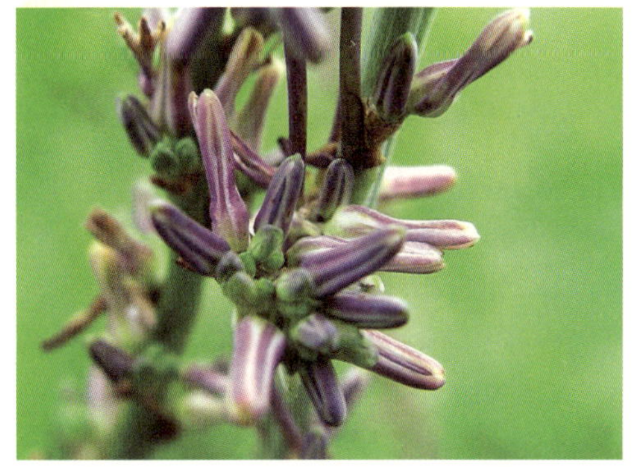

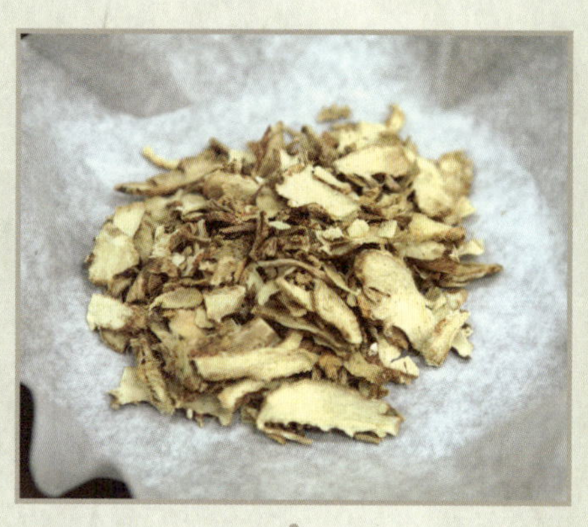

+

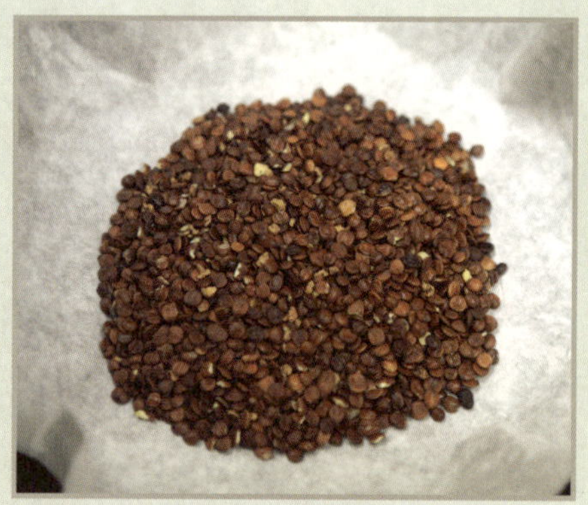

지모와 산조인 **발효액 담그기**

지모와 산조인을 발효시키려면 지모의 싱싱한 뿌리와 산조인의 잘 익은 열매가 필요하다.

이 두 약재를 채취하여 잘 씻고 잘라서 설탕과 함께 발효액으로 담그는 방법은 다른 약재로 발효액을 담는 방법과 거의 비슷하다. 이때 산조인의 씨는 버리지 말고 함께 담가야 하는데 그 씨를 볶아서 쓰면 더욱 효과가 있다.

산조인의 씨에 생강·감초·대추를 넣고 설탕과 함께 달여서 시럽으로 만들어 지모 발효액에 함께 넣는 방법도 좋다.

지모 + 산조인

지모는 허열을 제거하고 구갈을 치료한다. 만성 기관지염으로 해수가 만성화되었을 때 사용한다.

산조인은 심·간경맥의 중요 약재로 심장을 양성하며 간장을 돕는다. 허번·불면을 치료하는 요약이다.

지모·산조인 발효액은 양혈안신·청열제번 효능이 있으므로 음혈의 부족이나 허양상부로 발생하는 허번불면의 치료에 사용한다.

Tip

산조인 이용법

가을철에 멧대추의 열매를 따서 물에 담가 열매 껍질을 썩혀 버리거나 벗겨내 씨를 모아 햇볕에 말려 쓴다.

멧대추는 대추와 유사하지만 종자가 크다. 대추 종자는 약용을 하지 않는다.

▼ 멧대추의 열매

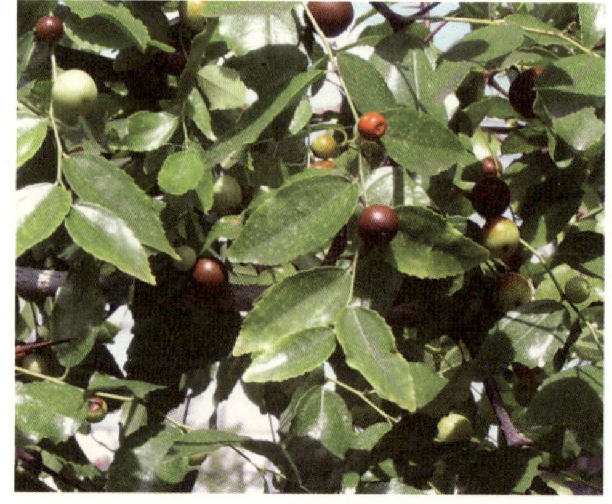

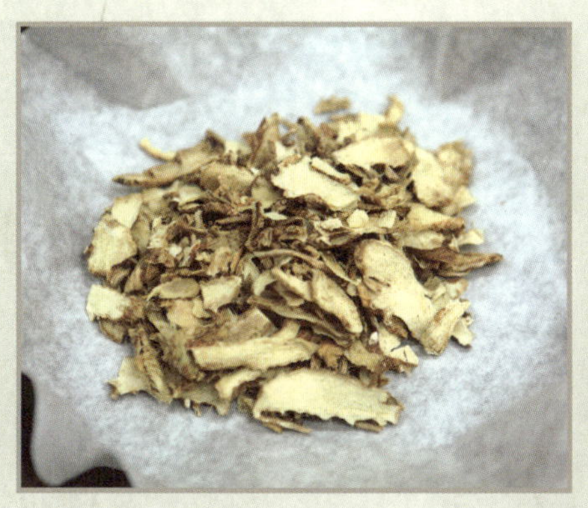

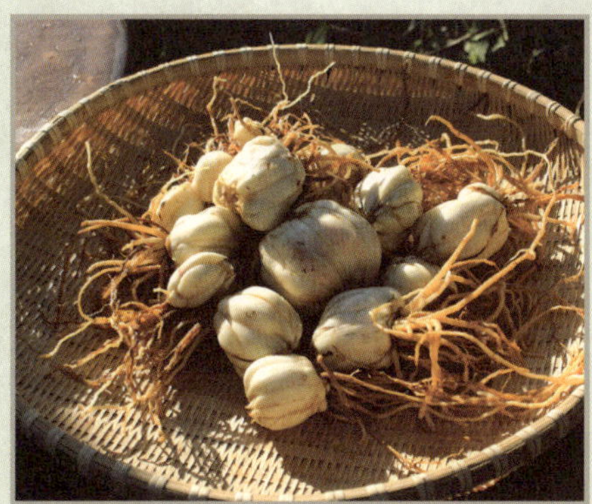

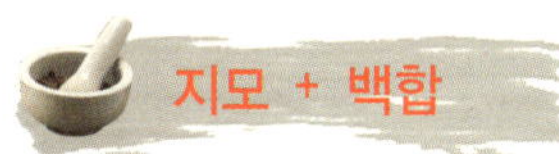

지모는 해열작용을 하여 고열성 발병 후 자양청열제로 쓰면 효과적이다. 허열을 제거하고 구갈을 치료한다.

백합은 약성이 온화한 생진·지해제로서 해수나 폐허로 인한 만성적인 해수의 건해, 무담 등의 증상에 사용한다.

지모와 백합은 모두 윤폐청열(潤肺淸熱)하는 작용이 있어서 양약(兩藥)을 상합(相合)하여 발효액으로 만들면 보음청열(補陰淸熱)의 효능이 뚜렷해 열병후기(熱病後期)에 여열미청(餘熱未淸)해서 오는 심번불안(心煩不安)·정신황홀(精神恍惚) 등을 치료할 수 있다.

지모와 백합 발효액 담그기

지모와 백합을 함께 발효시키기 위해서는 가을에 백합의 싱싱한 비늘뿌리와 지모의 뿌리를 채취해야 한다. 이깃을 질 씻고 잘라서 설탕과 함께 발효액으로 만들면 된다.

백합 발효액에 마른 지모를 시럽화하여 넣고 2차 발효를 시키는 방법도 있다.

백합의 법제

약재는 살이 두껍고 질이 단단하고 백색이며 맛이 쓴 것이 우량품이다.

윤폐작용을 증강시키기 위해 꿀로 법제를 한다. 일정량의 꿀을 약간 달 정도로 물로 희석한 후 백합 뿌리에 골고루 뿌려 잘 스며들게 한 후 밀폐시켜 솥에 넣고 약한 불로 볶는다.

표면이 누릇누릇하고 광택이 좀 나면서 손에 끈적거리지 않을 정도가 되면 꺼내어 그늘에서 식힌다(꿀은 6kg에 참나리 100kg).

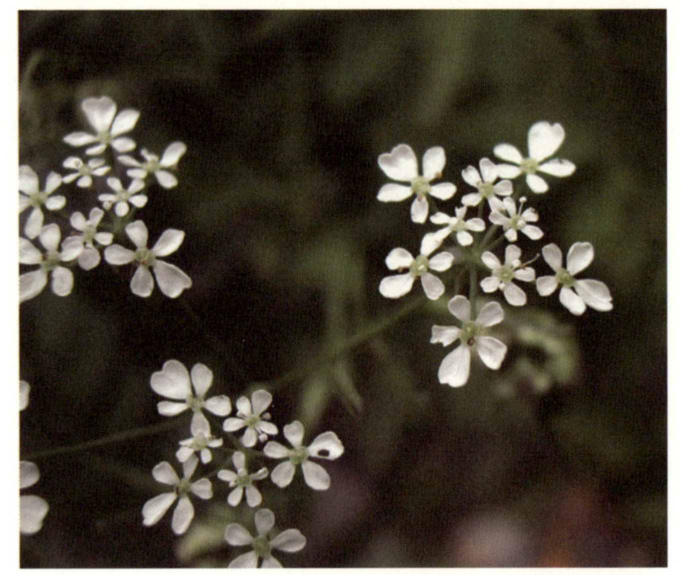

전호의 꽃

전호는 전국 각처의 산지에 나는 산형과의 여러해살이풀이다. 숲 가장자리와 같이 약간의 습기가 있는 곳에서 자란다. 중국에서는 기름나물속의 백화전호를 정품으로 쓰며 그 밖에 바디나물의 뿌리를 쓴다. 한국에서는 산형과의 전호 뿌리를 쓴다. 일본산의 화전호(和前胡)는 바디나물의 뿌리이며 우리나라에서는 '토당귀'라 한다.

전호 성질과 효능

성질은 약간 차며[微寒] 맛은 달고 매우며[甘辛] 독이 없다. 여러 가지 허로(虛勞)로 오는 설사를 멎게 하며 모든 기병(氣病)을 치료하고, 가슴과 옆구리에 담이 있어 그득한 것과 속이 트직한 것, 명치 밑에 기가 몰린 것을 낫게 한다. 담이 실한 것을 없애고 기를 내리며 기침을 멈추고 음식 맛을 나게 하며 소화를 잘 시킨다. 항균 · 항진균 · 항바이러스 · 거담진해 · 이뇨작용이 있다.

《본초》 곳곳에 다 자라는데 음력 2월과 8월에 뿌리를 캐서 햇볕에 말려 쓴다.

1) 청열화담(淸熱化痰)의 효능으로 폐열담천(肺熱痰喘)·담다해수(痰多咳嗽) 등을 치료한다.

2) 일체의 풍한표증(風寒表證)을 치료한다. 〈패독산〉·〈전호탕〉

1) 급성 기관지염에는 초기에 발열과 함께 기침이 아주 심한 경우가 있는데, 마황·행인·백전·전호·반하 등을 함께 넣어 사용한다.

2) 유행성 감기에는 전호·금은화·연교·박하 등의 약재를 함께 사용하면 효과가 좋다.

3) 기침이 아주 심하고 황색담을 어렵게 뱉는 경우 패모·자원·관동·전호·행인을 사용하면 지해와 화담의 효과가 매우 좋다.

:: 전호와 함께 쓸 수 있는 **길경 발효액**

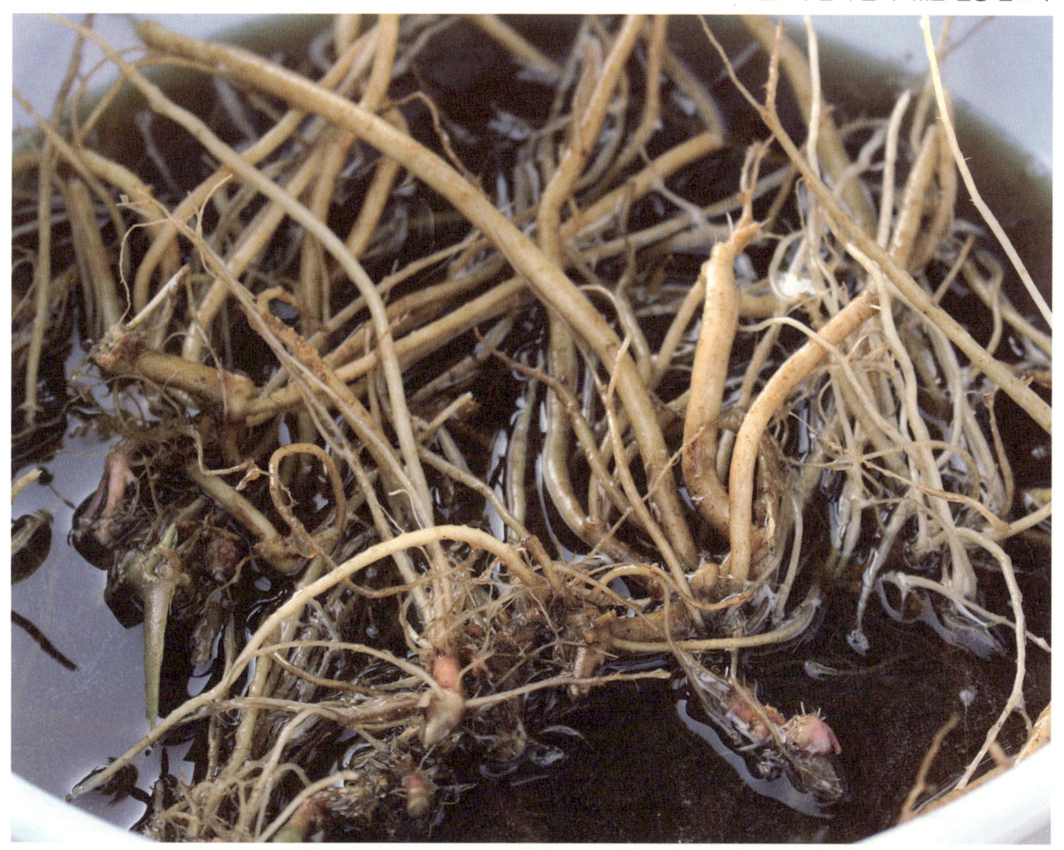

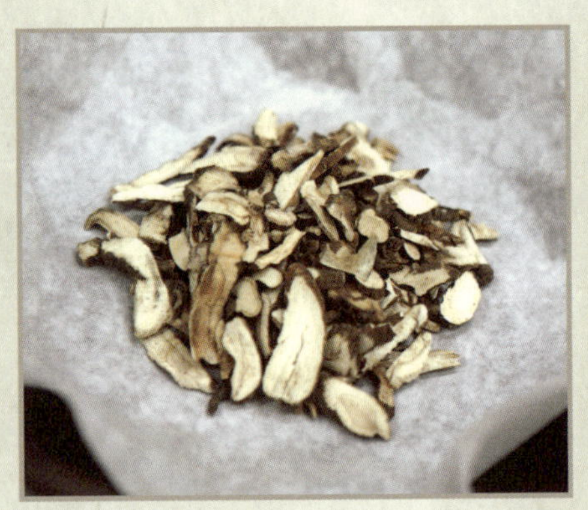

+

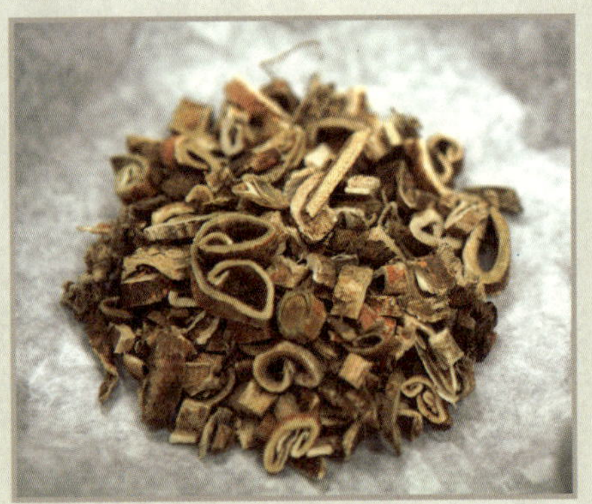

전호와 상백피 **발효액 담그기**

두 약재를 발효시키려면 전호의 뿌리와 상백피를 채취하여 잘 씻고 잘라서 설탕과 함께 발효시킨다.

또는 산속에서 많이 자라는 바디나물의 뿌리를 채취하여 깨끗이 씻고 잘라 설탕과 함께 전호 발효액을 먼저 만든다. 여기에 뽕나무 뿌리를 캐내 껍질을 벗겨서 그것을 잘 씻고 잘라서 전호 발효액에 넣고 설탕을 첨가하여 전호·상백피 발효액을 만들 수도 있다.

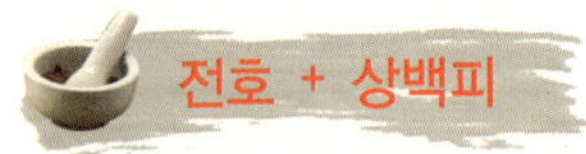

전호 + 상백피

전호는 시호보다 먼저 싹이 나온다고 하여 '전호(前胡)'라고 하는데, 미나리과의 바디나물과 산형과인 섬전호의 뿌리를 채취하여 쓴다. 상백피는 뽕나무의 뿌리 껍질를 벗겨서 약재로 쓰는 것이다. 전호의 폐기를 강하하여 담을 제거하는 작용과 상백피의 폐열을 사하여 지해하는 작용과의 배합이다.

이 두 약재를 배합하여 발효액으로 담그면 사폐화담·지해정천하는 효능을 나타낸다. 여기에 청열화담작용을 하는 패모와 강기·지해작용을 하는 행인을 배합하면 기가 상역하여 담음이 성하고 해수·기단·흉민 등의 증상이 발생하는 것을 치료할 수 있다.

Tip

약재로 쓰이는 전호

중국에서는 기름나물속의 백화전호를 약재로 쓰며 바디나물의 뿌리도 쓴다.

한국에서는 산형과의 전호의 뿌리를 쓴다. 일본산의 화전호(和前胡)는 바디나물의 뿌리이며 우리나라에서는 '토당귀'라 한다.

▼ 전호의 잎

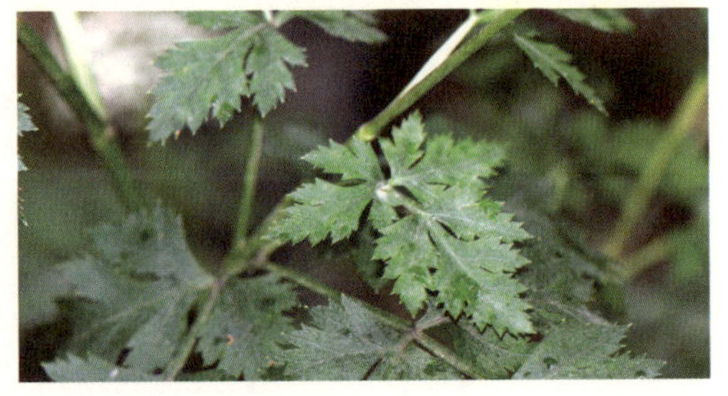

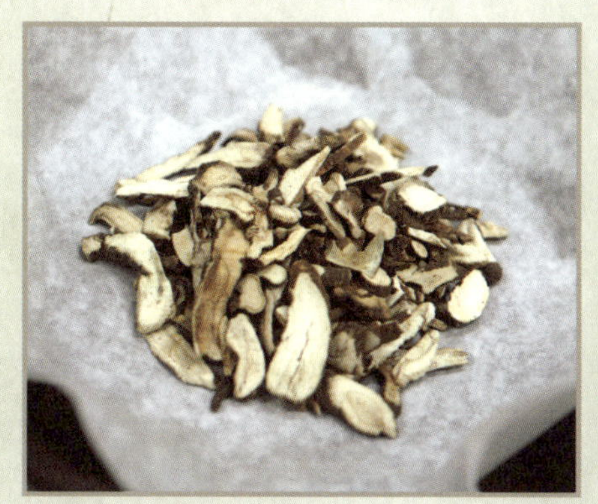

+

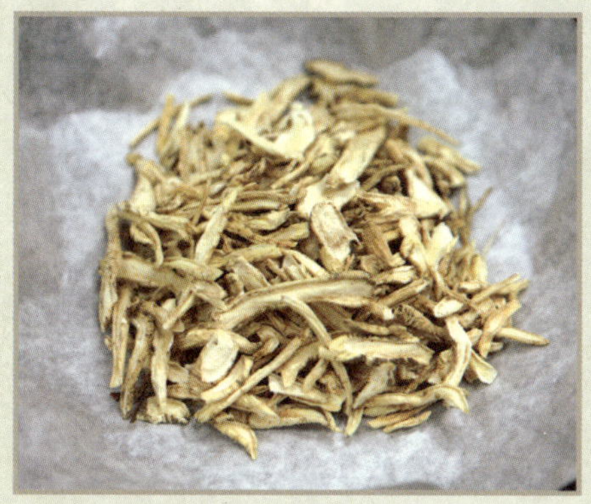

전호와 길경 발효액 담그기

두 약재를 잘 씻고 잘라서 설탕과 함께 발효액으로 담근다. 이때 전호의 뿌리는 겉껍질을 벗기고 노두를 제거하여 발효액으로 담는다.

전호와 길경은 모두 뿌리를 활용하는 약재로 둘 다 발효액이 많이 나온다. 그러므로 둘 중 한 가지만 생물로 구할 수 있다면 먼저 발효액을 만들고 다른 약재는 건재로 시럽화하여 넣는 방법을 쓰기도 한다.

전호 + 길경

전호는 풍열을 소산시키고 거담하는 약이고, 길경은 폐기를 조화하여 인후를 통리하는 작용이 있다.

두 약재는 다같이 폐기를 조화하여 지해하는 작용이 있다. 또 전호는 풍열을 소산하고, 길경은 배담하여 인후를 통리하는 작용이 있다.

따라서 두 약을 배합하여 발효액으로 담그면 지해·거담·이인후 효능을 강화하게 되므로, 감기의 해수에서 담이 많은 인후소양증상에 응용한다.

Tip

도라지의 사포닌

도라지 뿌리에는 약 2%의 사포닌이 있는데 겉껍질을 벗기지 않는 것이 사포닌의 함량이 더 높다. 또한 재배한 것보다 자생한 것이 높으며, 잎과 줄기에도 사포닌 성분이 있는데 특히 꽃이 필 무렵에 많다.

▼ 갓 채취한 도라지

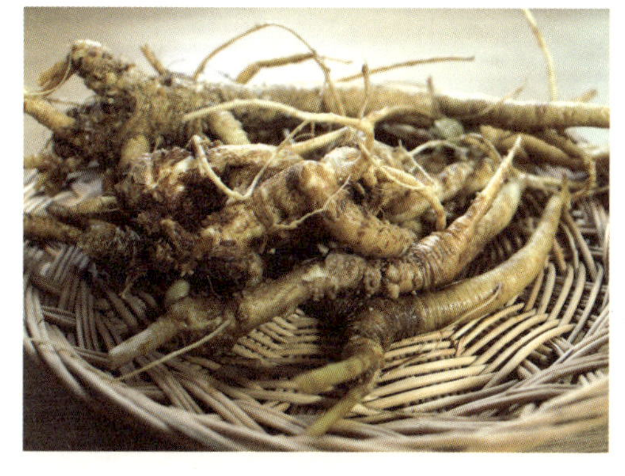

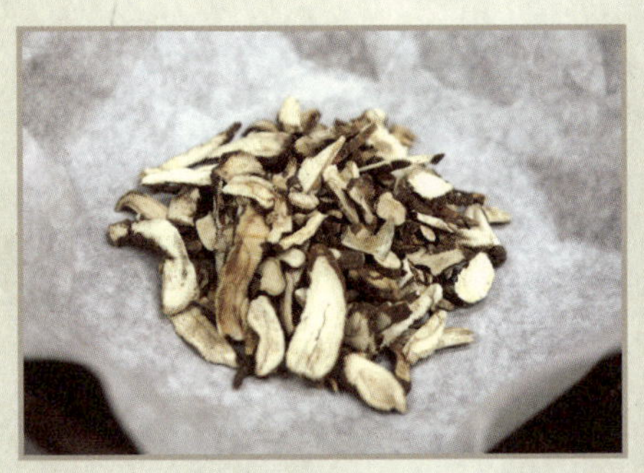

+

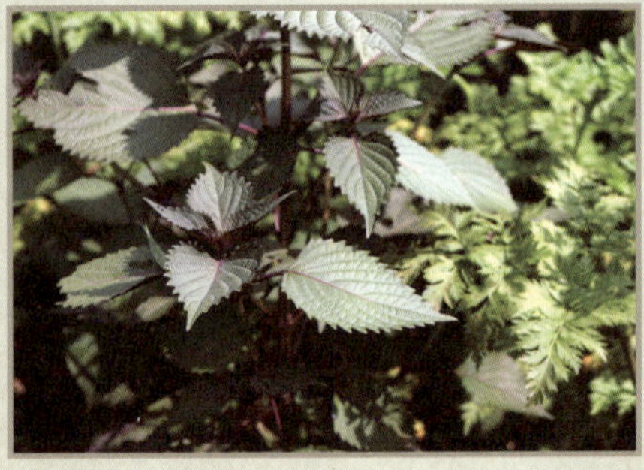

+

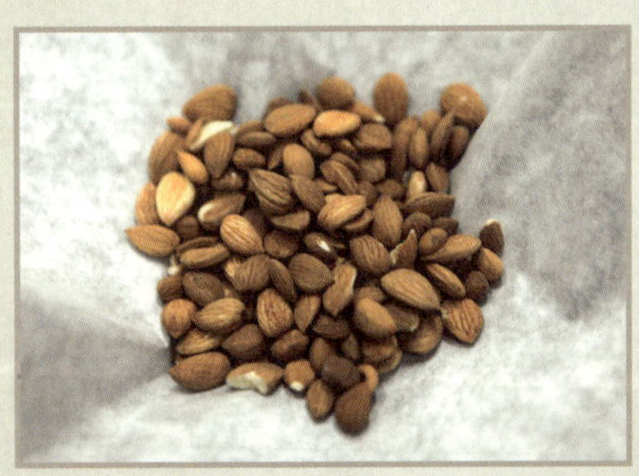

전호와 자소엽과 행인 **발효액 담그기**

전호는 뿌리를, 자소엽은 입과 줄기의 전초를, 행인은 종자를 약으로 쓴다.
세 가지 약재를 채취하여 잘 씻고 다듬어서 물기를 빼고 잘게 잘라서 발효액으로 만든다.

전호 + 자소엽 + 행인

전호는 전국 각처의 산지에 나는 산형과의 여러해살이풀이다. 숲 가장자리와 같은 약간 습기가 있는 곳에서 자라며 성질을 차고 맛은 쓰다. 화담·거해작용을 하는 약재로 상한의 한열을 치료하며, 신진대사를 왕성하게 하고 눈을 밝게 하는 작용이 있다고 한다.

자소엽은 입맛을 돋우고 혈액순환을 좋게 하며 땀을 잘 나게 하고 염증을 없앤다. 또한 기침을 멈추며 소화를 돕고 몸을 깨끗하게 하는 등의 효능이 있다. 자소엽에는 비타민 A·C와 칼슘·인·철·미네랄이 많이 들어 있다. 자소엽은 흥분·발한제로 쓰고, 소자는 신경안정제로 쓰는데 노이로제·두통·불면증을 가라앉히고 가래를 삭이는 효능이 있다.

행인은 폐의 전문약으로서 기를 내리게 하는 작용이 있다. 열이 있는 사람은 청열약으로, 몸이 찬 사람은 온열약으로, 표사가 있는 사람은 발표약으로 각각 배합하여 사용한다.

이런 전호와 자소엽과 행인을 함께 발효시키면 감기로 인한 가래 많은 기침을 치료하는 좋은 발효액이 된다. 또 외감풍한으로 인한 해수담다에도 쓴다. 〈행소산〉

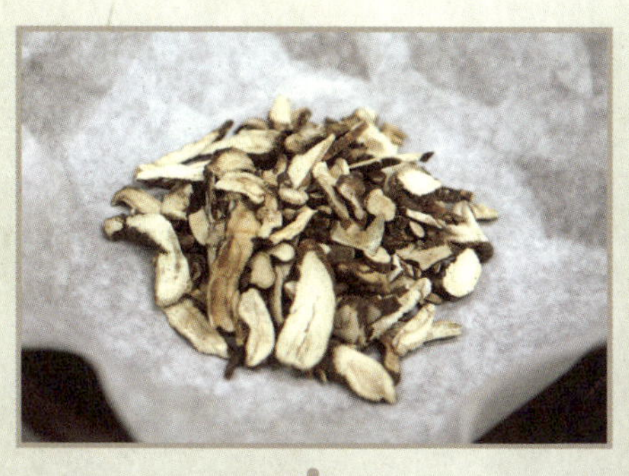

+

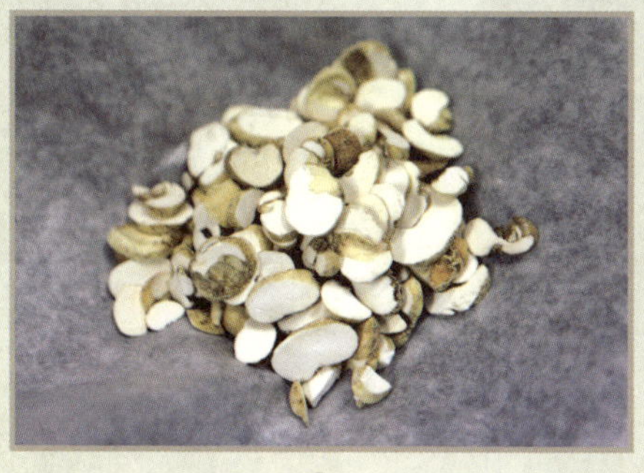

+

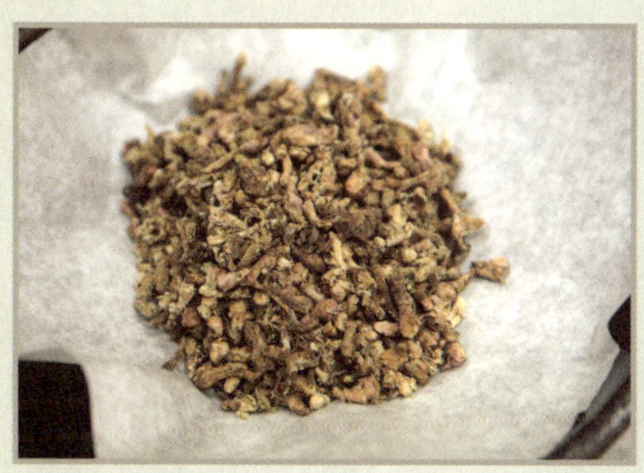

전호와 패모와 관동화 **발효액 담그기**

세 가지 약재를 발효액으로 만들기 위해서는 전호의 뿌리와 패모의 뿌리 그리고 관동화(머위의 꽃대)를 채취하여 잘 씻어서 설탕과 함께 담그면 된다.

관동화는 중국에만 있고 우리나라에는 없는 약재로, 우리나라에서는 머위 잎이 돋는 초봄에 함께 올라오는 머위의 꽃대를 대용해서 쓴다.

전호는 강기거담하는 효능이 있고, 패모는 담을 삭이고 심과 폐를 눅여주며, 관동화는 만성 기관지염에 쓰인다. 따라서 이 세 약재를 배합하여 담이 많아 뱉어도 시원하지 않을 때 쓰면 좋다.

Tip

머위 이용법

'노대(露薹)' 라고 하는 머위의 줄기를 데쳐서 껍질을 벗겨 간을 해서 먹는다. 잎도 우려서 나물로 하거나 기름으로 볶아 먹기도 한다. 갓 핀 꽃은 생것을 된장 속에 말아먹거나 튀김으로 해서 먹기도 한다.

봄에 돋아나는 잎을 따서 살짝 찌면 쌈이 되며, 채 피기 전의 꽃은 찹쌀가루 반죽에 무쳐 말렸다가 튀긴다. 잎자루는 잘게 껍질을 벗기고 끓는 물에 살짝 익히고 찬물에 식혀 나물로 먹는다. 줄기의 껍질도 장아찌를 만들어 먹는다.

패모

- 사열이 폐에 쌓여 진액이 말라 생긴 열담을 치료한다(淸熱化痰)
- 폐의 기운을 원활하게 하여 기침을 멎게 한다(潤肺止咳)
- 뭉친 것을 풀어주어 부은 종기나 상처를 치료한다(散結消腫)
- 막힌 것을 열고 뭉친 것을 흩어지게 한다(開鬱散結)

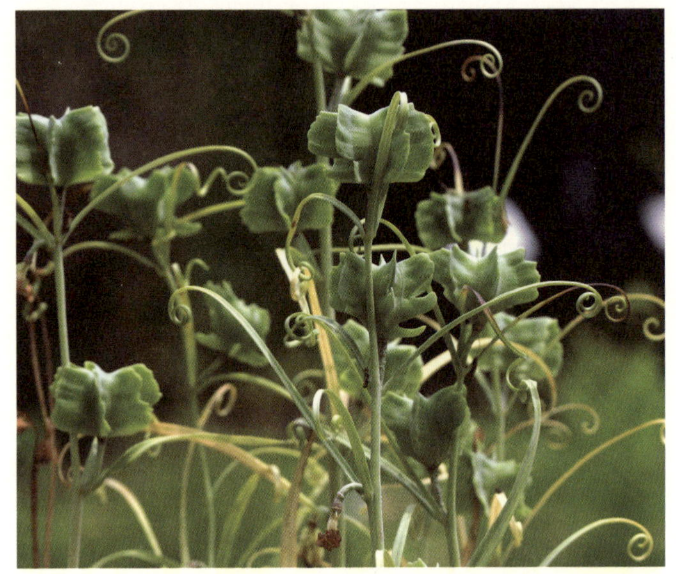
패모의 줄기

패모(貝母)는 우리나라 북부의 산지에 나는 백합과의 여러해살이풀이다. 비늘줄기가 백색으로 5~6개의 인편이 있고 밑부분에 수염뿌리가 달린다. 도홍경은 뿌리의 인경 모양이 마치 조개가 모여 있는 것 같다하여 '패모'라 하였다. 패모의 종류는 대단히 많으며 지금 중국에서 수입되는 대부분은 절강성 지역에서 재배하는 절패(浙貝)가 대부분이다.

패모 성질과 효능

오래된 기침으로 가래가 말라 잘 나오지 않으면서 폐에 열이 있는 사람에게 효과가 있으며, 폐에 열독이 응결되어 비린내가 올라오는 폐옹이나 노인성 만성기침, 어린이 기침이 장기적으로 멈추지 않는 증상에도 효과가 있다. 또한 부인들의 유방 주위에 생기는 종창에도 효과가 있다.

패모에는 천패모와 절패모가 있는데, 천패모는 중국 사천성이 주산지이고 절패모는 절강성이 주산지이다. 두 약은 모두 고한(苦寒)한 약에 속하여 능히 화담지해(化痰止咳)하고 청열산결(淸熱散結)하여 폐열해수(肺熱咳嗽)와 나력담해·창옹종독(瘡癰腫毒)·유옹(乳癰) 등에 사용된다.

천패모는 성량이감(性凉而甘)한 데에 윤폐(潤肺)의 효능을 겸하여 폐허구해(肺虛久咳)·담소인조(痰少咽燥) 등에 많이 쓰며, 절패모는 고한(苦寒)이 비교적 중하고 개설력(開泄力)이 커서 청열산결작용(淸熱散結作用)이 비교적 강하므로 외감풍열(外感風熱)이나 담화울결(痰火鬱結)로 오는 해수(咳嗽) 및 나력담해·창옹종독(瘡癰腫毒)·유옹(乳癰) 등에 많이 쓴다.

1) 이모산 : 패모가루 2g·지모가루 2g을 섞어 물에 타 먹는다. 지모와 배합하면 폐열을 내리면서 가래를 없애고 기침을 멈추게 하는 효능이 강하다. 〈급구선방〉

2) 사삼·맥문동과 배합하면 폐를 윤택하게 하고 가래가 있는 기침에 효과가 좋다.

3) 폐옹에는 포공영·어성초를 배합한다.

4) 오두와는 상반관계로 배합하면 안 된다.

5) 패모저폐리탕 : 패모 15g·배 2개·돼지 폐 40g·빙당 약간을 준비하여 돼지 폐를 적당한 크기로 잘라 물을 넣고 졸인다. 폐결핵에 효과가 좋다. 〈가정식료수책〉

6) 패모행인음 : 패모 6g·행인 3g을 물에 끓여 꿀을 타서 마시면 어린이의 백일해 기침이나 기침이 밤에 심한 사람에게 효과가 있다. 〈실용중의영양학〉

7) 패모차 : 패모와 차잎을 각각 3g씩 넣고 끓여서 마시면 감기로 인해 열이 있으면서 기침을 하거나 기관지염으로 기침을 할 때 좋다. 〈경험방〉

8) 소아의 해수부지(咳嗽不止)·담명야중(痰鳴夜重)·임상에서 초기 백일해 치료 : 천패모 6g·행인 3g에 물을 붓고 달여 찌꺼기를 제거하고 꿀을 섞어 맛을 낸 후 하루에 1번 복용한다. 〈실용중의영양학(實用中醫營養學)〉

9) 감모해수(感冒咳嗽)·기관지염해수(氣管支炎咳嗽)의 치료 : 천패모 3g·차엽 3g·미당(米糖) 9g을 준비하여 재료들을 다같이 가루낸 후 끓는 물에 타서 복용한다. 〈경험방(經驗方)〉

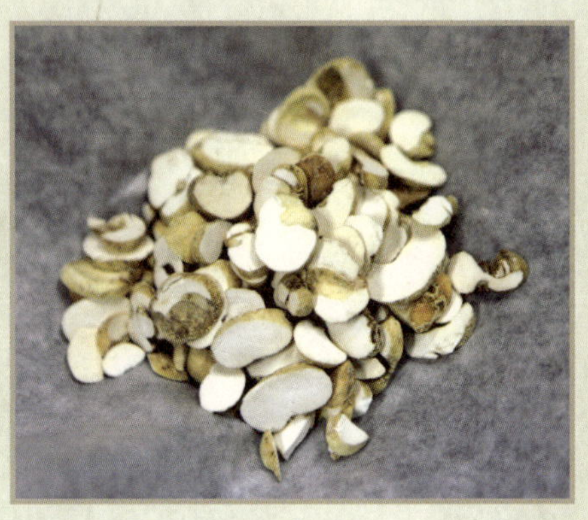

+

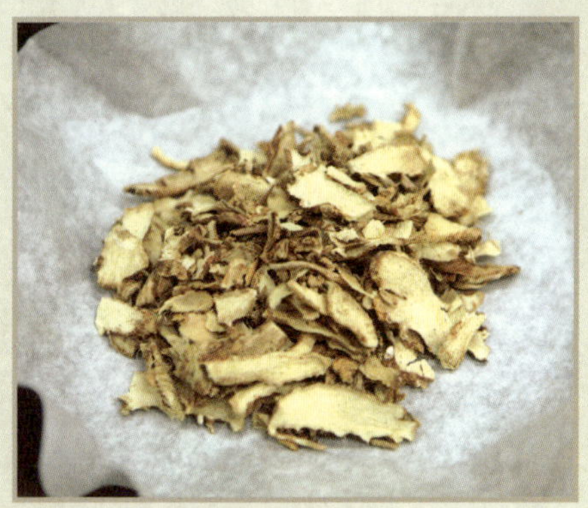

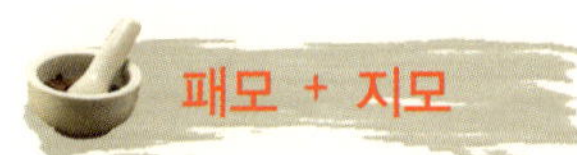

지모는 고한(苦寒)하고 기미(氣味)가 후(厚)하고 질연성윤(質軟性潤)하여 상행(上行)하면 입폐(入肺)하고, 중행(中行)하면 귀위(歸胃)하고, 하행(下行)하면 주신(走腎)하여 자음강화·소담지해(消痰止咳)·윤조활장의 효능을 발휘한다.

패모는 고감량(苦甘凉)·기미청(氣味淸)하여 상초심폐에 입(入)하여 윤폐산결·화담지해한다. 두 약재를 함께 쓰면 청기자음(淸氣滋陰)·강기윤조(降氣潤燥)·화담지해의 역량이 증강된다. 〈임상약대론〉

패모와 지모 발효액 담그기

지모와 패모는 모두 뿌리를 약재로 사용하는데 함께 발효시키기 위해서는 가을에 뿌리를 채취해야 한다. 이것을 잘 씻고 잘라서 설탕과 함께 발효액으로 만들면 폐에 좋은 발효액이 된다.

그런데 패모는 생물을 구하기가 어려우므로 감초·대추·생강·설탕을 넣고 끓여서 시럽화하여 이를 먼저 담근 지모 발효액에 넣고 함께 발효를 시킨다. 또는 마른 패모를 지모 발효액을 만들 때 함께 넣어 발효액으로 만든다. 이때 건재의 양은 생물의 1/3을 사용한다.

지모의 생태와 이용법

지모의 뿌리 부분을 약재로 쓰는데, 뿌리는 굵으면서 짧고 땅속에서 옆으로 뻗어 번식하며 많은 수염뿌리를 달고 있다. 지모의 뿌리는 다소 편평하고 굵은 노끈 모양을 이루고 있다. 그 길이는 3~15cm 정도로 약간 구부러졌거나 갈라져 있다. 성질은 가볍고 꺾어지기 쉽다. 특이한 냄새가 있고 맛은 조금 달고 점액성이며 나중에는 쓰다.

3년 이상 재배한 줄기뿌리를 가을에서 이듬해 봄 사이에 채취하여 약용으로 쓴다. 수염뿌리는 제거하고 햇볕에 말린 후 썰어서 사용하며, 소금물에 담가서 축인 뒤에 볶아서 사용하기도 한다.

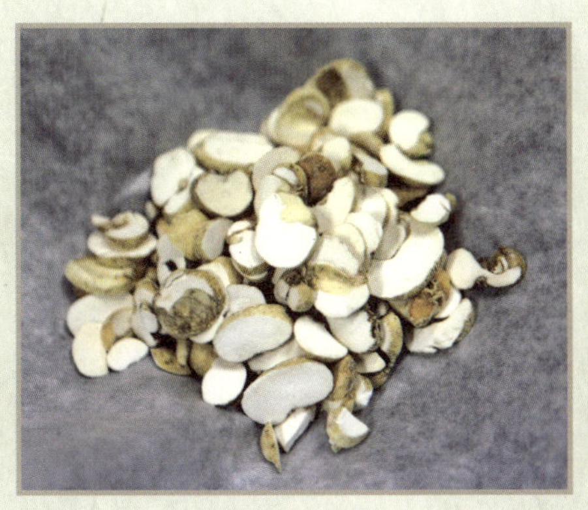

+

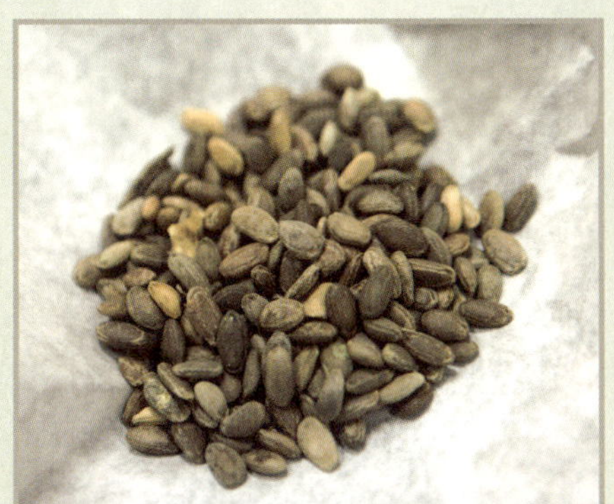

패모와 과루실을 합하여 발효액을 만들기 위해서는 패모의 뿌리와 하눌타리의 열매를 쓴다.

두 약재를 잘 씻고 물기를 말린 후 잘게 썰어서 동량의 설탕을 넣고 발효액을 담그거나, 또는 먼저 담근 과루실 발효액에 마른 패모를 시럽화하여 넣고 발효시키는 방법이 있다.

패모와 과루는 모두 능히 청열화담(淸熱化痰)하고 또 겸하여 윤폐(潤肺)하며 옹종(癰腫)을 없애주므로 열담(熱痰)·조담해수(燥痰咳嗽)에 대해 통상 상수위용(相須爲用)하며, 또한 폐옹(肺癰)·유옹(乳癰) 등의 증상도 치료할 수 있다.

단, 과루는 또 이기관흉(理氣寬胸)하고 윤장통변(潤腸通便)하여 통상 담열결흉(痰熱結胸)과 흉장부진(胸陽不振)·기체담조(氣滯痰稠)로 인한 흉비(胸痺)와 장조편비(腸燥便秘) 등에 상용되며, 패모는 겸하여 능히 산결(散結)하므로 나력 등에 상용한다.

과루지실탕

담이 맺혀 가슴이 꽉 찬 듯하고 기급(氣急)함을 다스린다.

과루인·지실·길경·적복령·패모·진피·편금·치자 각 4g, 당귀 2.5g, 사인·목향 각 2g, 감초 1.2g을 쓴다.

▼ 갓 채취한 하눌타리의 열매

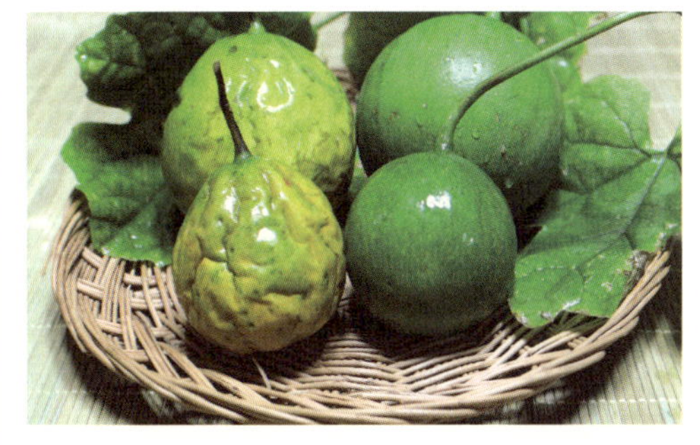

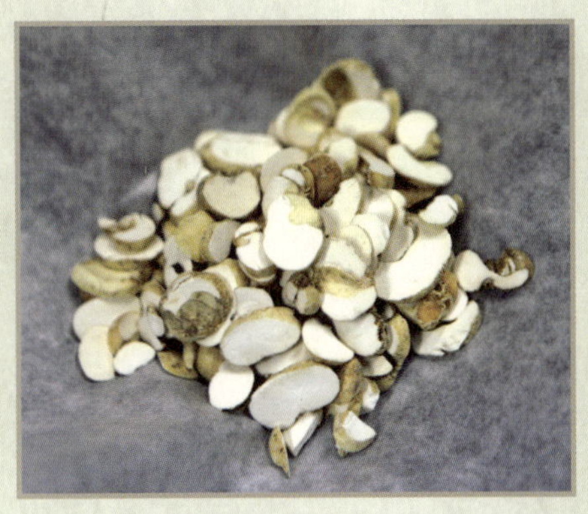

+

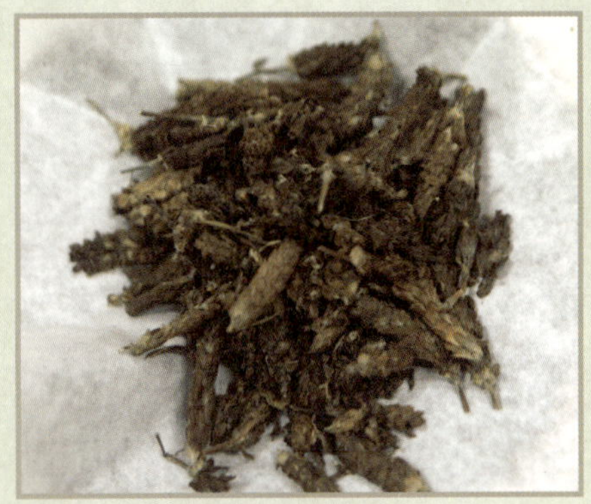

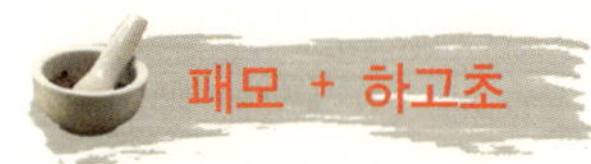
패모 + 하고초

패모는 개설선폐 · 지해화담 · 청화산결(淸火散結)하고, 하고초는 신능소화(辛能疏化) · 고능강설 · 한능청열(寒能淸熱)하여 사간담화울 · 해독명목 · 창리기기 · 산울결(散鬱結)한다. 두 약재를 함께 쓰면 청간화(淸肝火) · 해독열(解毒熱) · 산울결(散鬱結) · 소나력의 힘이 증강된다. 〈임상약대론〉

패모와 하고초 발효액 담그기

패모와 하고초(꿀풀)를 합하여 발효액을 만들기 위해서는 패모는 뿌리를 쓰며 하고초는 전초를 쓴다.

두 약재를 잘 씻고 물기를 말려 잘게 썰어서 동량의 설탕을 넣고 발효액을 담그거나, 먼저 담근 하고초 발효액에 마른 패모를 시럽화하여 넣고 발효시키는 방법이 있다.

하고초 이용법

꿀풀을 '하고초'라고 하는데, 하고초는 동지 후 싹이 나온다. 싹은 하지가 되면서 바로 마르는데 반드시 마르기 전에 채취해야 한다. 또한 꽃이 필 때 전초를 베어 그늘에서 말린 후 약재로 사용하기도 한다.

▼ 꿀풀의 꽃

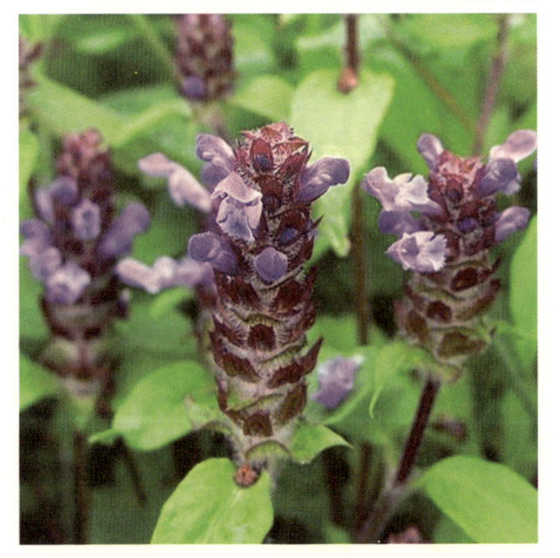

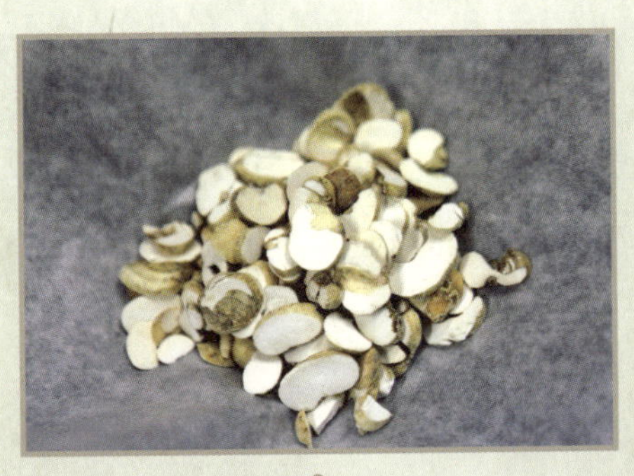

+

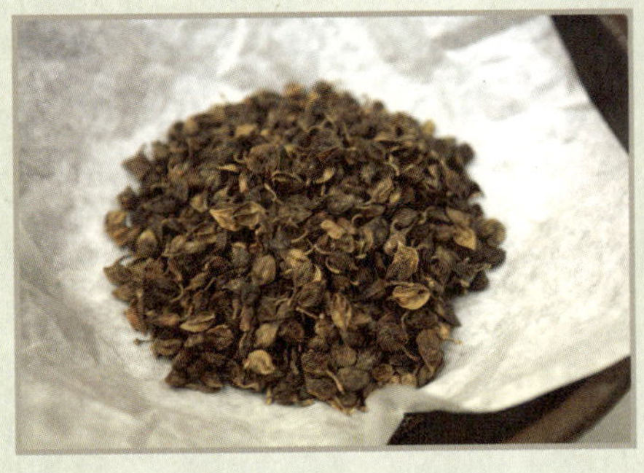

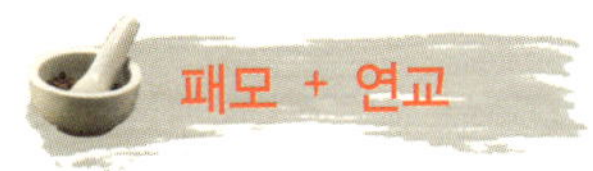

패모와 연교 발효액 담그기

신선한 패모와 연교(개나리 열매)를 구해 잘 씻어 잡티를 없애고 설탕과 함께 잘 섞어서 담가야 한다.

연교를 생물로 구할 수 없을 때에는 패모 발효액에 건재 연교를 넣고 함께 발효를 시키는 방법이 있다. 또 건재 연교를 시럽으로 만들어 함께 넣는 방법도 쓴다.

그러나 이 두 약재를 발효시키면 발효액이 적게 나오므로 패모와 연교의 건재를 시럽으로 만들어 약성이 적은 미나리나 돌나물 등 다른 발효액에 넣어 발효시키는 방법을 쓰기도 한다. 이때 건재의 양은 생물의 1/3을 사용한다.

패모는 청열화담·개울하기의 작용이 있다. 연교는 고량한 성미를 가지며 청열사화·소종산결의 효능이 있다.

이 두 약재는 상사로 배오되어 열독을 청해(清解)하고 담탁을 화(化)하며 울체를 열어 주며 결종(結腫)을 흩어내는 효능을 발휘한다. 임상에서 일반적인 청폐화담제(清肺化痰劑)에 이 약재를 배오해서 담열이 폐를 울(鬱)하여 나타난 해천을 다스리는 것 이외에도 담화가 울결하여 야기되는 영유나력에도 쓰는데, 패모의 개울소담·청화산결과 연교의 해독산결·산혈소종작용을 이용하면 병증에 대한 작용의 정확성이 비교적 강화된다.

일반적으로 영유나력을 다스릴 때는 절패모를 사용하는데, 이는 절패모가 고한(苦寒)하여 청화산결하는 힘이 좋기 때문으로 절패모는 폐열담천의 실증에도 응용된다.

한편 폐허유열(肺虛有熱)한 경우를 다스릴 때는 천패모를 쓰는데, 이는 천패모의 윤폐화남작용이 좋고 폐기를 그디지 상히지 않기 때문이다. 〈약대론〉

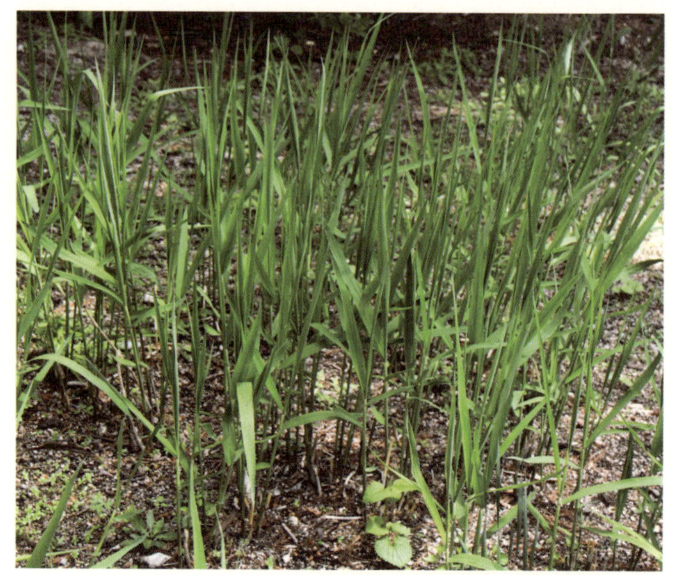

띠

띠는 땅의 머리카락 같은 역할을 하는 풀로서 줄기 끝에 단물이 가득한 꽃이삭을 늦은 봄철에 뽑아먹는 식물이다. 산야에서 흔히 자라는 벼과의 한해살이풀로서 높이가 30~80㎝이다. 4~6월경 개화하기 전에 채취하여 햇볕에 말려서 쓴다.

백모근 성질과 효능 혈액을 식히고 지혈작용과 이뇨작용이 있다. 띠의 성질은 차지만 상시 복용해도 부작용이 없어 만성 신염으로 단백뇨가 장기간 소실되지 않아 체질 허약자가 된 경우 장기 복용해도 좋다.

《본초정의》 백모근은 한량(寒凉)하고 매우 단 성질이 있으며, 혈분의 열을 내려주고 조(燥)로 상하지 않게 한다. 또한 느끼하지 않게 하여 양혈(凉血)과 적어불어(積瘀不慮)의 효과가 있으며, 토뉵구혈을 치료한다. 또한 설강화역(泄降火逆)에 그 효과가 더욱 뛰어나다.

열이 있으며 몸이 자주 붓는 사람에게 적합하고, 혈액이 뜨거워 발생하는 각종 출혈병에 효과가 있다. 어린이 간염이나 황달을 치료한다. 또한 급성신장염·급성신우신염·방광염·요도염 등을 치료하고 고혈압이나 급성열병에도 효과가 있다.

1) 수종(水腫), 소변불리의 치료 : 백모근 200g(말린 것은 50g)·쌀 200g을 준비한다. 백모근을 씻어서 물을 붓고 30분간 달인 후 즙을 걸러낸다. 여기에 쌀을 넣고 죽을 끓여서 나누어 하루에 다 복용한다. 〈주후방〉

2) 혈소판 감소성 자전열독울영형의 치료 : 돼지껍질 500g·백모근 60g·얼음사탕 약간을 준비한다. 돼지껍질의 털을 제거하고 깨끗하게 씻은 후 백모근을 넣고 물을 부은 후 삶아서 얼음사탕을 넣고 잘 섞은 후 먹는다. 〈질병적식료여험방(疾病的食療與驗方)〉

3) 소아의 병독성 간염으로 구갈·변비가 있고 소변이 황적하며 적을 때의 치료 : 백모근 50g(건품 15g)·돼지살코기 100g·소금 약간을 준비한다. 백모근을 깨끗이 씻어서 토막 내어 물 2그릇을 부어서 약한 불로 양이 반으로 줄 때까지 달여 준 후 찌꺼기를 걸러준다. 돼지고기의 채를 썰거나 가루로 하여 백모근탕에 넣어서 고기가 익을 때까지 더 끓인다. 소금을 넣어 맛을 낸다. 고기는 먹고 탕은 마신다. 〈소아상견식료방(小兒常見食療方)〉

4) 비위가 허한(脾胃虛寒)하거나 소변이 많으면서 갈증이 없는 사람은 복용을 금지한다.

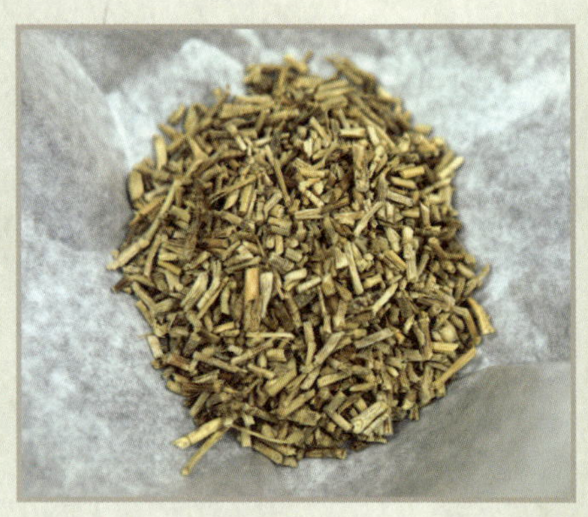

+

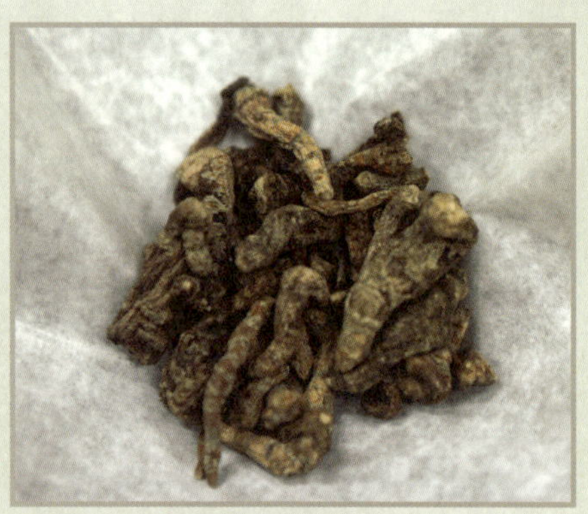

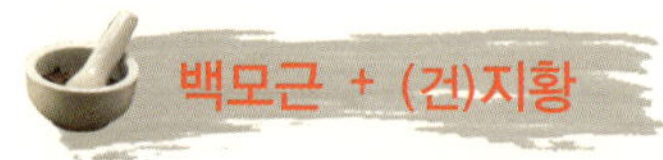

건지황은 미후기박(味厚氣薄)하고 혈분으로 작용하여 자음량혈·생혈익정의 효능을 발휘한다.

백모근은 투발하는 성질로 역시 혈분에 작용하여 청혈분지열·탁독퇴열(托毒退熱)한다.

두 약재를 배용하면 청열량혈·탁독퇴소(托毒退燒)의 공효가 증강된다. 〈임상약대론〉

백모근과 (건)지황 발효액 담그기

백모근(띠뿌리)과 지황, 두 약재를 발효시키기 위해서는 싱싱한 지황의 뿌리와 백모근이 필요하다.

가을에 두 약재의 신선한 뿌리를 채취하여 설탕과 함께 발효액으로 담그면 된다. 또는 백모근 발효액을 담글 때 마른 지황이나 숙지황을 잘 씻어 감초·대추·생강 등을 넣고 시럽을 만들어 함께 담그면 백모근·지황 발효액이 완성된다.

Tip

백모근 이용법

띠를 '백모근'이라고 하는데, 4~6월경 개화하기 전에 채취하여 햇볕에 말려서 쓴다. 성질이 따뜻하고 맛이 달아 지혈에 좋다. 가을에서 이듬에 봄 사이에 채취하여 근경만을 떼어내어 깨끗이 씻은 후 햇볕에 말려 그대로 썰어 사용하기도 한다.

▼ 띠

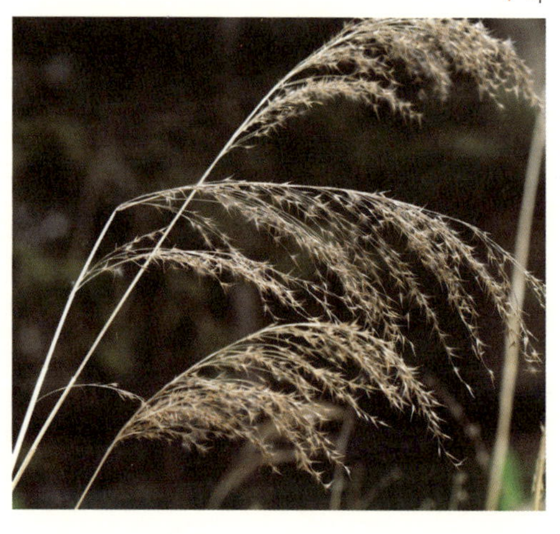

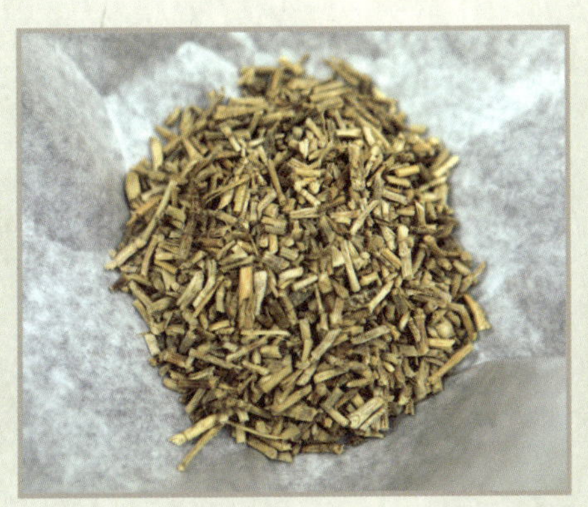

+

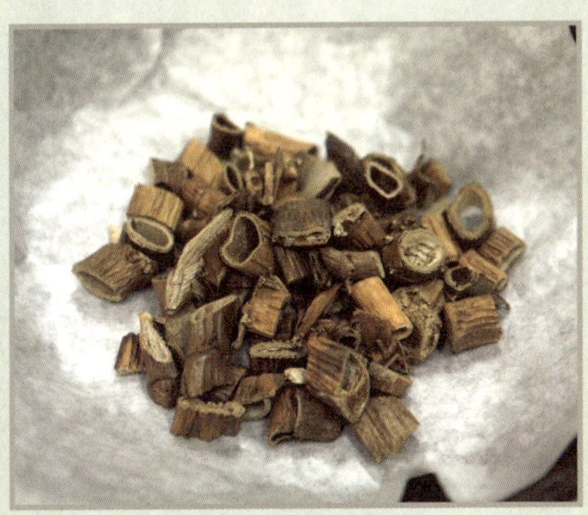

백모근(띠뿌리)과 노근(갈대뿌리), 두 약재를 발효시키려면 싱싱한 갈대의 뿌리와 백모근이 필요하다.

가을에 두 약재의 신선한 뿌리를 채취하여 설탕과 함께 발효액으로 담그면 된다. 이 두 약재는 발효가 잘 되고 발효액이 많이 나온다. 백모근 발효액을 담글 때 마른 노근을 넣거나, 마른 백모근에 감초·대추·생강 등을 넣고 달여서 시럽을 만들어 노근 발효액에 넣고 함께 담그기도 한다.

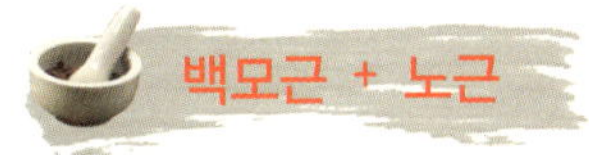

모두 폐와 위의 열을 식히면서 이뇨(利尿)시키므로 폐열해수(肺熱咳嗽)와 위열구토(胃熱嘔吐)·번갈(煩渴) 등의 증상을 치료한다.

백모근은 혈분(血分)에 들어가 양혈지혈(凉血止血)하는 것을 위주로 하고, 노근은 기분(氣分)에 들어가 청열생진(淸熱生津)하는 것을 위주로 한다. 〈임상약대론〉

Tip.

갈대 이용법

갈대가 처음 나올 때를 '가'라 하고 조금 커지면 '노'라 하며, 장성하면 '위'라 한다. 갈대의 땅속 어린순은 '노순' 또는 '위아'라고 하는데, 이것은 죽순처럼 육질이 두텁고 연하며 맛이 부드러워 예부터 귀한 요리에 쓰였다.

갈대를 약재로 이용할 때는 봄에서 가을 사이에 채취하여 줄기와 수염뿌리를 제거하고 햇볕에 말려 썰어서 사용한다.

▼ 갈대

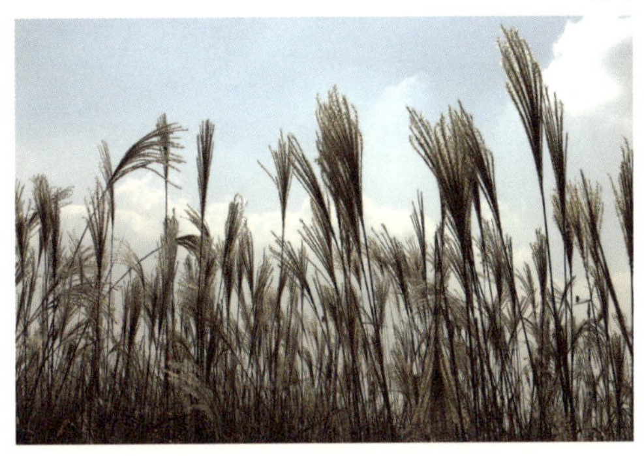

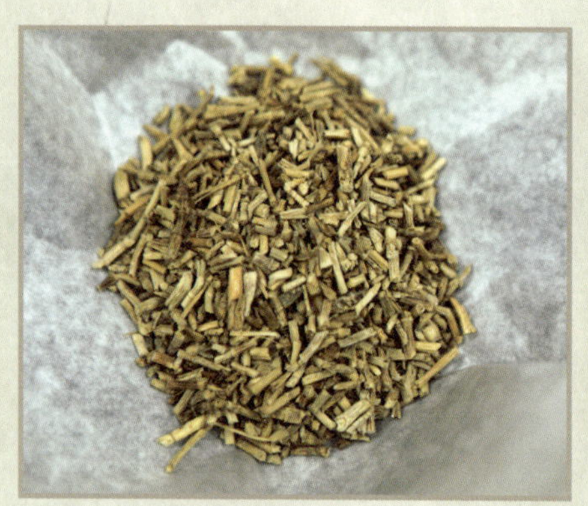

+

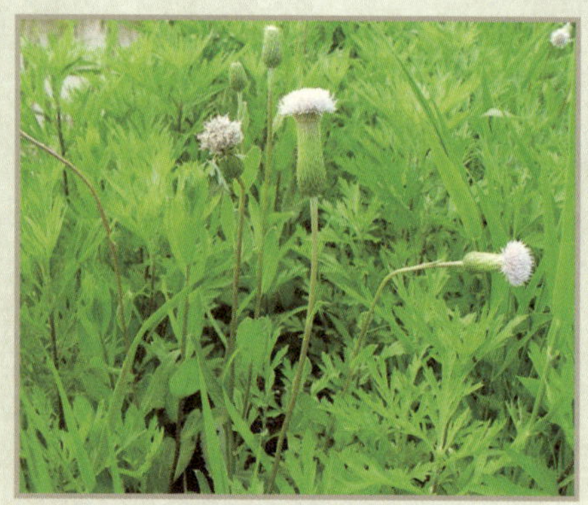

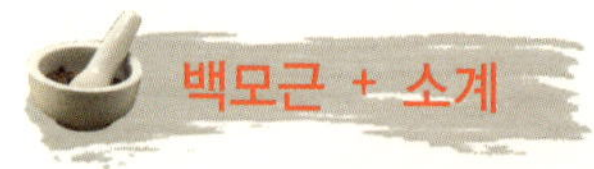
백모근 + 소계

백모근과 소계는 모두 양혈지혈(凉血止血)에 뛰어나 각종 열증출혈(熱證出血)에 사용하는데, 두 약재가 모두 이뇨작용(利尿作用)을 겸하고 있어서 뇨혈(尿血)에 특히 많이 쓴다.

소계는 한량(寒凉)하다. 때문에 능히 사화해독(瀉火解毒)하며 소종(消腫)하고 도체거어(導滯祛瘀)하여 산결(散結)하므로, 습열(濕熱)이나 담화(痰火)가 울결(鬱結)되어 오는 홍종작통(紅腫灼痛) 및 습열독사(濕熱毒邪)가 기부(肌膚)에 응결되어 오는 정절창양 등의 증상에 상용한다.

백모근은 감한다액지품(甘寒多液之品)이라 양혈지혈(凉血止血) 외에 청열리뇨(清熱利尿)를 겸하여 열(熱)을 소변(小便)으로 인도하여 배출(排出)시키므로, 하초(下焦)에 습열(濕熱)이 방광에 온결(蘊結)되어 오는 소변단소(小便短少)·임섭작통(淋澁作痛) 등의 증상에 사용하며, 또한 폐위(肺胃)의 열을 청설(清泄)하여 생진지구(生津止嘔)하므로 무릇 열병번갈(熱病煩渴)·위열구얼·치통은종·폐열해수(肺熱咳嗽) 등의 증상에 모두 응용(應用)할 수 있다.

백모근(띠뿌리)과 소계(조뱅이뿌리)는 합방하여 발효액을 만들기가 쉽다. 두 약재의 싱싱한 뿌리만 있으면 그것을 잘 씻고 잘라 물기를 빼서 설탕과 함께 발효액으로 담그면 된다.

생물을 구하기가 어려울 때는 건재를 이용해 발효액을 담그는데, 이 경우 준비된 건재에 감초·대추·생강 등을 넣고 달여 시럽화해서 담그는 방법과 먼저 담가 놓은 발효액에 건재를 넣고 담그는 방법이 있다.

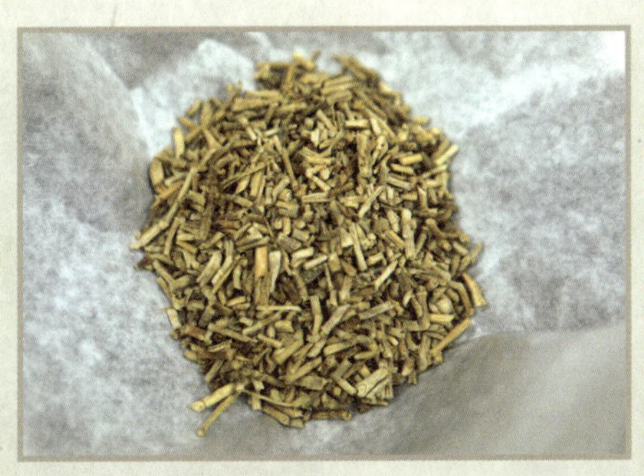

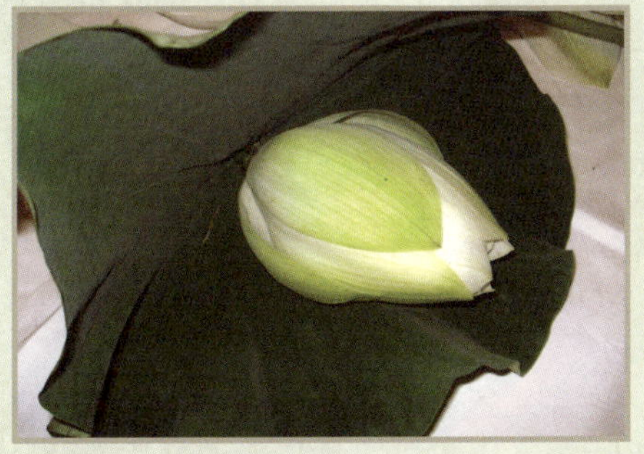

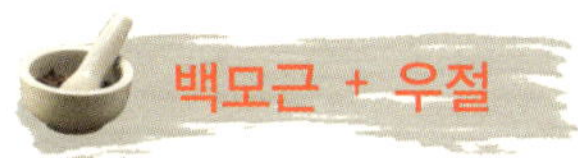

백모근과 우절 발효액 담그기

백모근(띠뿌리)과 우절(연근의 마디), 두 약재를 합방하여 발효시키려면 백모근과 우절을 채취하여 잘 씻어서 물기를 제거한 후에 동량의 설탕과 섞어서 발효액을 담그면 된다.

백모근과 우절은 모두 뿌리이므로 발효엑이 많이 나오고 발효가 잘 되므로 생물이 없을 때에는 먼저 담가 놓은 백모근이나 연근 발효액에 마른 약재 한 가지를 시럽화해서 넣고 담그면 된다.

이때 마른 약재의 양은 생 약재의 3분의 1 정도를 넣고 적당량의 설탕을 넣어 주면 된다.

백모근과 우절은 임상에서 상용되는 지혈약으로 생용하면 양혈작용이 비교적 강한 동시에 지혈하되 어혈을 발생하지 않는 특징이 있고, 초탄하면 지혈작용이 증가되는 한편 어느 정도의 수렴작용을 발휘한다.

임상에서는 항상 이 두 약재를 상수배오하므로써 양혈지혈 또는 수렴지혈의 방면에서 협동작용을 기대하게 된다.

일반적으로 열증·실증으로 인한 출혈증에는 대개 선백모근과 선우절 또는 두 약재의 생건품을 써서 양혈지혈하고, 인허인한 또는 한열이 그리 뚜렷하지 않은 출혈증에는 모근탄과 우절탄을 써서 수렴지혈한다. 〈약대론〉

Tip.

연의 부위별 명칭

잎을 '하엽', 잎자루를 '하경', 꽃받침을 '연방·연봉', 뿌리를 '연근', 뿌리의 마디를 '우절', 종자를 '연자' 라 하여 약용한다.

▼ 연자

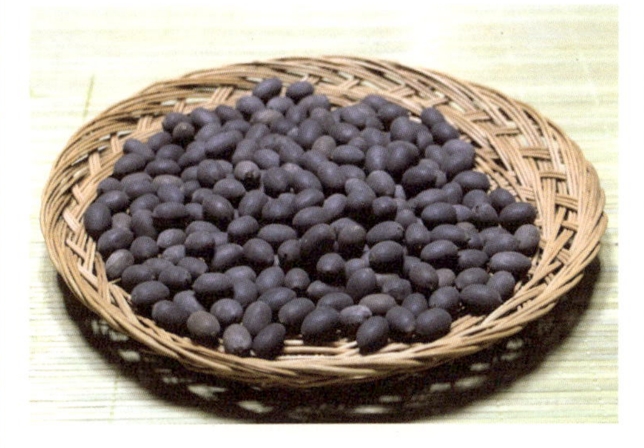

우방자(근)

- 몸속에 있는 풍사와 열을 빼준다(疏散風熱)
- 열에 의해서 손상된 폐기를 맑게 식히고 목구멍을 매끄럽게 한다(淸肺利咽)
- 독을 풀어 피부에 발생된 큰 종기와 부어오른 상처를 없어지게 한다(解毒消腫)

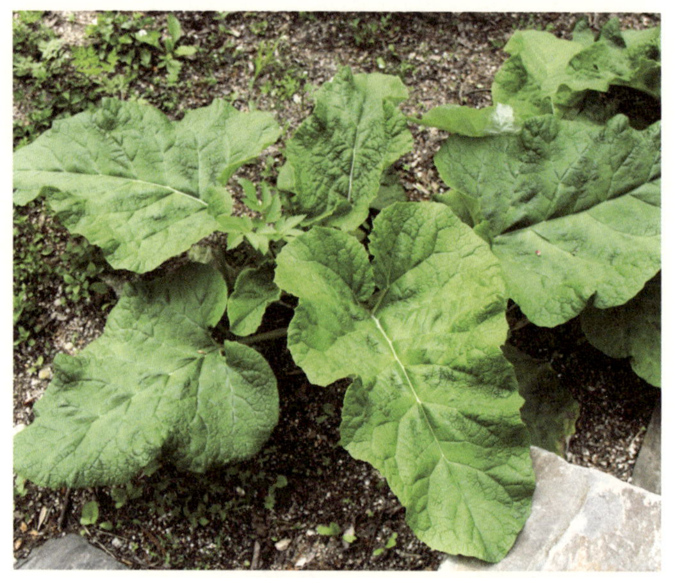

우엉의 잎

우엉은 소들이 잘 먹는다 하여 '소풀(우방)'이라 하며, 꽃받침 조각 끝이 굽은 갈퀴모양인데 이것이 박쥐가 매달려 늘어져 있는 것 같다해서 '편복자'라 하기도 한다. 또 열매의 모양이 지저분하고 가시가 많아 '악실'이라 하고, 쥐가 지나가다가 걸리면 못 벗어난다고 해서 '서점자'로 불린다.

우방자와 우방근 성질과 효능

우엉 전체에는 항균물질이 함유되어 있으며 황색 포도상 구균에 대해 가장 민감하게 반응한다. 우방엽에 있는 항균성분은 꽃이 필 때에 가장 높다. 또한 우엉에는 셀룰로스와 리그닌 등의 식물성 섬유가 들어 있어 변비를 풀어주고, 당질 속의 이눌린 성분이 신장의 기능을 도와 몸속의 노폐물을 배설되도록 돕는다. 유지방도 25~30% 함유하고 있어 발열질환으로 대변이 건조하여 굳은 경우 대변을 원활하게 배설시킨다. 또한 배뇨가 순조롭게 못할 때도 효과가 좋다.

풍열소산 · 소염 · 해독작용을 하며, 인후종통에 좋은 치료효과를 갖는다. 또한 거담 · 지해작용을 하고 급성 기관지염 초기에 심한 해수로 인한 맑은 담과 인후통을 치료하는데 사용된다. 우엉은 어느 부위든 항균물질을 함유하고 있다. 진통작용과 통변작용을 하며, 두통과 후두부의 견인통을 치료하는데도 좋다.

우방근은 몸을 보하는 강장약으로 쓰이며 소화약·구풍약으로도 쓴다. 위염·위십이지장궤양의 치료를 돕는다. 뿌리를 식물성 기름에 담가서 우려낸 액은 머리털을 강하고 든든히 한다고 하여 털이 빠지는데 사용한다. 또한 추출액으로 머리를 감기도 한다. 〈약초의 성분과 이용〉

응용

1) 염증제거 : 열독을 제거하는 작용이 뛰어나므로 이하선염·편도선염에 사용되고 급성 유선염 초기에 즙을 내어 개어서 환부에 직접 바르기도 하며, 포공영·금은화·연교와 함께 내복하기도 한다.

2) 뿌리는 풍열로 인해 얼굴이 붓고 종기가 있을 때 쓰면 좋고, 동맥경화가 있거나 온몸이 여기저기 쑤시며 피부가 까칠해진데 좋으며, 입안에 염증이 생겼거나 잇몸이 부었을 때도 좋다.

3) 소변불리 : 우엉 잎을 찧어 즙을 내어 같은 양의 생지황 즙과 섞은 뒤 동량의 꿀을 타서 녹인다. 이것을 물 반 컵 정도로 끓여 활석(곱돌가루) 4g을 타서 한 번에 한 컵씩 마시면 효과가 좋다.

4) 습진·두드러기·땀띠 : 우엉의 뿌리든 잎이든 적당히 씻어 자루 속에 넣고 목욕물에 우려서 쓴다. 심한 경우에는 진하게 달여 식힌 후에 목욕하고 나서 피부에 바르고 분을 바른다.

5) 월경 불순 : 혈액을 원활히 순환시키므로 우엉술을 담가 마시면 좋다.

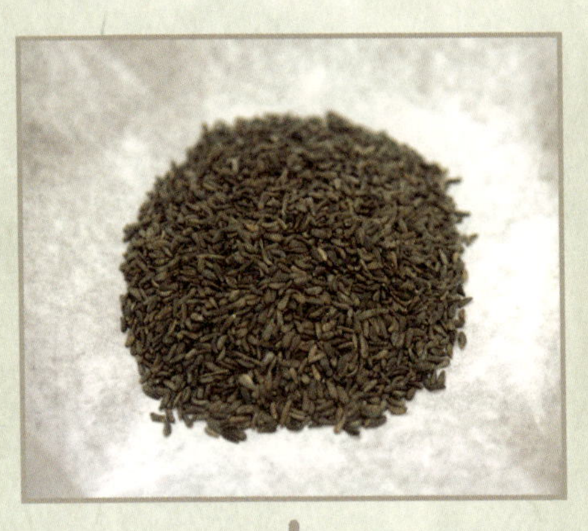

+

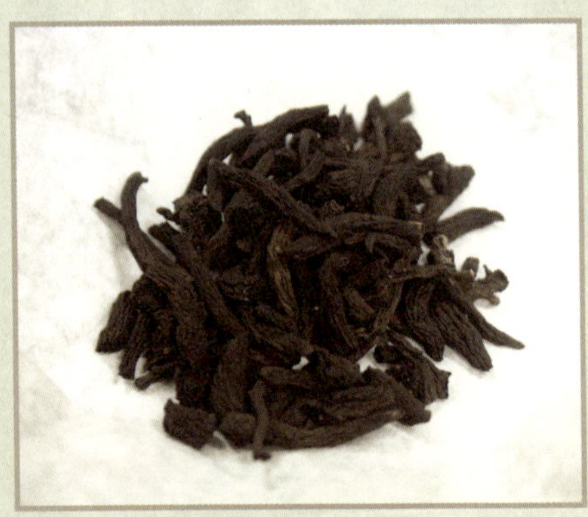

우방자(우엉의 씨)와 현삼으로 발효액을 만드는 방법은 다음과 같다.

먼저 신선한 현삼을 구하여 잘 씻은 다음 잘게 잘라 동량의 설탕을 넣어 용기에 담고 현삼 발효액을 만든다. 그런 다음 우방자을 구하여 거기에 감초·대추·생강·설탕을 넣고 끓여서 먼저 만든 발효액에 넣는다. 이때 우방자는 우엉의 씨앗이므로 볶고 깨서 쓰는 것이 약효가 더 좋다.

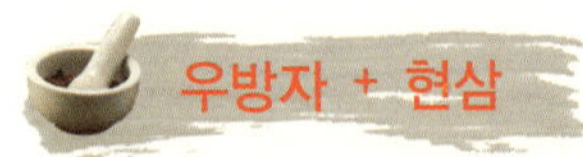

현삼과 우방자는 모두 청열해독·이인소종하는 공을 가지고 있다.

현삼은 그 성미가 고한하고 그 질이 윤하며 액이 많아 자음강화의 효능을 가지며, 신음의 부족으로 허화가 상부하여 생긴 인후종통을 잘 다스린다. 우방자는 신고한하며 풍열을 소산시키는 공이 있어 주로 외감풍열로 인한 인후의 홍종동통을 다스린다.

이 약재는 상수배오를 이루어 해독리인의 공이 배가된다. 급성편도선염 및 이후염 등 풍열의 외감으로 인한 인후의 홍종동통에 비교적 좋은 치료효과를 나타낸다. 허화의 상염 때문에 일어나는 인후종통에도 쓸 수 있는데, 이때에는 생지황·맥문동 등의 양음청열약과 배오해서 쓰는 것이 좋다. 〈약대론〉

우엉에 대한 기록

열매에 가시가 많고 그 모양이 사납게 생겨 '악실'이라고 한다. 뿌리는 몸을 보하는 강장약으로 쓰이며, 위염·위십이지장궤양의 치료, 소화약·구풍약으로도 쓴다. 뿌리를 식물성 기름에 담가서 우려낸 액은 머리털을 강하고 든든히 한다고 하여 털이 빠지는데 사용한다. 또한 추출액으로 머리를 감기도 한다.

《약초의 성분과 이용민간》

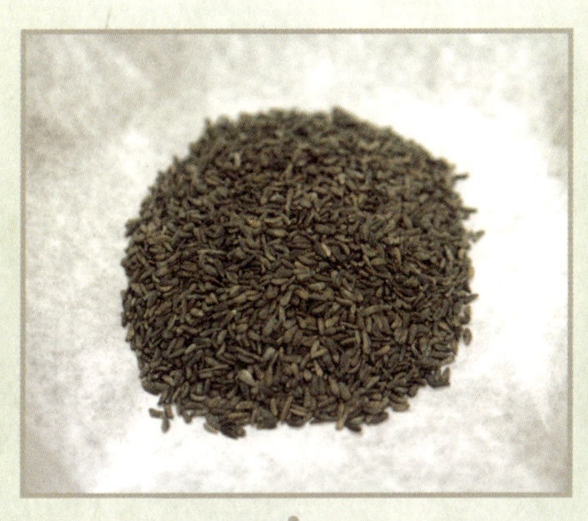

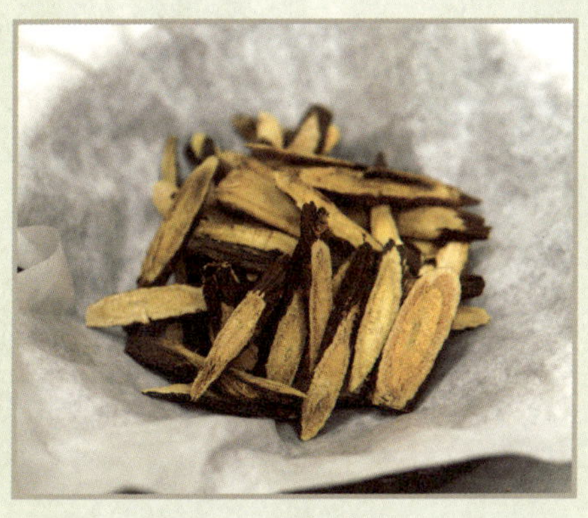

우방자와 감초 **발효액 담그기**

우엉의 씨앗인 우방자와 감초로 발효액을 만드는 방법은 다음과 같다.

우선 생감초의 뿌리를 구하여 잘 씻은 다음 잘게 잘라 동량의 설탕을 넣고 용기에 담아서 감초 발효액을 만든다. 그런 다음 우방자를 구하여 거기에 대추·생강·설탕을 넣고 끓여서 먼저 만든 발효액에 넣는다. 이때 우방자는 우엉의 씨앗이므로 볶고 깨서 쓰는 것이 약효가 더 좋다.

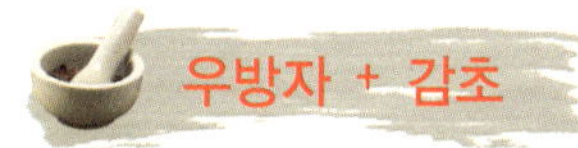

우방자는 미(味)가 신고(辛苦)하고 性(성)이 양(涼)하다. 승(升)과 강(降) 모두에 능하며 소산풍열·해독이인하는 작용이 있고 주로 상부의 풍열독사를 다스린다. 감초는 생용하면 사화해독하는 힘이 좋다.

우방자가 감초의 좌사를 얻으면 소풍청폐·해독이인하는 공효가 크게 증가된다. 우방자는 성(性)이 냉하고 활리하므로 다복하면 중기가 손상되어 비허설사를 일으킬 수 있는데, 감초와 함께 쓰이면 감초의 감완익중하는 성질이 비위를 보호하므로 상보작용뿐 아니라 상제작용도 나타나게 된다.

임상에서는 폐기의 풍열 또는 폐경의 울화로 인하여 열독이 상염해서 일어나는 급성인염과 편도선염 등의 인후종통에 주로 사용된다. 〈약대론〉

Tip

우엉주

동맥경화가 있거나 피가 탁해서 피부가 거친 경우에 마신다.

뿌리·줄기·잎 모두를 살짝 찌거나 또는 그것을 2배의 소주와 함께 2~3개월 서늘한 곳에서 익힌 뒤 1일 2~3회 공복에 한 잔씩 마시면 좋다.

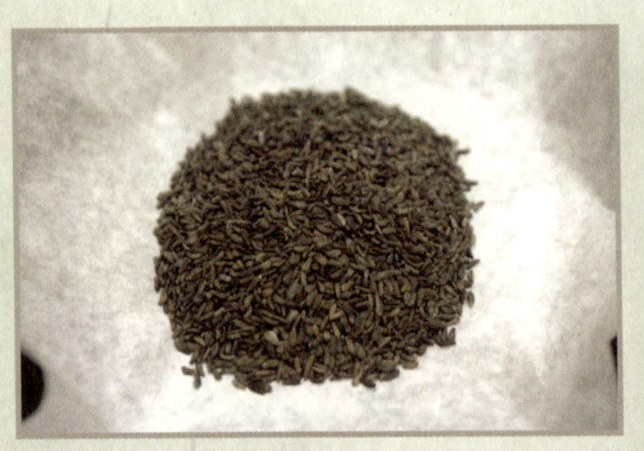

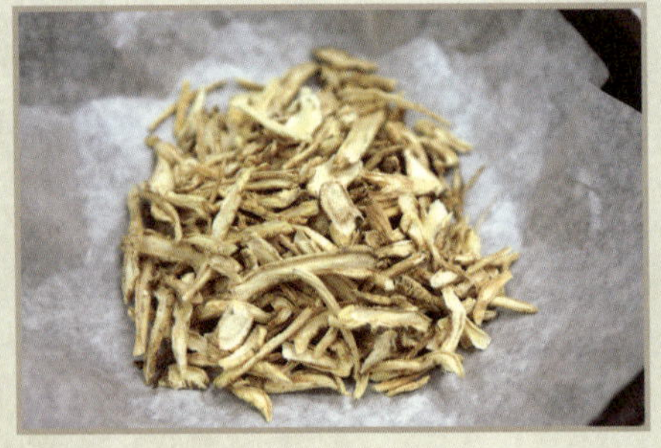

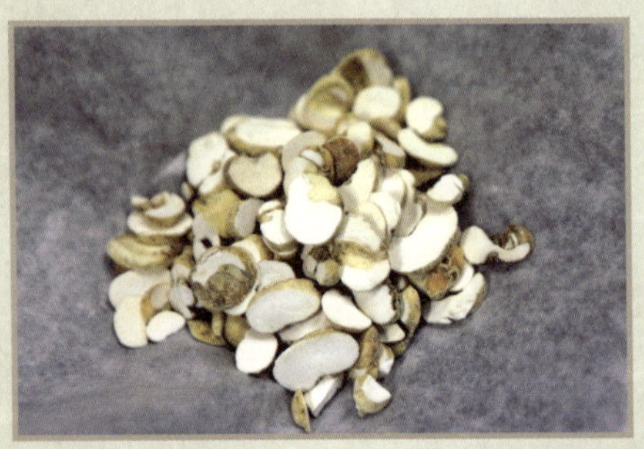

우방자와 길경과 패모 **발효액 담그기**

가을에 싱싱한 길경(도라지) 뿌리와 패모를 구하여 잘 씻은 다음 잘게 잘라 동량의 설탕을 넣고 용기에 담아 길경·패모 발효액을 만든다. 그런 다음 우방자(우엉의 씨)를 구하여 거기에 대추·생강·설탕을 넣고 끓여서 먼저 만든 발효액에 넣는다.

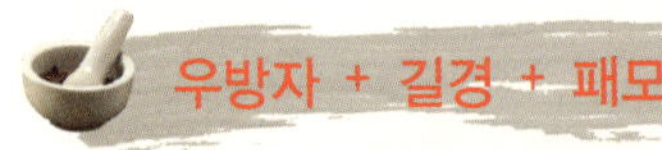

우방자는 소산풍열(疏散風熱)하는 효능이 있어 폐열을 내려 인후를 이롭게 하고, 길경은 선폐거담지해하는 공력이 있으며, 패모는 담을 삭이고 기침을 그치게 하는 능력이 있다. 이 세 약재를 합방하면 해표지해(解表淸熱)하고 화담지해(化痰止咳)하는 효능이 커질 뿐 아니라 외감풍열(外感風熱)의 폐열(肺熱)로 인한 해수(咳嗽)와 황담(黃痰)을 치료하는 명약이 된다.

> **Tip**
>
> ### 우엉의 여러 가지 명칭
>
> 우엉은 소들이 잘 먹는다하여 '소풀(우방)'이라 하고, 꽃받침 조각의 끝이 박쥐가 매달려 늘어져 있는 것 같다해서 '편복자'라 한다. 또한 열매의 모양이 지저분하고 가시가 많아 '악실'이라 하고, 쥐가 지나가다가 걸리면 못 벗어난다해서 '서점자'로 불린다.
>
> 씨는 '우방자', '서점자', '악실'이라고도 부르며 잎도 약용한다. 한방에서는 우엉을 '우방자(牛蒡子)'라고 부른다.
>
> ▼ 약재로 쓰이는 우엉
>
> 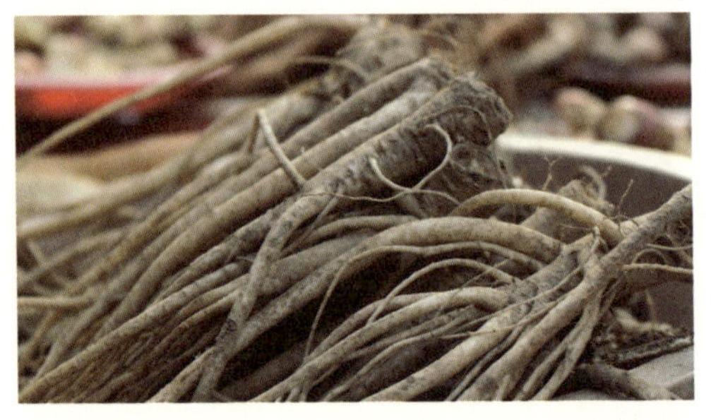

폐(肺)와 매운맛(辛未)

매운맛인 신미는 발산·행기·활혈·신윤 등의 작용을 가지고 있다. 매운맛을 느낄 때는 입을 벌리고 숨을 내쉬면서 급히 발산시키려 하고 얼굴이 붉어지는 땀이 난다. 때문에 신미는 표위에 침습한 사기를 발산시켜 내보내는 작용으로 외감표증에 쓰이거나 기와 혈을 운행시키는데, 진액의 운행을 촉진시켜 전신에 퍼지게 함으로써 촉촉하게 해주는데 사용된다.

감기와 같은 외감표증 치료에 많이 쓰이는 생강·무·계지·박하 등이 여기에 속하며, 진피나 향부자 등의 행기약과 천궁·홍화과 같은 활혈화어 약재들도 신미를 가져 기체혈어 병증에 흔히 사용된다.

약리학적으로 이들은 고추의 캡사이신이나 후추의 차비인, 생강의 진저롤, 마늘의 알리신 등과 같이 휘발성 혹은 비휘발성 정유성분을 함유하고 있는 경우가 많다.

위와 장의 유동을 활발하게 하므로 각종 향신료 중에 신미를 가진 것이 많고, 발한·해열작용 및 관상동맥의 확장이나 관상동맥 혈류증가 효과 등 알려진 신미의 약리학적 작용은 발산·행기·활혈작용을 잘 설명해 주고 있다.

단, 신미는 그 신산조열한 특성으로 인해 기음의 손상을 일으키기 쉬우므로 기허·음진휴허·표허다한 등의 증상에는 신용하거나 금용한다.

〈약선식료학개론 제2절 오미〉

상엽·상백피

- 감기로 인한 발열과 오한을 치료한다
  (疏散風熱)
- 간열을 식혀 눈을 맑게 해준다(淸肝明目)
- 열에 손상된 폐기를 맑게 식히고 손상된
  진액을 보충한다(淸肺潤燥)

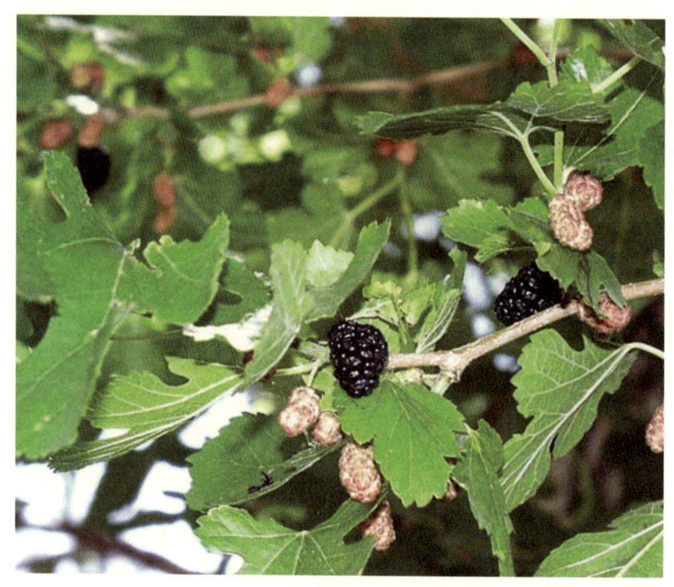

뽕나무의 잎과 열매

뽕나무는 전국의 산에서 자라며 농가 마을에서 재배한다. 뽕나무과의 낙엽이 지는 작은키나무이다. 뽕나무라는 이름은 열매의 이름에서 유래했으며 '오디나무' 라고도 한다. 산에서 저절로 자라는 나무는 산뽕나무이다. 산뽕나무에 비해 밭에서 재배하는 뽕나무는 관목이며 잎이 넓다.

잎은 '상엽' 이라 하는데, 이른 봄에 새로 싹이 트는 작은 잎과 서리를 맞은 묵은 잎을 쓴다. 가지는 '상지' 라 하는데, 맛은 약간 쓰고 성질은 평하다. 열매는 상심자(桑 子, 보통 '오디' 라 부르는 열매를 한방에서는 '상심자' 라 한다)라고 하며, 그 맛은 시고 달며 성질은 따뜻하거나 약간 차다. 뿌리를 '상백피' 또는 '상근백피(桑根白皮)' 라고도 한다. 뽕나무 뿌리껍질의 코르크층을 제거하여 건조한 것으로 봄에 싹이 나기 전에 뿌리를 채집하여 약재로 한 것이 좋다.

상엽과 상백피 성질과 효능

상엽(桑葉)은 풍열을 없애고 폐의 기운을 맑고 윤택하게 하며 간의 양기운을 안정시키고 눈을 밝게 하는 효능이 있다. 상백피(桑白皮)는 폐열을 내리고 천식을 멈추게 하며 수액 대사를 개선시켜 수종을 없앤다. 혈압을 낮추는 작용이 있으며 코피·각혈, 간양·간화가 편승하여 일어나는 고혈압에도 효과가 있다.

상엽(桑葉)은 풍열감기나 온병초기에 효과가 있으며, 열이 나면서 두통이 있거나 기침을 하고 가슴에 통증이 있으며 땀이 나면서 악풍이 있을 때 효과가 있다. 폐가 건조하고 마른기침을 하며 가래는 없고 인후가 붓고 통증이 있으며 갈증이 날 때도 좋다. 또한 풍열이나 간열로 인해 간양상요 또는 눈이 충혈되고 부기와 통증이 있을 때 효과가 있다. 상백피(桑白皮)는 폐에 열이 많아 일어나는 해수천식에 효과가 있으며 전신수종이나 얼굴·눈·피부에 부종이 자주 나타나는 사람에게 좋고, 고혈압 환자나 코피가 자주 나거나 각혈을 하는 사람에게도 효과가 있다.

응용

1) 국화와 배합하면 풍열감기에 효과가 좋다.

2) 행인과 배합하면 기침에 효과가 좋다.

3) 폐에 열이 많아 나타나는 해수천식에는 지골피를 배합한다. 〈사백산〉

4) 전신수종이나 소변불리에 복령피·대복피·진피·생강피를 배합한다. 〈오피산〉

5) 상엽 5·국화 5·죽엽 30·백모근 30·박하 3을 넣고 차를 끓여 마신다.

   〈약선식보집금, 상국박죽음〉

6) 상엽 9·국화 6·박하 9·금은화 9를 넣고 차를 끓여 마신다. 감기로 열이 나거나 어지럽고 목이 아플 때 효과가 있다. 〈식료본초학, 상국박하차〉

7) 외감풍열(外感風熱)·두통발열(頭痛發熱)·인홍종통(咽紅腫痛)·해수담소(咳嗽痰少)·구건미갈(口乾微渴)의 치료 : 상엽·국화·박하·감초 각각 10g을 끓는 물에 넣어 우려내 차 대신 음용한다. 〈상견병적음식요법(常見病的飮食療法), 상엽국화음〉

8) 조열상폐(燥熱傷肺)·열병후기·폐음손상(肺陰損傷)·건해무담(乾咳無痰)의 치료 : 상엽 10g·행인과 사삼 각각 5g·상패(象貝) 3g·배 껍질 15g을 달여서 얼음사탕 10g을 넣고 잘 섞어 차 대신 음용한다. 〈상견병적음식요법, 상행음〉

9) 현훈증(眩暈症)의 치료

   ① 상엽·국화·구기자 각 9g에 물을 붓고 달여 차 대신 음용한다. 〈중국약선학, 상국구기음〉

   ② 상엽·국화·구기자 각각 10g, 결명자 6g에 물을 붓고 달여서 차 대신 음용한다.

   〈산동중초약수책〉

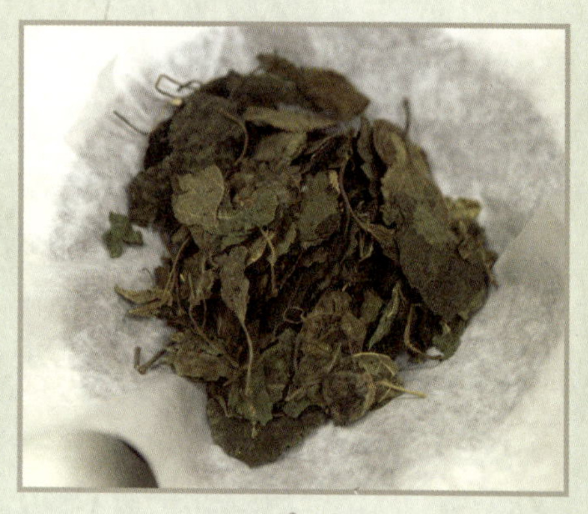

+

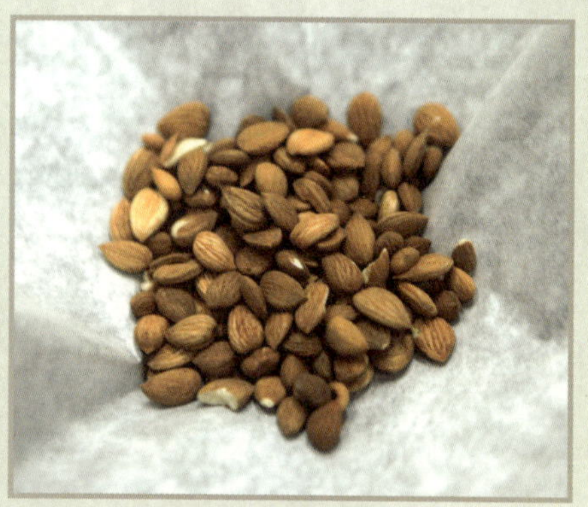

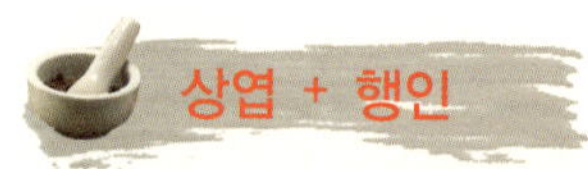

상엽과 행인 발효액 담그기

상엽과 행인을 합하여 발효액을 만들려면 먼저 싱싱한 상엽(뽕잎)을 구해 잘 씻은 다음 잘게 잘라 동량의 설탕을 넣고 용기에 담아 상엽 발효액을 만든다.

그 후에 행인(살구씨)을 구하여 감초·대추· 생강·설탕을 넣고 끓여서 먼저 만든 발효액에 넣는다. 행인은 살구의 씨앗이므로 볶고 깨서 쓰는 것이 약효가 더 좋다.

상엽은 고감(苦甘)한 맛과 한(寒)한 성을 가지며 질(質)이 경청(輕淸)하여 발산을 잘 하므로 풍열을 소산시키고 폐열을 설하는 특징이 있다.

행인은 미(味)가 감고(甘苦)하고 미온한 성을 가지며 강기윤조하고 이폐지해하는 효능이 있다.

상엽과 행인이 함께 쓰이면 한편으로는 경(輕)한 성질로써 선폐완사하고 다른 한편으로는 질(質)이 윤(潤)함을 이용해서 감기지해하므로 상음조조할 우려가 없다.

이 약재에는 상보작용이 있어 일선일강하므로써 폐기를 조절하므로 경선윤폐하는 뛰어난 약이 된다.

임상에서는 온조를 외감하여 두통신열·건해무염 등이 나타날 때 쓰는 것이 좋다.

온병조변의 〈상행탕〉은 이 약재를 위주로 해서 사삼·치자·향곡·절패모 등의 약재를 배오한 것인데 청선양윤의 대표적인 방으로 임상에서 비교적 많이 사용된다. 〈약대론〉

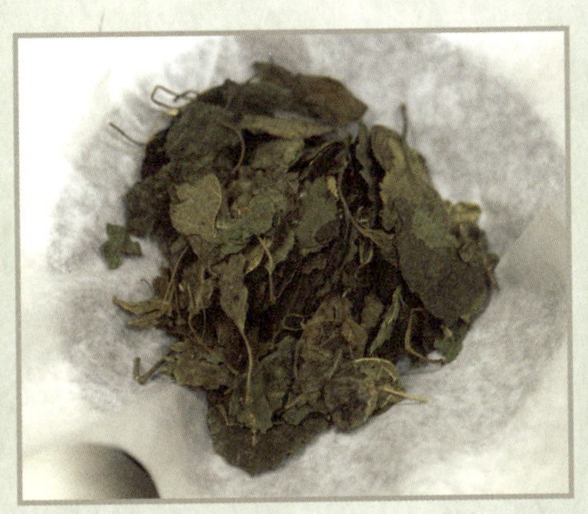

+

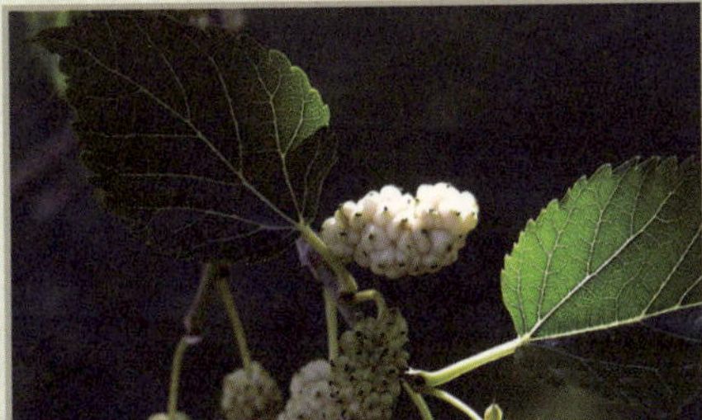

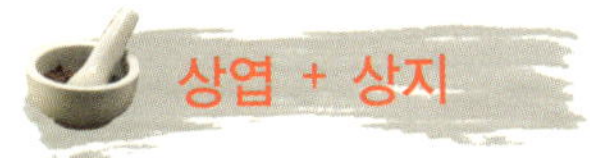

상엽과 상지는 비록 그 기원이 모두 상수이지만 효능은 같지 않다. 상엽은 미(味)가 박하고 기(氣)가 경청하여 소풍청열을 주로 해서 기표와 두면의 풍사를 없애는 데 뛰어나다. 상지에는 조달하는 성질이 있어서 청열기풍하는 외에 통락지통하는 작용이 있고 그 작용이 사지에 치우치므로 지절의 풍열을 청해하는 효능이 좋다.

이 약재는 밖으로 두면과 기표에 작용하고 안으로는 맥락과 관절에 작용하므로 전신의 상하·표리의 내외를 두루 다스려서 소풍설열 통락지통하는 효과를 거둘 수 있다.

임상에서는 외감풍열로 인한 전신의 부적동통에 적용된다. 단독으로 응용할 때는 경험상으로 볼 때 상지의 양을 많게 해야 효과를 볼 수 있다. 〈약대론〉

상엽과 상지 발효액 담그기

뽕나무의 잎인 상엽과 역시 뽕나무의 가지인 상지의 배합이다.

먼저 싱싱한 상엽을 구해 잘 씻은 다음 잘게 잘라 동량의 설탕을 넣고 용기에 담아 상엽 발효액을 만든다. 그 후에 상지를 구하여 거기에 감초·대추·생강·설탕을 넣고 끓여서 먼저 만든 발효액에 넣는다.

Tip.

상지

뽕나무의 가지를 '상시'라 하는데 맛은 약간 쓰고 성질은 평하다. 풍습제거의 효능이 있어 풍습관절통의 초기나 오래된 증상을 막론하고 효과가 좋다. 각종 신경통에 지통효과가 있어 좌골신경통과 삼차신경통에도 쓴다. 상지를 태워 잿물을 만들면 부종과 각기병에도 이용할 수 있다.

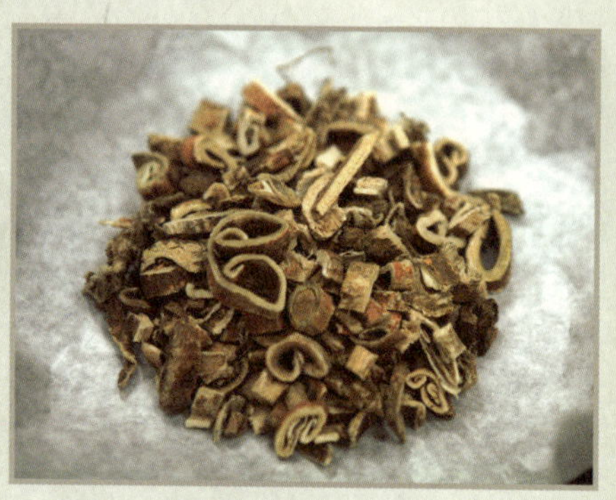

+

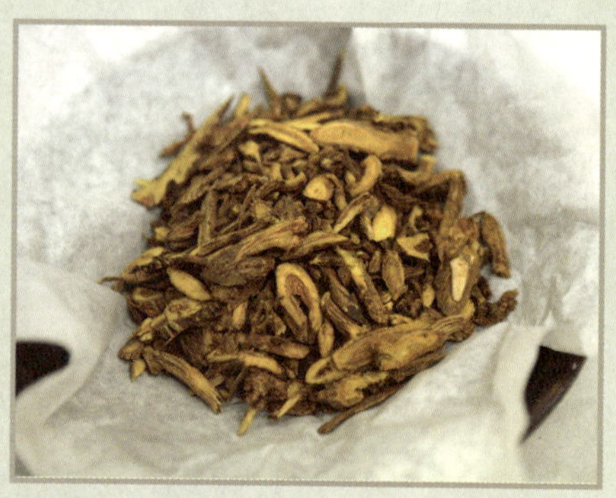

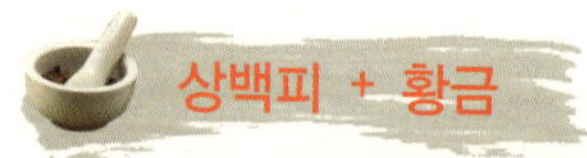

뽕나무 뿌리껍질인 상백피와 속 썩은 풀인 황금의 만남이다. 상백피는 뽕나무의 노란 뿌리껍질을 벗겨 사용한다. 황금 역시 뿌리의 비대한 부분을 채취하여 발효액으로 만든다.

이들 약재를 합방하여 발효액으로 만들기 위해서는 상백피와 황금의 신선한 뿌리를 채취하여 깨끗하게 씻어 물기를 말린 후 동량의 설탕을 넣어 잘 섞어서 담그면 된다.

마른 약재로 담글 때에는 건재에 감초·대추·생강을 넣고 설탕과 함께 끓여서 시럽으로 만들어 담근다.

황금은 고미(苦味)와 한성을 가지며 기(氣)가 박(薄)한 약으로 주로 상초에 들어가 폐중의 사열을 설(泄)하므로 상초습열·격상열질·흉중기역을 다스린다.

상백피는 감미(甘味)와 한성이 있고 오로지 폐경의 기분에 작용하여 폐기의 역상을 내리고 폐중의 실화를 사(寫)하며 소변을 통해서 사열을 없앤다.

이 약재에서는 상백피가 황금을 좌하여 청폐 설열의 힘이 증강되어 비교적 뛰어난 사폐·평천·지해작용을 나타낸다.

임상에서는 폐열이 옹성하여 기역해천·각염황조 등이 나타날 때 쓰는 것이 좋다. 현대의 약리연구에 따르면, 황금과 상백피에는 모두 어느 정도의 강혈압 이뇨작용이 있어 임상에서 고혈압 환자에게 변증의 기초상에서 그 환자의 증상에 따른 방에 다시 황금과 상백피를 가하면 좋은 효과를 볼 수 있다고 한다. 〈약대론〉

Tip

황금 이용법

뿌리의 비대한 부분을 채취하여 건조시키는데 오래된 뿌리의 일부는 썩어서 비어 있으므로 '속 썩은 풀'이란 별명이 있다.

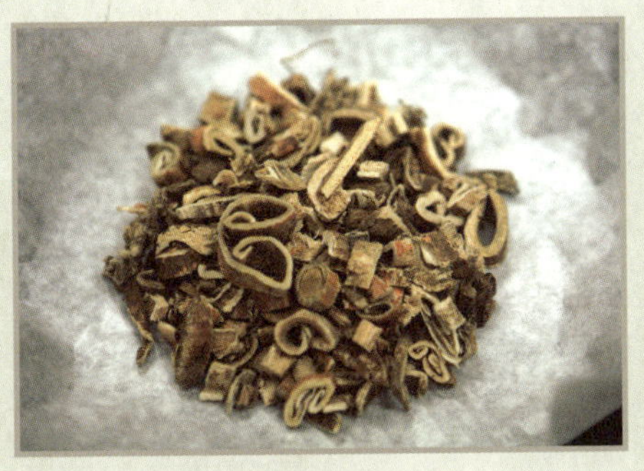

+

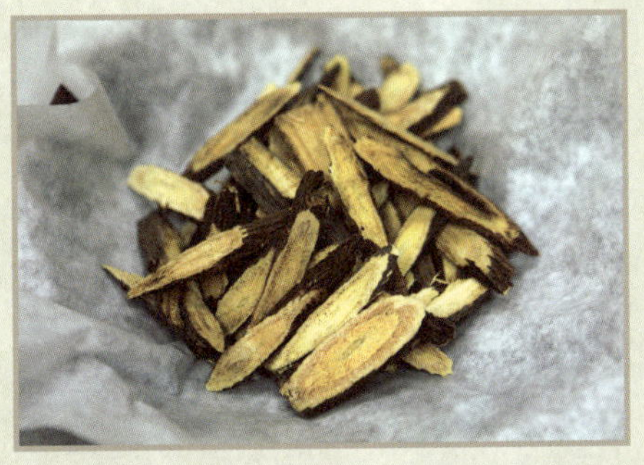

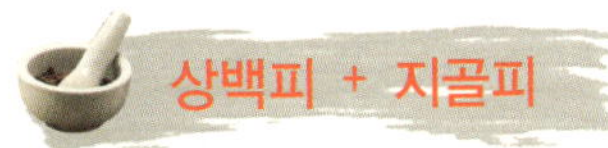
상백피와 지골피 **발효액 담그기**

뽕나무 뿌리껍질인 상백피와 구기자의 뿌리 껍질인 지골피의 만남이다. 상백피는 뽕나무의 노란 뿌리껍질을 벗겨 사용한다. 지골피 역시 구기자의 뿌리를 채취하여 껍질을 벗겨 발효액으로 만든다. 이들 약재를 합방하여 발효액으로 만들 때는 상백피와 지골피의 신선한 뿌리를 채취하여 깨끗하게 씻어 물기를 말리고 동량의 설탕을 넣어 잘 섞어서 담근다.

그러나 두 약재를 발효시키면 액이 적게 나오므로 상백피와 지골피의 건재를 시럽으로 만들어 약성이 적은 미나리나 돌나물 등 다른 발효액에 넣어 발효시키는 방법을 쓰기도 한다. 이때 건재의 양은 생물의 1/3을 사용한다.

상백피와 지골피는 모두 감한한 약재로 폐경에 들어가서 폐열을 없애고 천해를 가라앉힌다.

상백피는 질(質)이 윤(潤)하고 미(味)는 신(辛)한데, 액이 많아 윤조하고 신미로는 산폐하며 주로 기분에 작용하여 폐중의 사열을 제거한다.

지골피는 질(質)이 경(輕)하고 한(寒)한 성을 가지는데, 경함으로 거실하고 한성으로는 승열하며 주로 혈분에 작용하고 폐중의 복화를 사한다.

이 두 약재는 상수배오를 이루고 기와 혈에 작용하여 폐열을 청하되 음을 상하지 않으며, 음액을 보호하되 사연을 일으키지 않는 특징을 가진다. 폐열로 음이 상하여 폐가 청숙을 실하므로써 일어나는 천해, 특히 정기가 다소 약하고 복화가 그리 성하지 않은 경우에 더욱 적합하다.

〈전씨사백산〉은 이 약재를 기초로 하고 감초·갱미를 더하여 이루어진 것인데 소아나 노년체약자에게서 보이는 복열천해를 다스리는 상용방이다. 〈약대론〉

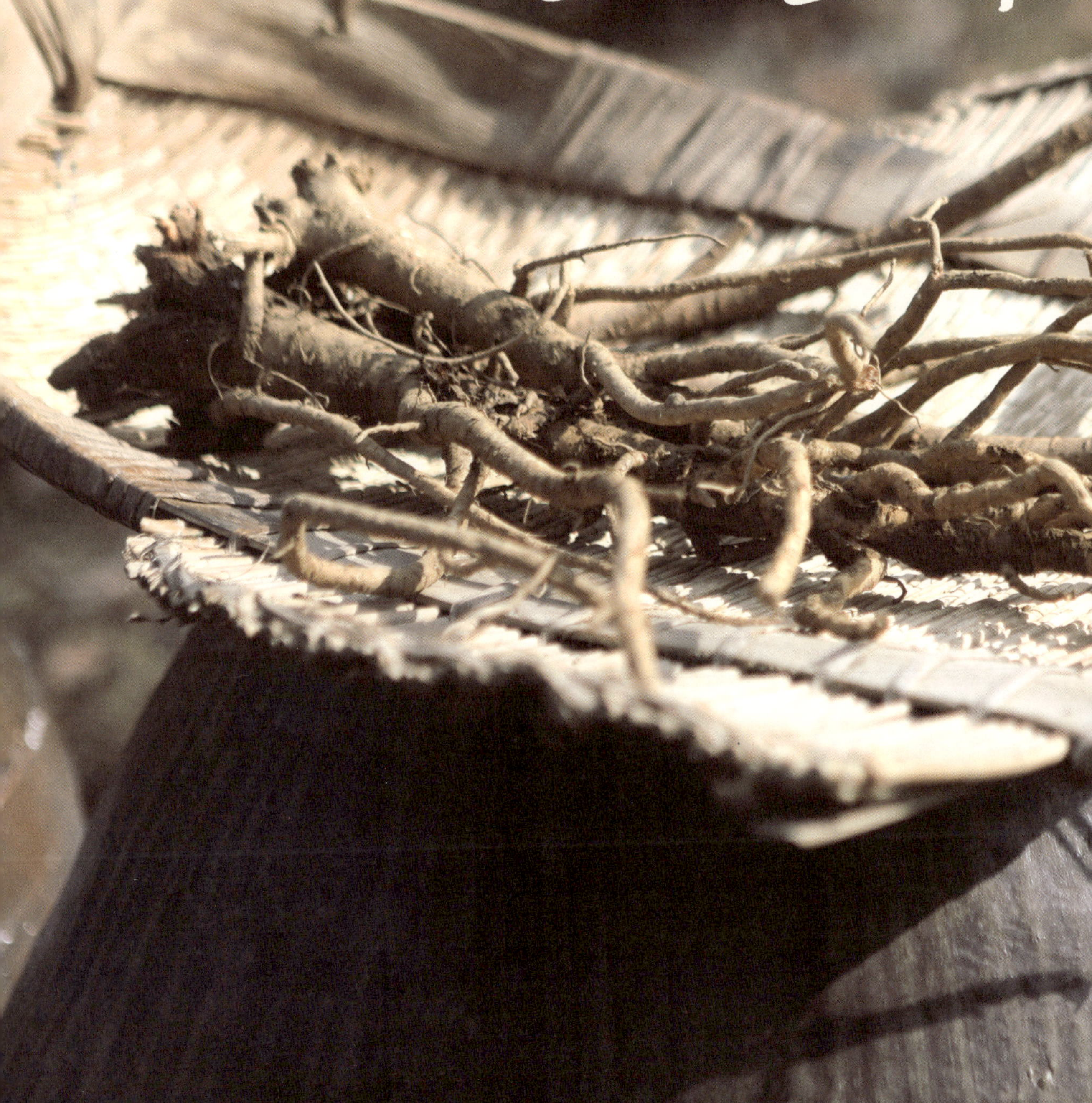

제5장
신장에 좋은 한방 발효액

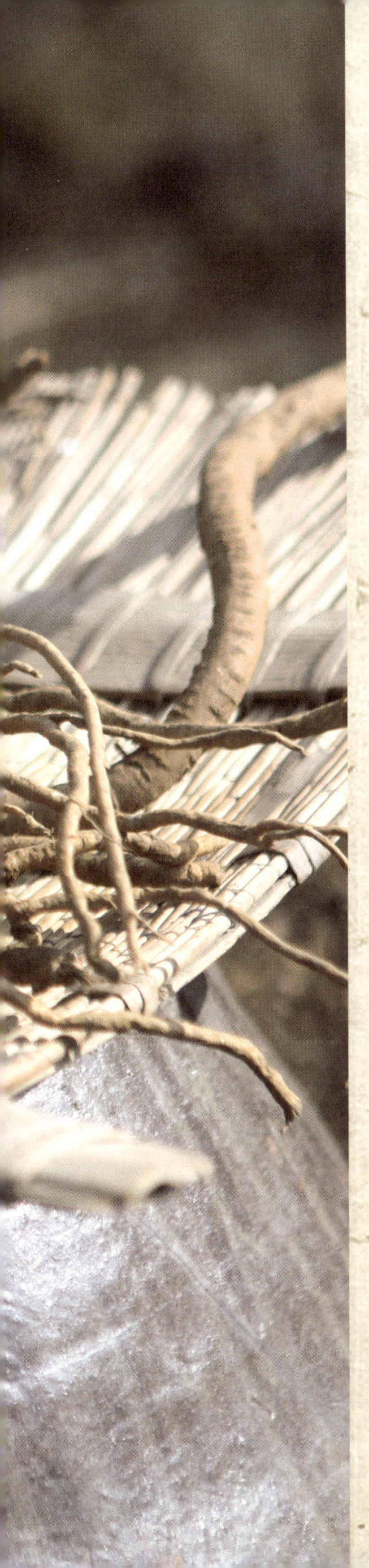

신(腎)과 짠맛(鹹味)

  몸 안의 염분은 땀을 통해서 조금 배출되고 대부분 소변으로 배설된다는 점과 염분을 많이 섭취하면 그에 따라 물을 많이 마시게 되는데 이때 물을 요구하는 기관이 신(腎)이라는 점에서 짠맛과 신(腎)의 관계를 알 수 있다. 또한 음식물에 염분이 많은 것을 요구하는 사람, 곧 짜게 먹는 사람은 대개 정력이 왕성하지 못하고 성적 활동이 부진하고 체질이 정적(靜的)이다. 이것은 짠맛을 지닌 물질이 삶의 힘을 억제한다는 것이다.

《통속한의학 원론(증후학편)》

산약

- 비(脾)를 보해 설사를 멈추게 한다(補脾止瀉)
- 폐(肺)를 보익하여 기침을 그치게 한다 (益肺止咳)
- 병자나 허약한 사람의 정력을 강하게 하고 유정을 치료한다(補腎固精止遺)
- 원기를 돕고 음(陰)을 길러준다(益氣養陰)

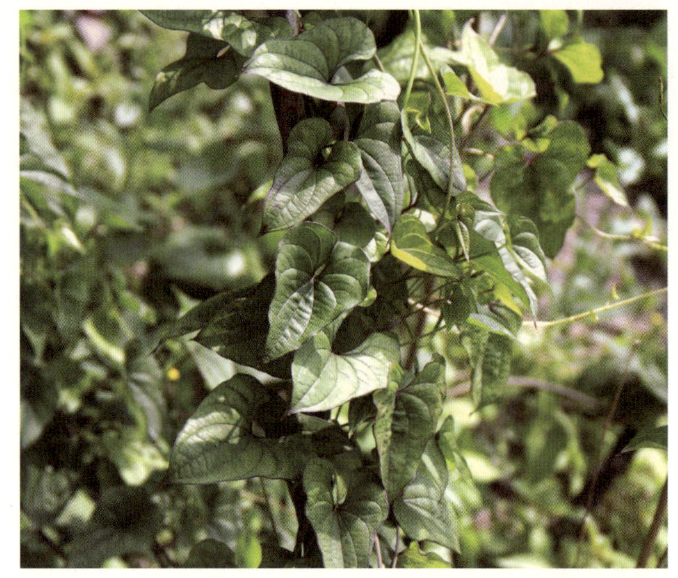
산약의 잎

산약은 산지에서 자라는 마과의 여러해살이 덩굴식물로 긴 둥근 기둥 모양의 육질 뿌리가 있다. 가을에서 이듬해 봄 사이에 괴근을 채취하여 대나무 칼로 외피를 벗긴 후 햇볕에 말려 썰어 쓴다. 줄기는 '산약등', 주아는 '영여자' 라 하여 약용한다. 영여자는 식용도 하는데, 그대로 소금물에 삶아 먹거나 밥에 쪄 먹는다.

산약 성질과 효능 비장을 돕고 폐의 기운을 보하고 신장을 튼튼하게 하며 신정을 이롭게 한다. 성질은 평하고 맛은 달며 비경·폐경·신장경으로 들어간다. 마의 성분은 전분·당류·무친·글루코사민·타이로신·로이신·글루타민산·아르기닌·디아스타제 등이다. 디아스타제는 소화 효소이고 무친은 위점막에서 분비되는 점액질이다. 아르기닌은 세포의 신진대사와 증식에 필요한 영양분이다.

자양·보신·보폐작용 자양강장에 우수한 식물이긴 하나 약성이 부드러워 정체되지 않고, 뜨거운 성질이 있으나 거칠지 않아 늘 복용해도 유익하다.

전신을 자양하는 약재 적응증은 비교적 넓으며 소화·호흡·비뇨·생식계통의 허약한 증상과 신경쇠약에 쓴다. 또한 당뇨병의 예방과 치료도 한다.

비장이 허약하여 발생하는 설사나 식욕이 없으면서 얼굴이나 손발이 붓는 사람에게 좋고, 폐의 기운이 약하면서 천식이 있거나 갈증이 나는 증상, 신장허약으로 냉·대하가 많고 유정이 있으며 소변을 자주 보는 사람에게 효과가 있다. 또한 당뇨환자나 암환자, 만성신장염·심혈관질환·도한 등의 병에도 효과가 있다.

1) 비장이 허약한 사람은 율무·대추·쌀·찹쌀과 배합하여 죽을 만들어 먹는다.

2) 신장이 허약한 사람은 검실과 연자를 배합하여 먹으면 좋다.

3) 폐가 허약한 사람은 닭고기와 배합하여 먹는다.

4) 당뇨환자는 황기와 배합하면 좋다.

:: 산약 발효액

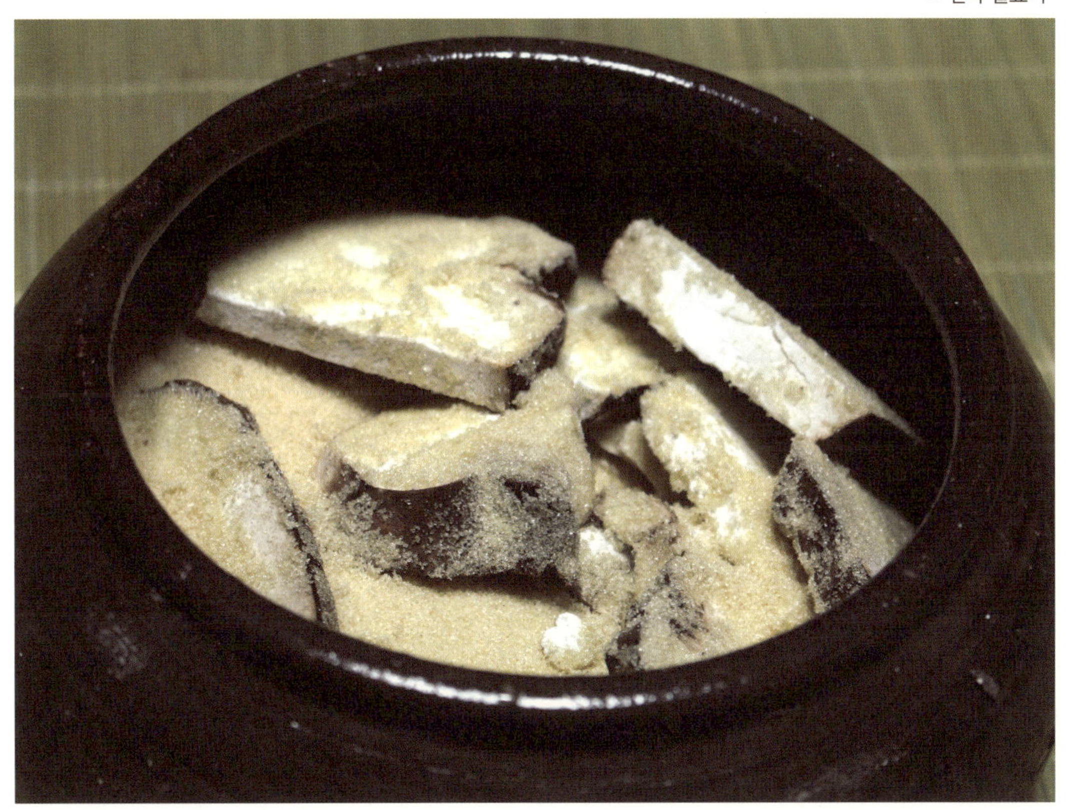

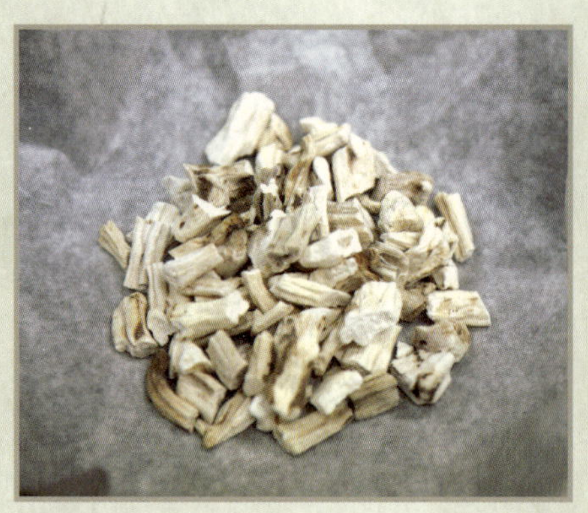

+

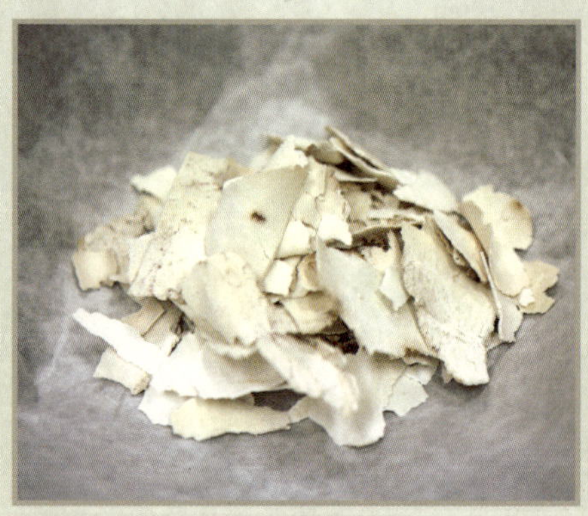

이 두 약재를 발효시키기 위해서는 산약(마)의 뿌리와 복령의 덩어리 뿌리를 구해야 한다. 두 약재를 잘 씻어 잘게 자른 뒤에 설탕과 함께 용기에 넣어 발효를 시키면 된다.

그러나 일반적으로 산약을 생물로 구해 먼저 산약 발효액을 만든 뒤 그 후에 건재 복령을 시럽화하여 넣고 2차 발효를 시키는 방법을 많이 사용한다.

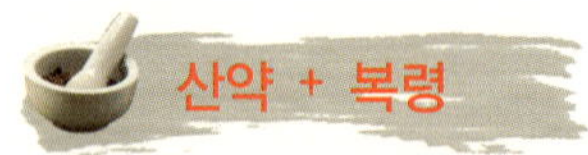

비위를 보익하고 설사를 그치게 하는 산약과 인체의 심(心)과 비(脾)를 보하는 작용을 하는 복령과의 결합이다.

산약은 자양강장에 우수한 식물이다. 약성이 부드러워 정체되지 않고, 뜨거운 성질이 있으나 거칠지 않아 늘 복용해도 유익하다. 적응증이 넓어 소화 · 호흡 · 비뇨 · 생식계통의 허약한 증상과 신경쇠약에 쓴다. 또한 당뇨병의 예방과 치료도 한다.

입과 혀가 마르는 것을 치료하고 소변을 잘 내보는 복령은 오래 복용하면 혼을 안정시키고 신을 기르며 허기를 느끼지 않게 하고 오래 살 수 있다고 한다.

이 두 약재를 발효시키려면 신선한 산약(마) 뿌리를 채취하고, 구멍버섯과에 속하는 복령의 덩어리를 구해야 한다.

산약은 보비기(補脾氣)하고 익위음(益胃陰)하여 지사(止瀉)한다. 복령은 건비이습(健脾利濕)해서 지사(止瀉)하므로 양약(兩藥)을 합용하여 발효시키면 보익비위(補益脾胃) · 이습(利濕)해서 불상음(不傷陰)하니, 구병(久病)으로 비위기음부족(脾胃氣陰不足)해서 오는 불사음식(不思飮食) · 구갈신권 · 복사(腹瀉) 등의 증상을 치료할 수 있다.

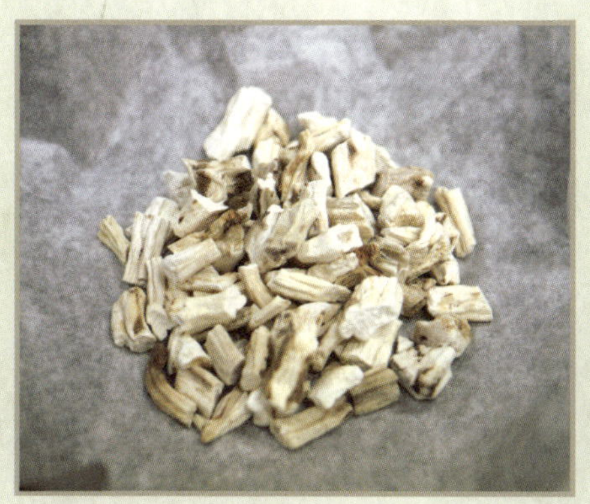

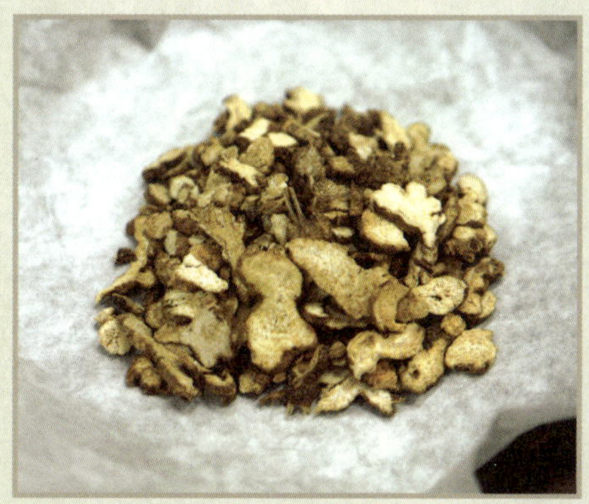

산약과 백출을 합방하여 발효액을 만들 때에는 마의 뿌리와 삽주의 싱싱한 뿌리를 채취하여 엿기름과 흑설탕을 넣고 발효시켜서 음용한다. 엿기름을 사용하면 발효가 조금 빨라지고 소화기능이 약한 사람에 도움이 된다.

산약 발효액에 백출을 끓여 시럽화하여 넣고 2차 발효를 시키는 방법도 많이 이용된다.

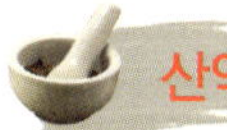

산약 + 백출(창출)

비장의 운화작용을 조절하여 설사를 멈추게 하는 산약과 보비(補脾)·건비(健脾)하고 조습(燥濕)하는 백출과의 결합이다.

산약(山藥)은 보기양음(補氣養陰)하고 지사(止瀉)하며, 백출은 고온(苦溫)하여 보기건비(補氣健脾)해서 조습지사(燥濕止瀉)한다.

이렇게 양약(兩藥)을 합용하여 만든 발효액은 상보상성(相輔相成)하므로, 보비조습지사(補脾燥濕止瀉)하면서 불상음(不傷陰)하므로 비허습성(脾虛濕盛)으로 인한 설사(泄瀉)를 치료할 수 있다.

> **Tip.**
>
> ### 마 이용법
>
> 줄기는 '산약등', 주아는 '영여자' 라 하여 약용한다. 영여자는 식용도 하는데 그대로 소금물에 삶아 먹거나 밥에 쪄 먹는다.
>
> 열매는 9~10월에 삭과로 달리는데 3개의 날개가 있다. 종자에는 막질의 날개가 있다.
>
> 가을에서 이듬해 봄 사이에 마의 괴근을 채취하여 약재로 쓰는데, 이를 '산약' 이라 한다. 대나무 칼로 외피를 벗긴 후 햇볕에 말려 썰어서 쓴다.

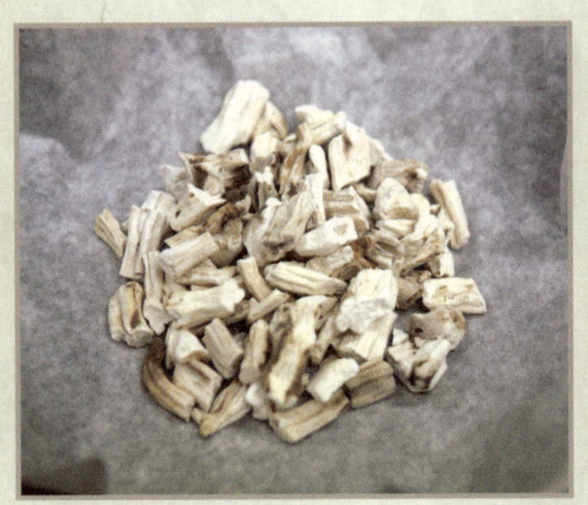

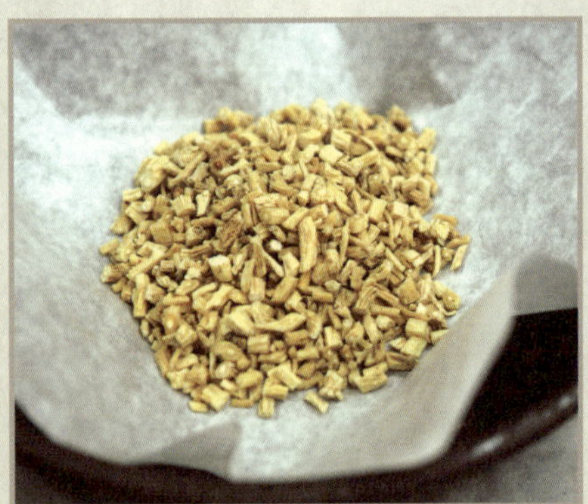

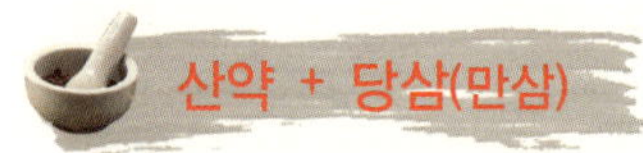
산약 + 당삼(만삼)

비장의 운화작용을 조절하여 설사를 멈추게 하는 산약과 비위허약·기혈허약·폐기허증에 쓰는 당삼(만삼)과의 결합이다.

당삼은 보익비폐하고 생진양혈하는 것이 인삼과 비슷하나 그 효능은 인삼에 미치지 못한다. 하지만 인삼처럼 처받는 것이 없어서 모든 사람에게 두루 쓸 수 있는 약재이다.

산약은 보비익음(補脾益陰)하고 당삼은 보기생진(補氣生津)하니, 두 약재를 합방하여 발효시키면 보비익기(補脾益氣)·생진(生津)하는 효능이 있어서 비위허약(脾胃虛弱)으로 인한 식소구갈(食少口渴)·체권핍력(體倦乏力) 등의 증상을 치료할 수 있다.

산약과 당삼(만삼) 발효액 담그기

만삼에 마의 뿌리를 결합하여 발효액을 담그려면 이들 두 약재를 채취하여 잘 씻고 잘라서 물기를 제거하고 동량의 설탕과 함께 항아리에 담그면 된다.

산약과 만삼은 모두 발효가 잘 되고 발효액도 많이 나온다. 특히 산약을 발효시킬 때에는 발효력이 강하여 액이 넘칠 수가 있으므로 주의해야 한다.

육미지황환

산약이 쓰이는 대표적인 약으로 육미지황환이 있다. 숙지황 320g, 산약·산수유 각 160g, 백복령·목단피·택사 각 120g을 꿀로 환을 만들어 공복에 따뜻한 술이나 소금 끓인 물로 50~70개를 복용한다. 당제를 할 때는 20첩으로 나눠서 먹는다.

배변회수가 빈번하고 양이 많으며 소변이 기름 방울 같고 입이 마르고 혀가 붉은 증상에 쓰인다.

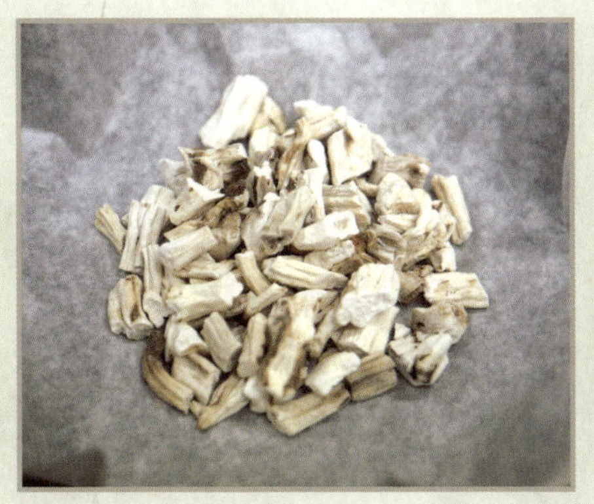

+

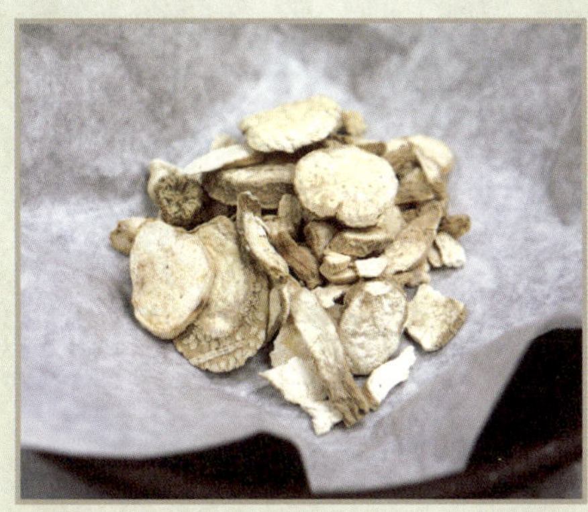

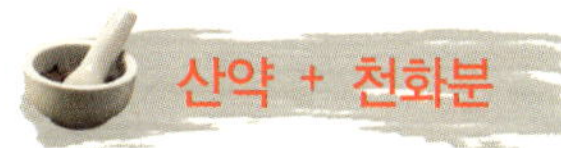

산약은 마의 뿌리이고 천화분은 하눌타리의 뿌리이다. 천화분과 산약을 발효시키기 위해서는 가을에 하눌타리 뿌리와 산약의 신선한 뿌리를 구하여 잘 씻고 잘게 잘라서 물기를 제거하여 설탕과 함께 담그면 된다.

이때 산약의 발효력이 세므로 용기는 다른 발효액 보다 좀 크고 입구가 넓은 것으로 하고 잘 저어 주어야 발효 시에 끓어 넘치는 것을 방지할 수 있다.

산약은 산지에서 자라는 마과의 여러해살이 덩굴식물로 긴 둥근 기둥 모양의 육질의 뿌리가 있다.

마의 성분은 전분·당류·무친·글루코사민·타이로신·로이신·글루타민산·아르기닌·디아스타제 등이다. 디아스타제는 소화효소이고 무친은 위점막에서 분비되는 점액질이다. 아르기닌은 세포의 신진대사와 증식에 필요한 영양분이다. 마는 자양·보신·보폐작용을 하며, 자양강장에 우수한 식물이긴 하나 약성이 부드러워 정체되지 않고, 뜨거운 성질이 있으나 거칠지 않아 늘 복용해도 유익하다.

하눌타리 뿌리는 뿌리의 전분이 눈처럼 희고 염기성 단백질인 트리코산틴을 함유하고 있어 '천화분' 이라고도 한다. 뿌리를 여름에 캐면 섬유질 뿌리만 있어 가루가 많이 안 나오므로 가을에 캐야 약으로 쓸 수 있다. 강장·해열·거담약으로 쓰인다.

산약은 익기양음(益氣養陰)하고 천화분은 청열생진(淸熱生津)하니, 두 약재를 합방하여 발효시키면 익기청열(益氣淸熱), 생진양음(生津養陰)하는 작용이 있어서 열병상진(熱病傷津)의 구갈건구(口渴乾嘔)·식소(食少) 혹은 소갈증(消渴證)을 치료할 수 있다.

두충

- 간(肝)과 신(腎)을 보한다 (補肝腎)
- 근육과 뼈를 강하고 튼튼하게 한다 (强筋骨)
- 임신부의 태아가 동태된 것을 다스려 편안 하게 한다 (固衝安胎)

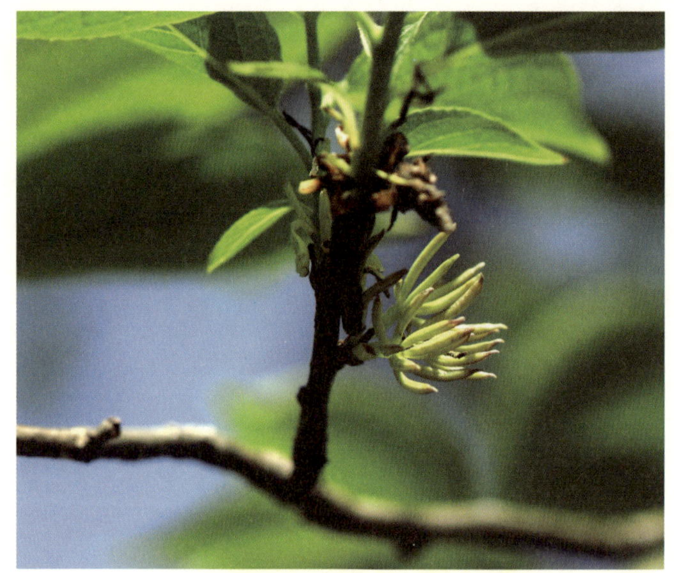

두충

느릅나무과의 낙엽 지는 큰키나무로서 높이가 10m 정도 자라며 껍질은 회색이다. 재배를 하는 약재로 두충나무의 껍질을 '두충'이라 하는데, 얇은 나무 껍질을 손으로 잡아당기면 하얀 실이 당겨진다. 이것은 고운 섬유질이기 때문에 두충을 '사면피(絲棉皮)'라고 한다. 수피가 두꺼우며 꺾으면 흰 실이 많은 것이 품질이 좋은 것이다. 이 약은 대개 판상(板狀)이며 두께는 3~7㎜이다. 바깥 면은 회색 또는 어두운 회색이며, 안쪽 면은 평활하고 어두운 갈색을 띤다.

두충 성질과 효능

간장과 신장을 보하고, 허리와 무릎을 강하게 하며, 근골을 튼튼하게 하고, 태아를 안정시킨다. 성질은 평하고 따뜻하며 맛이 맵고 달며 독이 없다. 신로(腎勞)로 허리와 등뼈가 조여들고 아프며 다리가 시리면서 아픈 것을 낫게 하고, 힘줄과 뼈를 든든하게 하며, 음낭 밑이 축축하고 가려운 것과 오줌이 방울방울 떨어지는 것 등을 낫게 한다. 정기를 돕고 신의 찬증(腎冷)과 갑자기 오는 요통을 낫게 한다.

중·노년들의 신장에 기가 부족하여 허리가 아프며 다리에 힘이 없고 소변이 세어나오는데 적합하고, 여성들의 냉대하나 신기불고로 인한 습관성 유산에 효과가 있으며, 소아마비 후유증이나 어린이의 걷는 것이 늦고 다리에 힘이 없을 때도 좋고, 고혈압에도 도움이 된다.

1) 간신을 보하고 근골을 튼튼하게 할 때는 호도·보골지를 배합한다.

2) 풍습요통에는 독활·상기생·세신을 배합한다.

3) 외상요통에는 천궁·계피·단삼을 배합한다.

4) 생리요통에는 당귀·천궁·작약을 배합한다.

5) 신허양위에는 녹용·산수유·토사자를 배합한다.

6) 습관성 유산이나 태동불안에는 상기생·속단·아교·토사자를 배합한다.

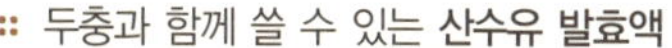

:: 두충과 함께 쓸 수 있는 **산수유 발효액**

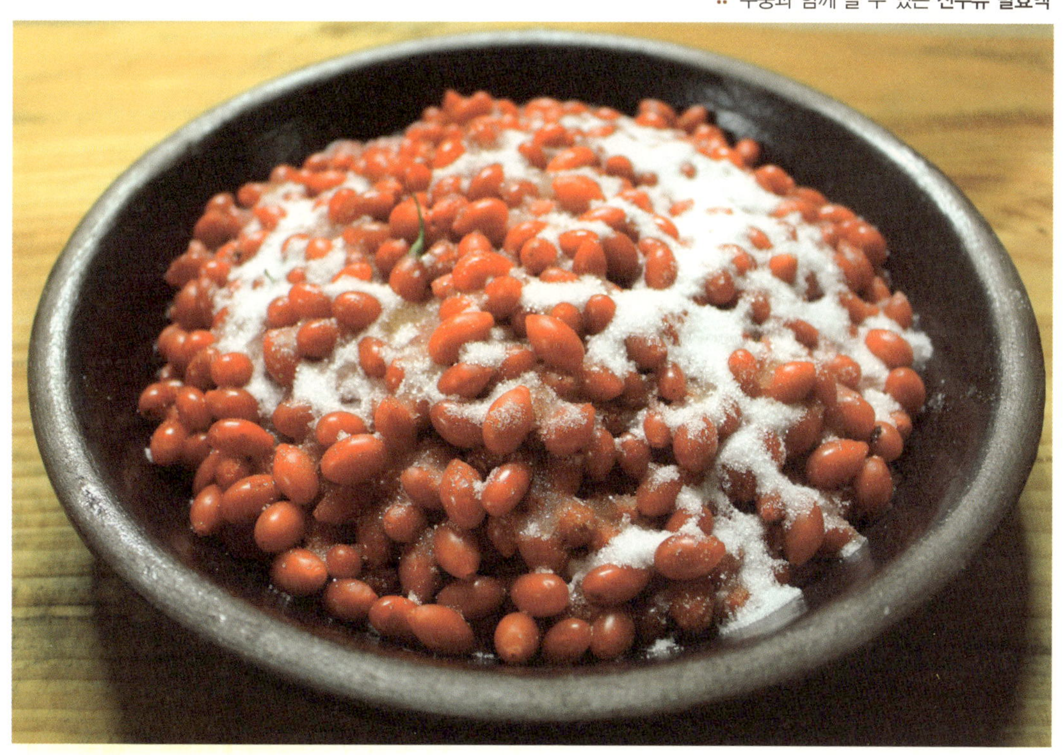

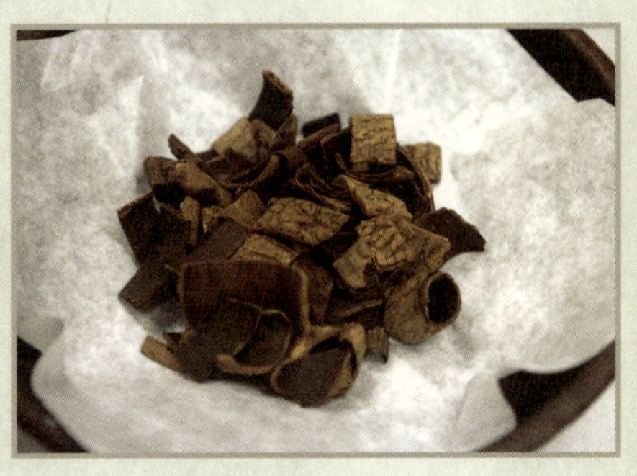

+

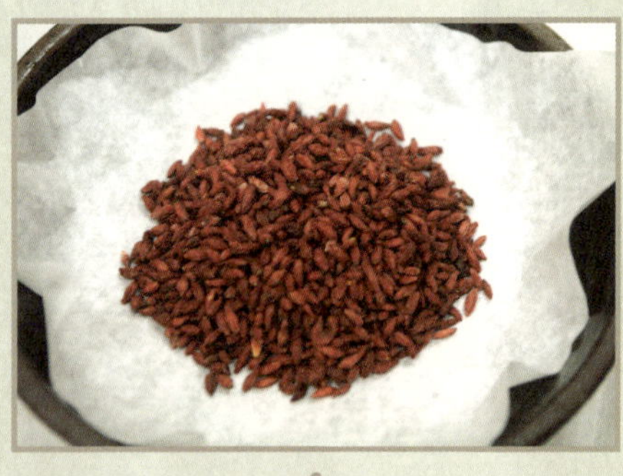

+

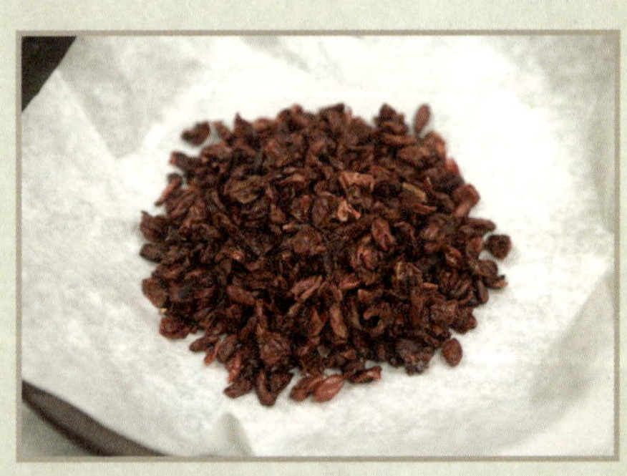

두충은 줄기의 껍질을 구기자와 산수유는 잘 익은 열매를 약재로 쓴다. 이들을 채취하여 잘 씻고 물기를 제거한 후에 설탕을 넣고 잘 발효시킨다.

두충 + 구기자 + 산수유

이 세 가지 약재로 만든 발효액은 신허로 발생하는 양위·유정·요슬산연·무기력 등의 증상을 치료한다.

두충은 간신(肝腎)의 양(陽)을 보하는데 치우쳐 있고, 구기자는 간신(肝腎)의 음(陰)을 보하는데 치우쳐 있으면서 또 능히 보양(補陽)할 수 있다.

또 산수유는 보익간신(補益肝腎)하면서 고정(固精)하니 삼약(三藥)을 합방하여 발효액으로 만들면 간신(肝腎)의 음양(陰陽)을 보익(補益)하는 효능이 있어 신허(腎虛)로 오는 양위(陽萎)·유정(遺精)·요슬산연무력(腰膝酸軟無力) 등의 증상을 치료할 수 있다.

Tip.

두충차

두충 20g(두충의 잎은 50g), 물 500mL

① 두충이나 두충의 잎을 깨끗이 씻어 물기를 뺀다.

② 차관에 재료를 넣고 약한불로 은근히 달인다.

③ 체로 건더기를 건져 내고 국물은 식힌 후 냉장고에 보관한다.

④ 꿀을 약간 타서 마시면 더욱 좋다.

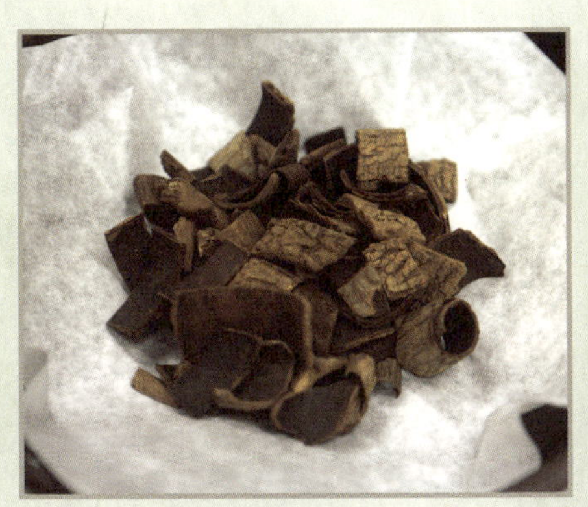

+

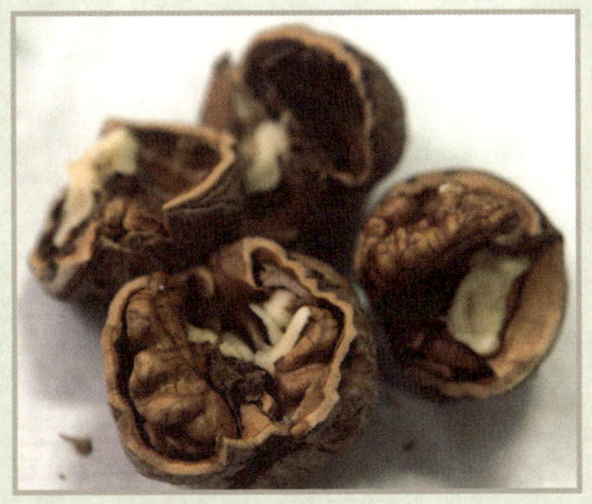

두충나무의 어린순과 줄기껍질 그리고 호도 열매의 살을 잘 바른 후, 두 약재를 합쳐서 잘 씻고 물기를 제거한 후에 설탕을 넣고 발효시키면 몸에 좋은 발효액이 된다.

이때 호도는 기름 성분이 많아 생으로 발효시키기가 어려우므로, 생강·감초·대추를 넣고 설탕과 함께 끓여서 시럽을 만들어 맥아와 함께 넣어 주면 발효가 촉진된다.

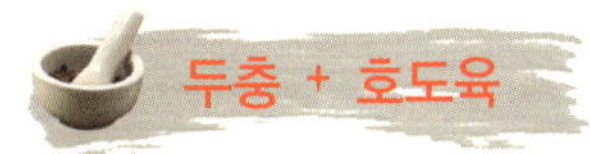

두충은 보간신(補肝腎)·강근골(强筋骨)하고, 호도육은 보신(補腎)·강요슬(强腰膝)하다.

두 약재를 배합하여 발효액으로 만들면 보간신(補肝腎)·강요슬(强腰膝)의 효능이 증강되어서 신허요통(腎虛腰痛) 및 임신요배산통(姙娠腰背酸痛)을 치료할 수 있게 된다.

이러한 두충·호도육 발효액에 보골지를 함께 넣으면 신허로 발생하는 요통이나 임신기의 요배산통 또는 신허로 발생하는 천식을 치료할 수 있는 발효액이 된다.

Tip

호도탕

호도 30개, 설탕 90g, 물 적당량

① 호도의 껍질과 속껍질을 벗긴다.
　(살짝 데치면 속껍질이 잘 벗겨진다)
② 믹서에 넣고 곱게 갈아 차관에 넣고
　설탕과 물을 부어 끓인다.
③ 주걱으로 잘 저어 주고 식으면 마신다.

▼ 호도

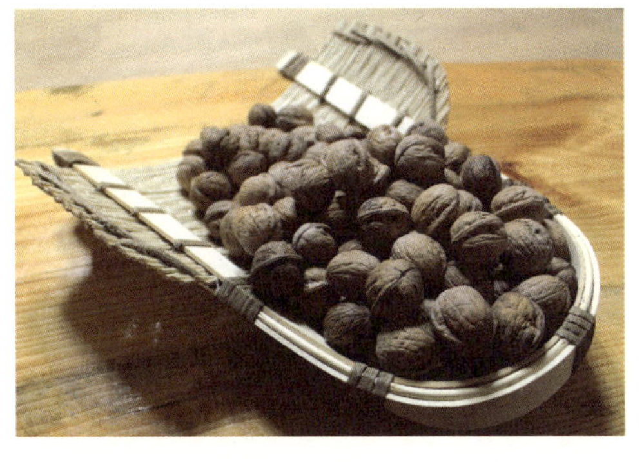

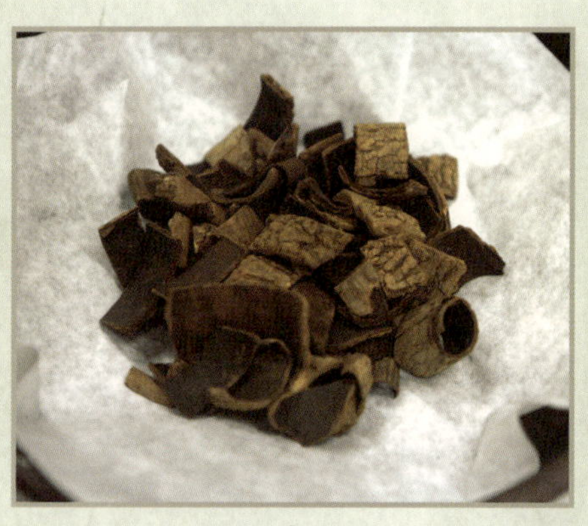

+

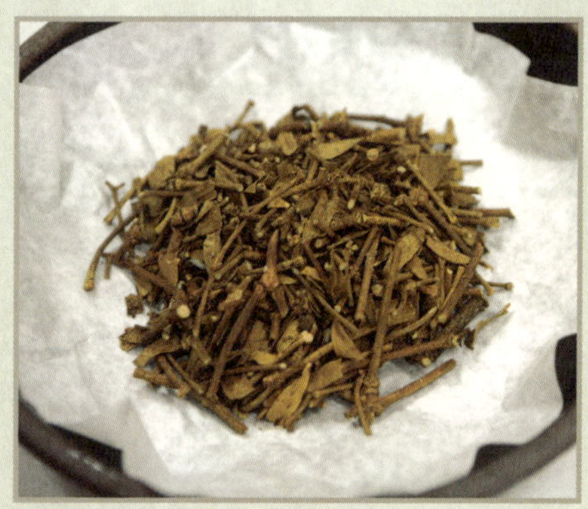

두충과 상기생 **발효액 담그기**

두 약재를 합방하여 발효액을 만들기 위해서는 두충나무의 어린순과 줄기껍질, 뽕나무 겨우살이의 전초와 열매를 구해 두 약재를 합쳐서 잘 씻고 물기를 제거한 후 잘게 잘라서 설탕을 넣고 발효시키면 몸에 좋은 발효액이 된다.

이때 상기생(뽕나무겨우살이)이 없으면 곡기생(참나무겨우살이)으로 대체하여도 좋다.

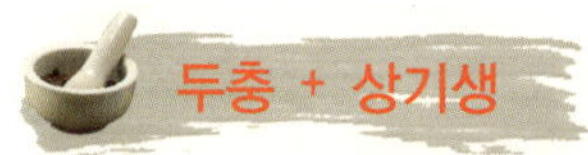

두충은 간신을 보익하고 요슬산통을 치료하며, 상기생은 관상동맥 경화에 의한 심질환과 고혈압을 치료하고 콜레스테롤 수치를 내리는 효능이 있다.

두충과 상기생은 모두 보간신(補肝腎)·강근골(强筋骨)·안태(安胎)하는데, 상기생은 또 거풍습(去風濕)·익혈맥(益血脈)하므로 이 두 약재를 배합하여 발효액을 담그면 보간신(補肝腎)·강근골(强筋骨)·안태(安胎)의 작용이 증강되며, 거풍습(去風濕)함으로써 간신부족(肝腎不足)과 외감풍습(外感風濕)으로 인한 요산요통(腰酸腰痛)을 치료할 수 있다.

> **Tip**
>
> ### 겨우살이의 생태
>
> 뽕나무 겨우살이의 줄기와 잎을 한방에서 '상기생'이라 한다. 겨우살이는 나무줄기 위에 사는 착생식물로 참나무·팽나무·뽕나무·떡갈나무·자작나무·버드나무·오리나무·밤나무 등의 여러 나무줄기에 뿌리를 박아 물을 흡수하며 살아간다.
>
> 겨우살이는 엽록소를 가지고 있어 자체에서 탄소동화작용을 하여 영양분을 만들 수 있으므로 숙주식물한테서는 물만을 빼앗을 뿐이다. 그러므로 대개의 겨우살이는 숙주식물에 거의 혹은 전혀 피해를 주지 않는다.

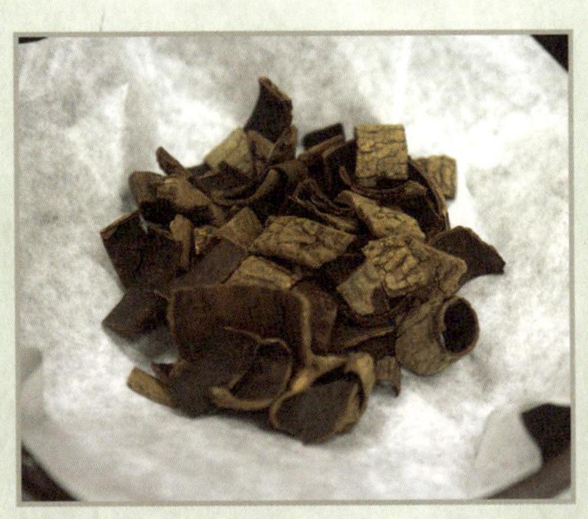

+

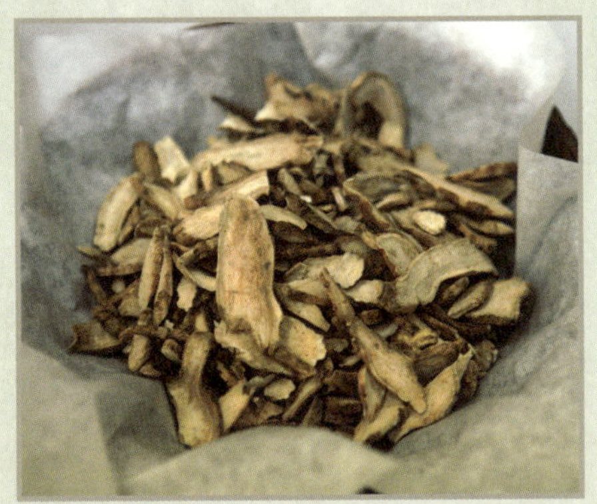

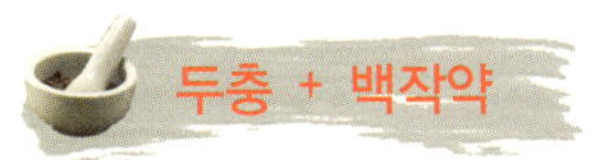

두충은 성질은 평하고 따뜻하며 맛이 맵고 달며 독이 없다. 간장과 신장을 보하고 허리와 무릎을 강하게 하며 근골을 튼튼하게 하고 태아를 안정시킨다. 신로(腎勞)로 허리와 등뼈가 조여들고 아프며 다리가 시리면서 아픈 것을 낫게 하고, 힘줄과 뼈를 든든하게 하며, 음낭 밑이 축축하고 가려운 것과 오줌이 방울방울 떨어지는 것 등을 낫게 한다. 정기를 돕고 신의 찬 증상과 갑자기 오는 요통을 낫게 한다.

백작약은 성질은 평하고 약간 차다. 맛은 쓰고 시며 조금 독이 있다. 혈액을 키우고 음을 수렴하며 간을 부드럽게 하고 통증을 완화시킨다. 또 간양을 억제시키는 효능이 있다. 혈비(血痺)를 낫게 하고 혈맥을 잘 통하게 하며, 속을 완화시키고 궂은 피를 헤치며 옹종(癰腫)을 삭게 한다. 복통을 멈추고 어혈을 삭게 하며 고름을 없어지게 한다. 여자의 모든 병과 산전산후의 여러 가지 병에 쓰며 월경을 통하게 한다.

두충은 간신(肝腎)의 양(陽)을 보하고, 백작약은 간혈(肝血)을 더하며 간양(肝陽)을 평억(平抑)하므로 양약(兩藥)을 합용하여 발효액으로 담그면 보간신(補肝腎)·평간양(平肝陽)해서 간신음허(肝腎陰虛)·허양상항(虛陽上亢)으로 인한 두훈목현(頭暈目眩)을 치료할 수 있다.

두충과 백작약를 함께 넣고 발효액을 담그려면 이들 두 약재를 채취하여 잘 씻고 잘라서 물기를 제거하고 동량의 설딩과 함께 항아리에 담그면 된다.

그런데 두 약재를 발효액이 많이 나오는 편이 아니므로, 일반적으로 약성이 약한 미나리나 돌나물 등의 발효액에 끓인 후 시럽화하여 2차 발효를 시켜 만든다.

맛은 달고 쓰며 짜다, 성질은 차다
(甘·苦·鹹, 寒)
폐와 위, 신장으로 들어간다
(入肺·胃·腎經)

현삼

- 열기를 식히고 열로 인해 고갈된 음액을 보충하여 회복시킨다 (淸熱養陰)
- 열독 병증을 열을 내리고 독을 없애는 방법으로 치료한다 (淸熱解毒)

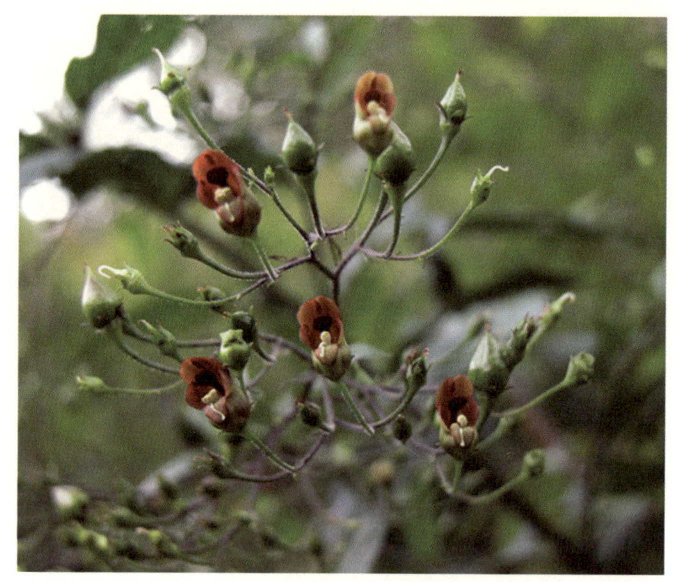

현삼의 꽃

현삼은 우리나라 각처의 산지에서 나거나 밭에서 재배하는 현삼과의 여러해살이풀이다. 뿌리를 약재로 쓰는데, 개현삼과 토현삼 등의 뿌리도 같이 쓴다.

현삼 성질과 효능

성질은 약간 차고[微寒] 맛은 쓰며 짜고 독이 없다. 열독과 유풍(遊風)을 낮게 하고 허로증(虛勞證)을 보하며 골증(骨蒸)·전시사기(傳尸邪氣)를 없애고 종독을 삭인다. 영류와 나력을 삭여 없애며 신기(腎氣)를 보하고 눈을 밝게 한다. 혈압강하·혈관이완·항균·혈당상승작용이 있다. 고열로 진액이 손실되어 일어나는 증상과 만성 미열을 없앤다. 따라서 인후과의 요약으로 많이 쓴다. 이 밖에 각종 인후염증과 인후종통에 쓴다.

《탕액》 현삼은 매우 중요한 약으로 모든 기를 통솔하여 위아래(上下)로 다니면서 시원하고 깨끗하게 하여 흐리지 않게 한다. 그러므로 허한 가운데서 발동하는 기와 무근지화(無根之火)를 낮게 하는 데는 현삼이 제일 좋은 약이다.

《입문》 신(腎)이 상한 데는 반드시 써야 한다. 족소음신경의 주약(君藥)이다. 술에 축여 쪄서 쓰는 것이 좋다.

1) 감함한(甘鹹寒)하여 양윤자신(凉潤滋腎)·자음(滋陰)하는 효능이 있고, 신(腎)으로 들어가 자수 (滋水)하여 양해혈열(凉解血熱)·자음생진(滋陰生津)·자음강화(滋陰降火)하며, 온열병에 의한 고열(高熱)·설강(舌絳)·신발반진(身發斑疹)·구갈(口渴)·변비(便秘)를 치료한다.

2) 사화해독(瀉火解毒)·연견산결(軟堅散結)하는 효능으로 열독창양(熱毒瘡瘍)·옹종(癰腫)을 치 료한다.

3) 청리인(清利咽)의 효능으로 인후종통(咽喉腫痛)을 치료한다.

1) 고열로 진액이 손실되어 일어나는 증상에는 생지황·맥문동·황련을 배합해 사용한다.

2) 고열에 출혈을 동반하는 경우 : 피부 아래에 반점이 나타나고 대변에 피가 혼합되면 목단피· 생지황·서각·황금을 배합하여 사용한다.

3) 신체 허약자의 만성 미열 : 미열이 계속되며 특히 밤에는 더욱 심해지고 얼굴이 벌개져서 마 음만 답답해 잠을 잘 못자는 경우와 자한이 나고 설태가 없고 맥이 가늘고 빨리 뛰며 힘이 없는 증상에는 시호·귀갑·석곡을 배합하여 복용한다.

4) 뇌졸중에 의한 중풍 : 하고초·조구등·백질려를 배합해 쓰면 강압작용을 하여 효과적이다.

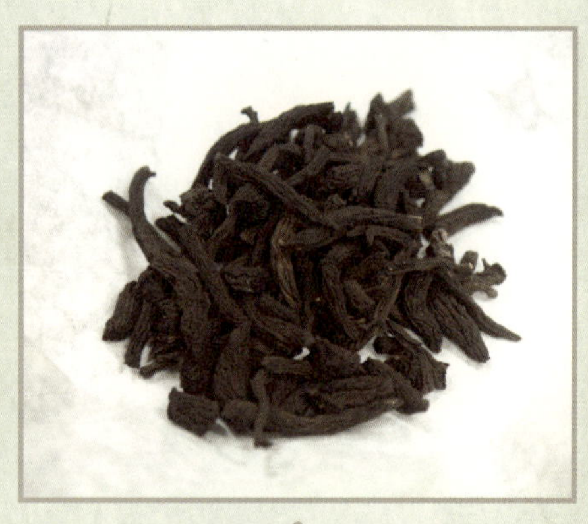

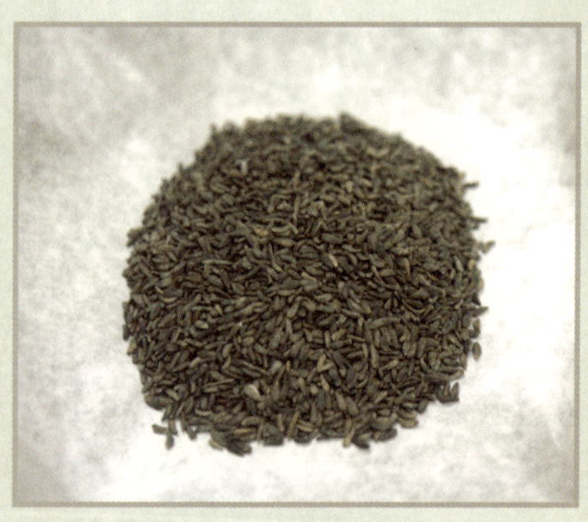

현삼의 신선한 뿌리와 우엉의 씨앗을 잘 섞어서 발효액으로 담근다.

또는 현삼의 뿌리를 채취하여 잘 씻고 잘라서 물기를 제거하고 동량의 설탕과 함께 항아리에 담근 다음, 우방자에 감초·생강·대추를 넣고 끓인 후 식혀 시럽으로 만들어 설탕을 더 넣고 발효시키는 방법이 있다.

현삼 + 우방자

현삼은 우리나라 각처의 산지에서 나거나 밭에서 재배하는 현삼과의 여러해살이풀이다. 성질은 서늘하고 맛은 쓰며 짜다. 해열작용을 하며 고열로 진액이 손실되어 일어나는 증상과 만성 미열을 없앤다. 각종 인후염증·인후종통에 쓴다.

우방자는 우엉의 씨로 우엉은 이뇨와 발한 촉진작용을 하여 차로 마시면 감기·기침·위장장애에 좋다. 또한, 성 호르몬의 분비를 촉진시키는 알기닌을 함유하고 있어 성 기능 장애 치료에 도움이 된다.

현삼은 자음청열하고 사화해독하는 작용이 있고, 우방자는 해수·인후종통·옹종에 쓰이는 약재이다.

현삼·우방자 발효액은 풍열(風熱)이 울결(鬱結)되어 발생하는 인후종통(咽喉腫痛)이나 반진을 치료할 수 있다.

Tip

현삼 이용법

뿌리를 약재로 쓰는데 개현삼과 토현삼 등의 뿌리도 쓴다. 가을철에 뿌리를 채취하여 불로 검게 만들어 햇볕에 말린다. 노두를 제거하고 잘게 썰어 사용하며 혹은 볶아서 사용하기도 한다.

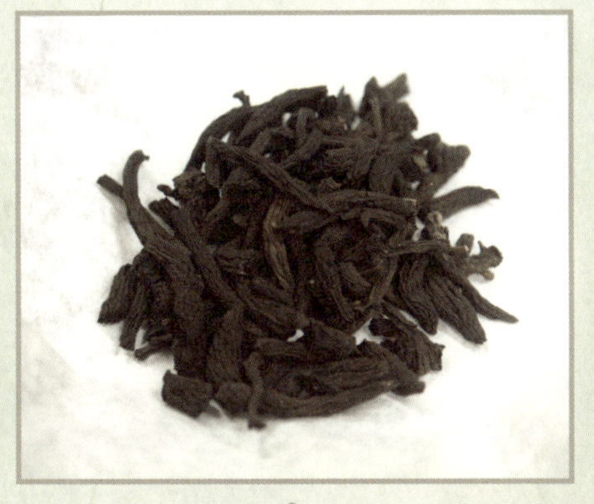

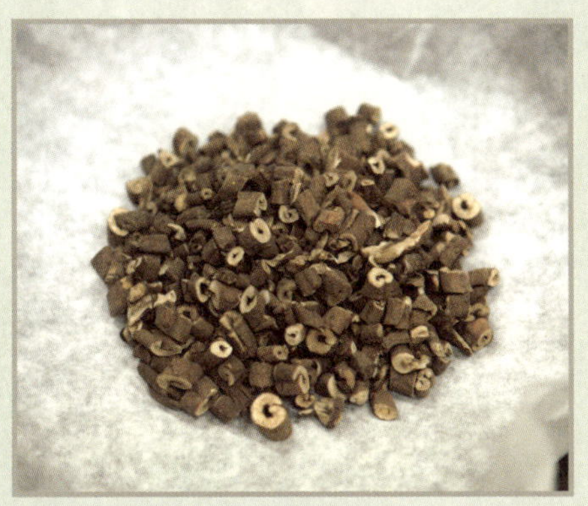

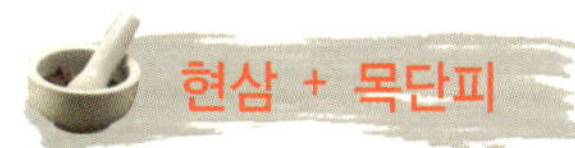

현삼과 목단피 발효액 담그기

두 약재를 발효시키기 위해서는 현삼의 뿌리와 모란의 뿌리껍질이 필요하다. 두 약재를 채취하여 함께 잘 씻어 물기를 뺀 뒤, 동량의 설탕을 넣고 항아리에 넣어주면 몸에 좋은 발효액이 된다.

두 가지 약재를 모두 생물로 구하기가 어려우면 한 가지 약재로 먼저 발효액을 만든 다음 다른 약재는 건재로 시럽화하여 넣는 방법을 쓰기도 한다.

현삼은 모든 신체의 기(氣)를 통솔하여 위·아래로 다니면서 시원하고 깨끗이 하며 신체 전반의 기의 흐름을 돕는다. 청열의 효능으로 열로 인한 질병이나 풍이 신체 안으로 들어와서 생기는 질병에는 그 열은 내려서 질병의 뿌리를 치료한다. 또 신장에 작용하여 신장의 기능을 도와서 열이 위로 치밀어 오르는 것을 막는 동시에 음기를 보하는 작용이 있어서 신장의 기능 쇠약으로 인한 열증에 많이 이용된다.

목단피는 모란의 뿌리를 거심한 한약재이다. 특이한 냄새가 있다. 맛은 조금 쓰고 매우며 성질은 약간 차다. 진통·진정·해열·항경련·항염증·항혈전·항알레르기·위액분비억제·자궁점막충혈·항균작용 등이 보고되었다. 열을 내려 주고 피를 식혀주는 청열양혈의 약이다.

두 약재는 다같이 혈분의 열을 제거하여 반진을 수발하는 작용이 우수하다. 다만 현삼은 음허를 보하는 작용이 있고, 목단피는 어혈을 제거하는 작용이 우수하다. 여기에 생지황을 배합하고 그 위에 청열해독약을 배합하여 발효액으로 담그면 단독과 반진을 치료할 수 있다.

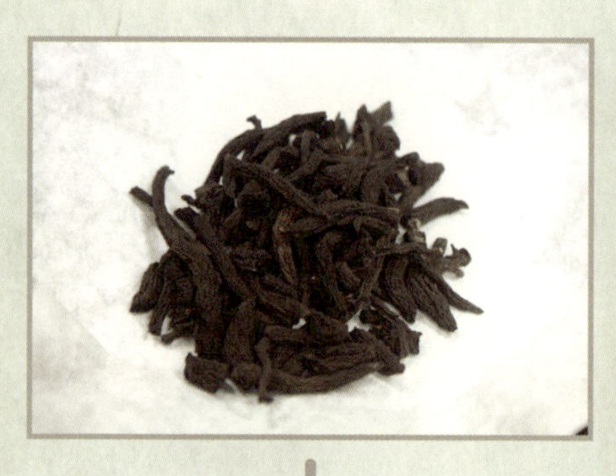

+

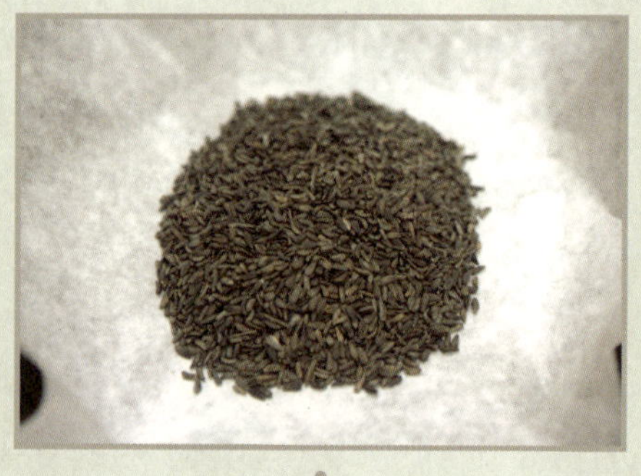

+

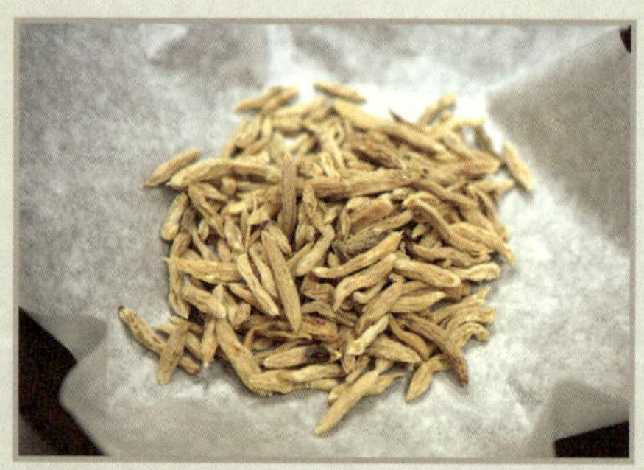

현삼과 생지황과 맥문동 **발효액 담그기**

　북현삼의 뿌리에 생지황과 맥문동 뿌리를 함께 채취하여 잘 씻고 설탕과 함께 발효시키면 된다. 발효액을 담글 때 맥문동의 뿌리는 거심해서 발효시켜야 한다.

현삼 + 생지황 + 맥문동

　현삼은 청열양음(清熱養陰)·연견(軟堅)하고, 생지황은 청열양음(清熱養陰)·생진(生津)하고, 맥문동은 양음생진(養陰生津)·청열(清熱)한다.

　이 세 약재를 함께 합방하여 발효액으로 만들어 쓰면 청열양음(清熱養陰)·윤조통변(潤燥通便)한다. 음허(陰虛)·열울상진(熱鬱傷津)·진액부족(津液不足)으로 인한 대변비결(大便秘結)에 사용한다.

> **Tip**
>
> ### 발효액에 쓰이는 현삼
>
> 　현삼은 현삼과에 속하는 다년생 초본으로 우리나라에는 자연산이 별로 없어서 북현삼을 재배하여 쓴다.
>
> ▼ 현삼의 종자
>
> 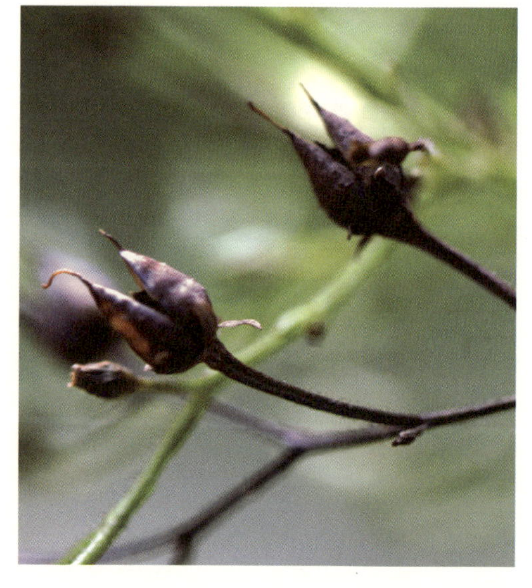

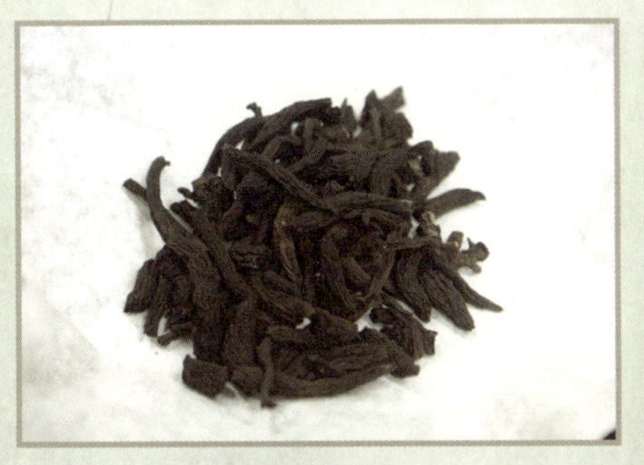

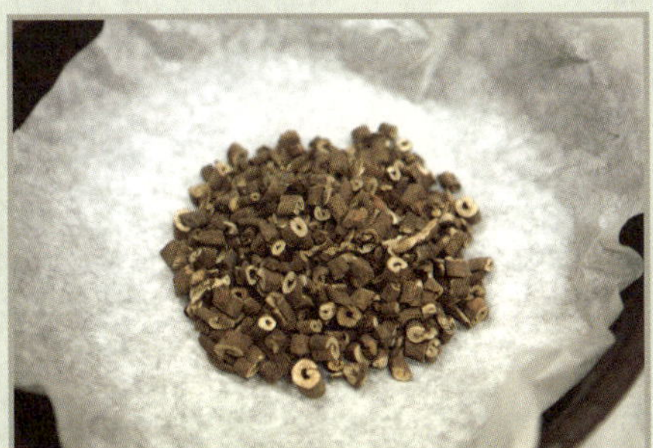

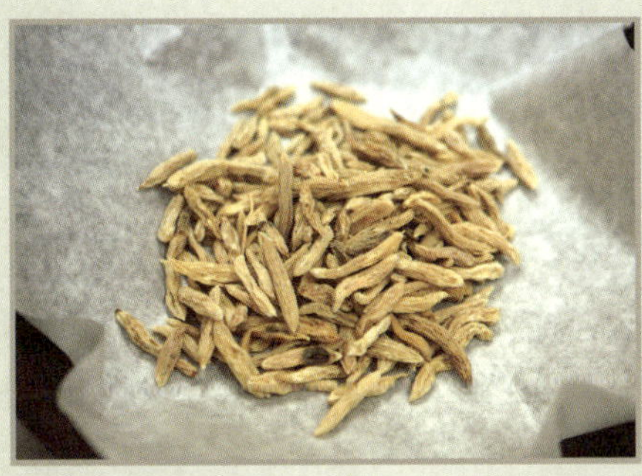

현삼과 사삼(잔대) 그리고 맥문동의 뿌리를 채취하여 함께 잘 씻어 물기를 뺀 뒤, 동량의 설탕을 넣고 항아리에 넣는다.

현삼 + 사삼 + 맥문동

현삼·사삼·맥문동 발효액은 진액 부족으로 마른기침이 나오고 기침 소리가 클 때에 쓴다.

현삼은 매우 중요한 약으로 모든 기를 통솔하여 위·아래로 다니면서 시원하고 깨끗하게 하여 흐리지 않게 한다. 그러므로 허한 가운데서 발동하는 기와 무근지화(無根之火)를 낮게 하는 데는 현삼이 제일 좋은 약이다.

사삼은 잔대를 말하는데, 더덕과 같이 초롱꽃과에 속한다. 줄기를 자르면 흰 유즙이 나오며, 잎은 가늘고 긴 타원형으로 끝이 뾰족하다. 여름에 줄기 끝에서 청자색이 매달린 종같이 생긴 꽃이 4~5개 밑으로 향해 핀다. 잔대는 맛이 달고 성질은 서늘하며 폐·간·비경에 작용한다. 강장·청폐·진해·거담·소종작용을 한다.

맥문동은 우리나라 중부 이남의 산지에서 나무 그늘 아래 나는 백합과의 늘푸른 여러해살이풀로 성질은 차고 맛은 달고 약간 쓰다. 다량의 포도당과 점액질을 함유하고 있어 진액(津液)을 보충하고 항염증작용이 우수하다. 자양·윤폐·진해·청심·생진작용이 있다. 그래서 맥문동은 체력이 저하되는 것을 막아주며 특히 노인이나 병후 회복기에 있는 사람 또는 평소에 몸이 허약한 사람에게 좋다.

골쇄보

- 따뜻한 성질을 가진 보익약으로 신장을 보호한다(溫補腎陽)
- 혈액순환을 원활하게 하며 상처를 치료한다(活血療傷)

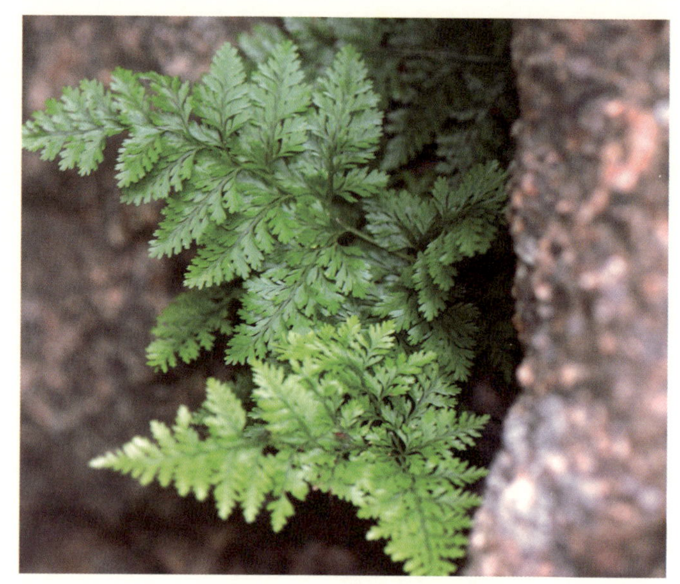

넉줄고사리의 잎

넉줄고사리는 우리나라 중남부 지방에 분포하고 바위 표면이나 나무줄기에 붙어서 자라는 여러해살이풀로서 근경은 갈색 또는 회갈색으로 비늘조각이 덮여 있으며 길게 뻗는다. 일반적으로 골쇄보는 뿌리가 나무 및 돌 위에 붙어 있으며 암려(맑은 대쑥)와 비슷하다. 중국에서는 속 식물 근경의 인편을 제거한 것을 '골쇄보'라 하고 인편이 붙은 것을 '신강' · '후강'이라 한다. 우리나라에선 넉줄고사리의 근경을 민간에선 '신성초' · '불노초'라 하는데 한방에서 이것을 '골쇄보(骨碎補)'라 한다.

골쇄보 성질과 효능

골쇄보는 성온(性溫)하여 능보(能補)하며, 신경(腎經)으로 들어가 온보신양(溫補腎陽)하므로 신양부족(腎陽不足)으로 오는 요통(腰痛) · 각기(脚弱) · 이명(耳鳴) · 이롱(耳聾) · 아통(牙痛) · 구사(久瀉) 등의 증상에 쓴다. 또한 혈액순환을 도와서 손상된 것을 치료한다. 본품은 보신견골(補腎堅骨) 뿐만 아니라 활혈료상(活血療傷)해서 상과상용약(傷科常用藥)이 된다. 질타손상(跌打損傷) · 근단골절(筋斷骨折) 등의 증상을 치료할 수 있다.

골쇄보는 성온(性溫)해서 보신(補腎)하고 미고(味苦)하며 행혈(行血)하여 요상속골(療傷續骨, 부상을 잘 치료하고 골절을 잘 이어줌)을 잘 하므로 신허(腎虛)로 오는 제증 및 근골의 외상(外傷)에 적용한다.

1) 신선한 골쇄보즙(骨碎補汁)이나 골쇄보주침액(骨碎補酒浸液)을 밖에서 문지르면 반독(斑禿, 대머리)을 치료하는데 효능이 있다.
2) 골쇄보와 자연동(自然銅) · 호경골(虎脛骨) · 자구판(炙龜板) · 몰약(沒藥) 등과 동용(同用)해서 금창상근단골(金瘡傷筋斷骨)로 참을 수 없는 통증을 치료한다(예 : 골쇄보산(骨碎補散)).

:: 골쇄보 발효액

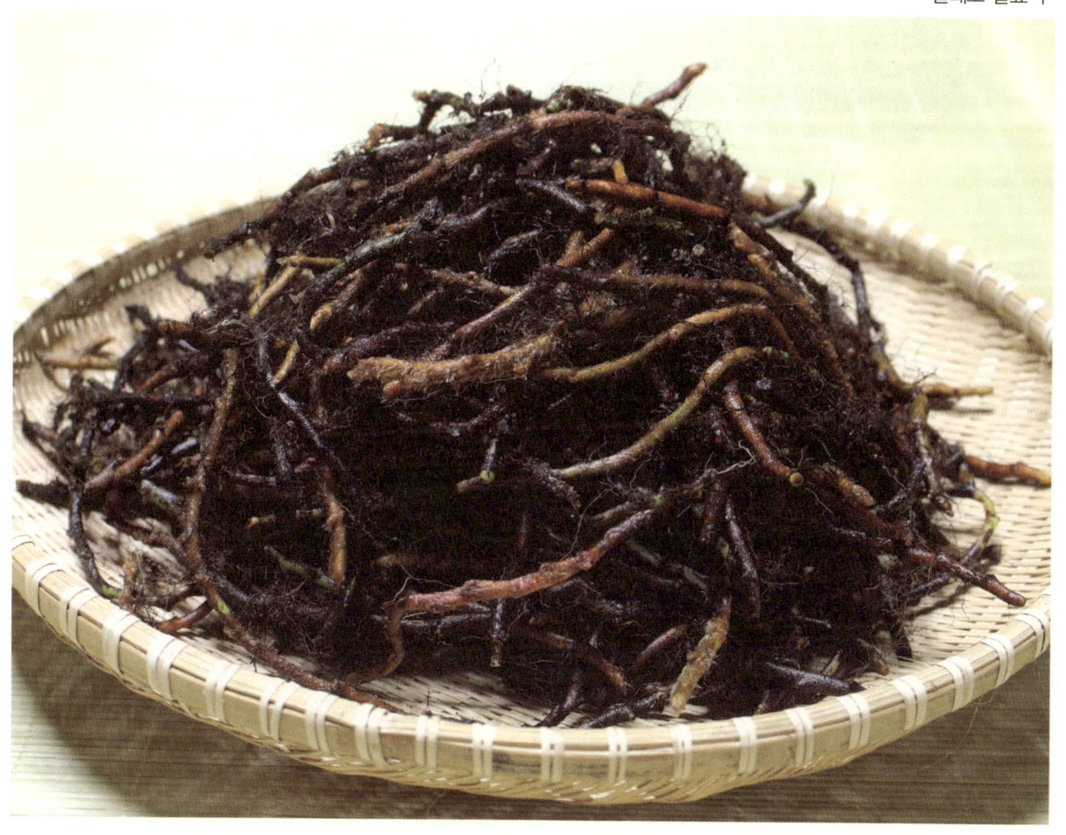

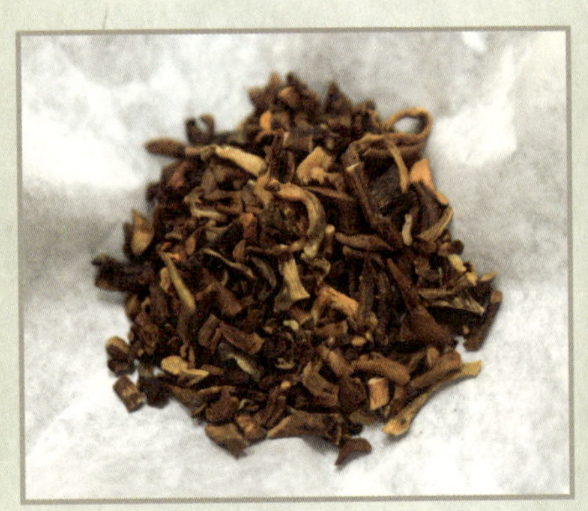

+

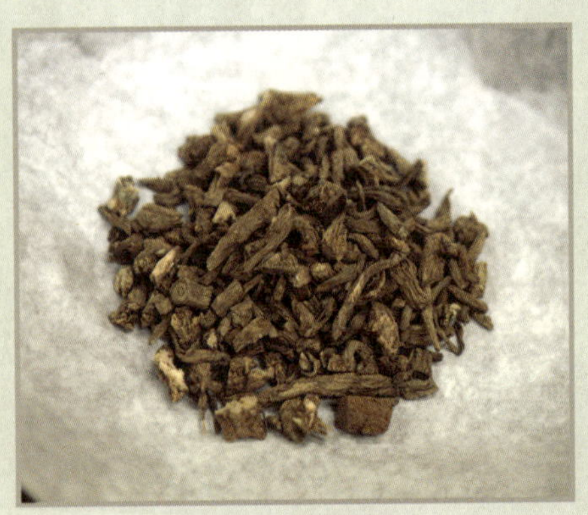

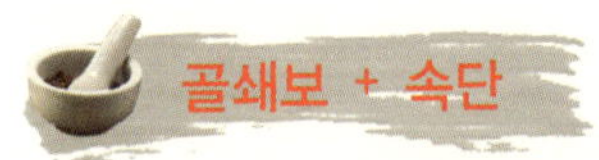

골쇄보는 활혈작용(活血作用)이 속단보다 더 낫고, 속단은 보익작용(補益作用)이 골쇄보보다 더 크므로 이 두 약재를 배합하면 서로의 단점을 보완하여 보신(補腎)·활혈(活血)·속상작용(續傷作用)이 강화된다.

골쇄보와 속단 발효액 담그기

넉줄고사리의 뿌리인 골쇄보와 속단을 배합하여 발효액을 만들기 위해서는 먼저 싱싱한 골쇄보의 뿌리와 속단의 전초를 구해 잘 씻은 다음 잘게 잘라 동량의 설탕을 넣고 용기에 담그면 된다.

마른 약재를 활용하여 발효액을 만들 때에는 먼저 만들어 놓은 골쇄보 발효액이나 속단 발효액에 마른 약재를 구하여 거기에 감초·대추·생강 그리고 설탕을 넣고 끓여서 시럽을 만들어 넣어 담근다.

Tip.

골쇄보 이용법

겨울철에 근경을 채취한 다음 증기로 쪄서 말리고 불에 태워 털을 제거한다.

또는 깨끗한 모래를 솥에 넣고 센불로 가열하여 모래를 느슨하게 볶아낸 다음 골쇄보를 넣어 볶는데 표면이 부풀어 오르고 털이 꼬실꼬실타면서 황색이 되면 꺼내서 모래를 체로 쳐서 제거하고 널어서 식힌 후 비벼서 털을 없앤 다음 쓴다. 그 후에 깨끗이 닦아 물에 담가 유연해지면 잘게 썰어 사용한다.

▼ 골쇄보

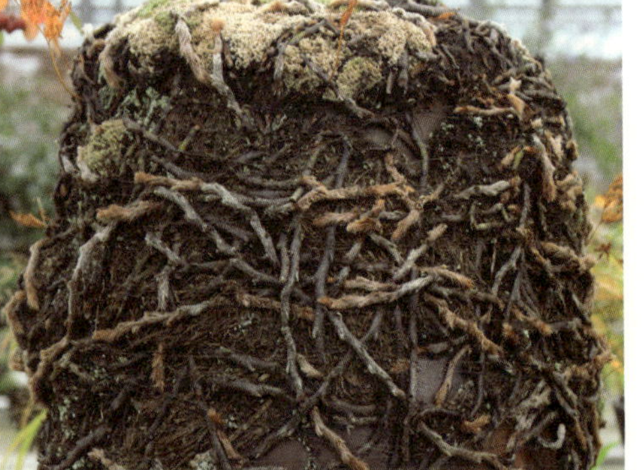

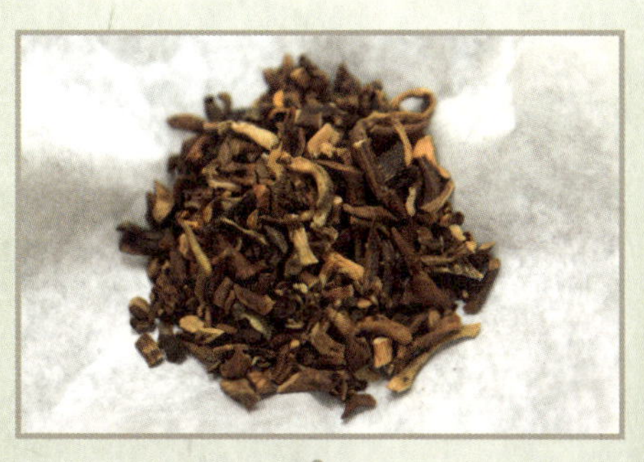

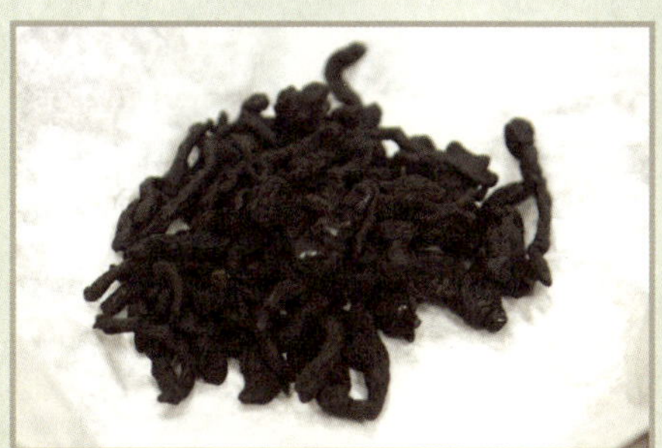

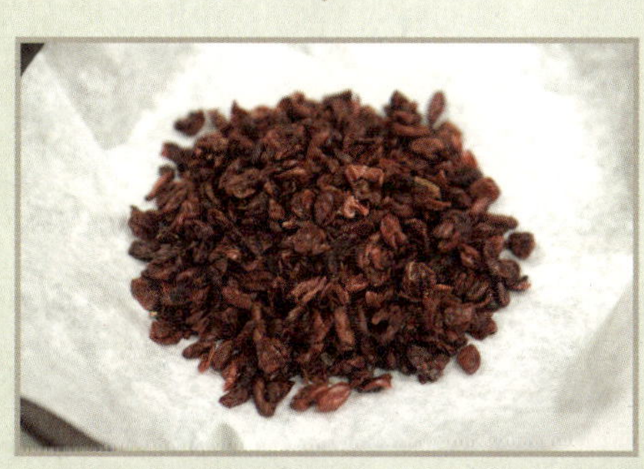

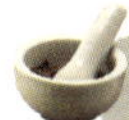

가을에 싱싱한 골쇄보의 뿌리와 산수유의 열매를 구해 잘 씻은 다음 잘게 잘라 동량의 설탕을 넣고 용기에 담아 발효액을 만든다. 그 후에 숙지황을 구하여 거기에 대추·생강·설탕을 넣고 끓여서 먼저 만든 발효액에 넣는다.

골쇄보 + 숙지황 + 산수유

골쇄보는 그 기미가 고온(苦溫)하여 보신강골(補腎强骨)하고, 숙지황은 감온하여 보혈생진(補血生津)·자신양간(滋腎養肝)하며, 산수유는 그 성미가 산삽(酸澁)하고 온(溫)하여 수렴지한(收斂止汗)해서 이 세 약재를 함께 쓰면 신허이명(腎虛耳鳴)·이롱(耳聾) 및 아통(牙痛)을 치료할 수 있다.

> **Tip.**
>
> ### 산수유 발효액
>
> 산수유 열매로 발효액을 만드는 방법은 아주 간단하며 효능 또한 어느 방법보다도 우수하다.
>
> 가을에 잘 익은 열매를 채취해서 우선 물에 잘 씻고 난 뒤 물기를 빼면서 살짝 말린 다음 용기에 산수유와 같은 양의 흑설탕과 함께 담그고 밀봉하여 그늘에 5~6개월 동안 두고 발효시켜 음용한다.
>
> 산수유의 효과를 높이자면 산수유의 씨를 제거해서 햇볕에 말려 둔 뒤 8기에 넣고 막걸리를 붓고(5 : 1) 고루 축여 2~4시간 밀폐해 두었다가 술이 다 흡수되면 그릇에 담아 밀봉하여 솥에 넣고 센불로 12~24시간 중탕한다. 까맣게 윤이 나면 꺼내 햇볕에 말려 쓴다. 이렇게 하면 산성이 없어지고 간신을 보익하는 작용이 증가한다.

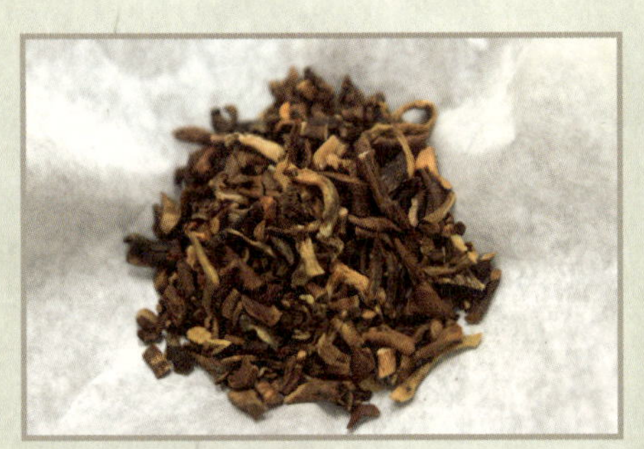

+

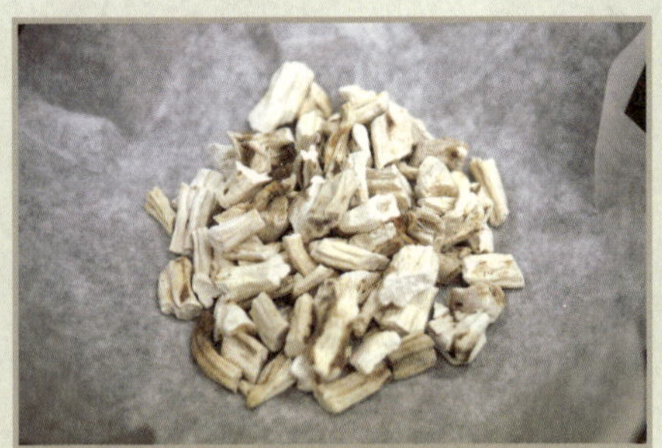

+

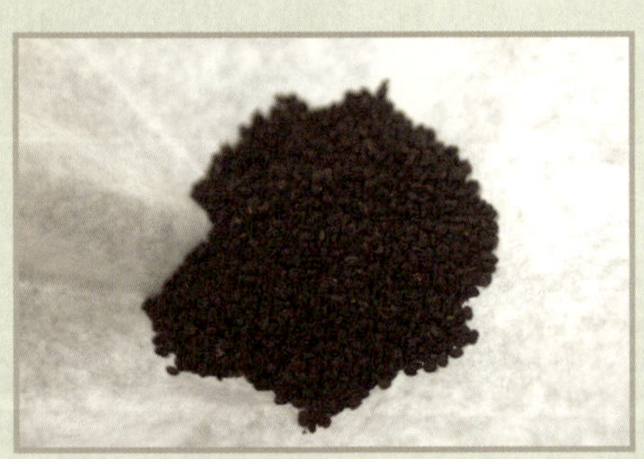

골쇄보와 산약과 보골지 **발효액 담그기**

가을에 싱싱한 골쇄보의 뿌리와 산약의 뿌리를 구해 잘 씻은 다음 잘게 잘라 동량의 설탕을 넣고 용기에 담아 골쇄보·산약 발효액을 만든다. 그런 다음 건재인 보골지(파고지)를 구하여 거기에 대추·생강·설탕을 넣고 끓여서 먼저 만든 발효액에 넣는다.

골쇄보 + 산약 + 보골지

보신강골(補腎强骨)하는 골쇄보와 건미조습(建脾操濕)하는 산약 그리고 비(脾)를 따뜻하게 하여 설사를 멎게 하는 보골지, 이 세 약재를 함께 쓰면 신장기능이 허약해서 오는 오랜 설사인 신허구사(腎虛久瀉)를 치료할 수 있다.

보골지 이용법

개암풀의 열매를 '파고지' 또는 '보골지'라 하는데, 양기를 보충하기 위한 한약 처방에 흔히 쓰인다. 약으로 쓰이는 것은 주로 열매이다. 깍지 속에 담긴 낱알의 크기가 작아 흔히 '파고지콩' 이라 부른다. 열매는 향기와 함께 비릿한 냄새가 있다. 성숙한 종자를 채취하며 햇볕에 말려 쓰는데, 껍질이 잘 벗겨지지는 않는다.

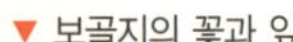

▼ 보골지의 꽃과 잎

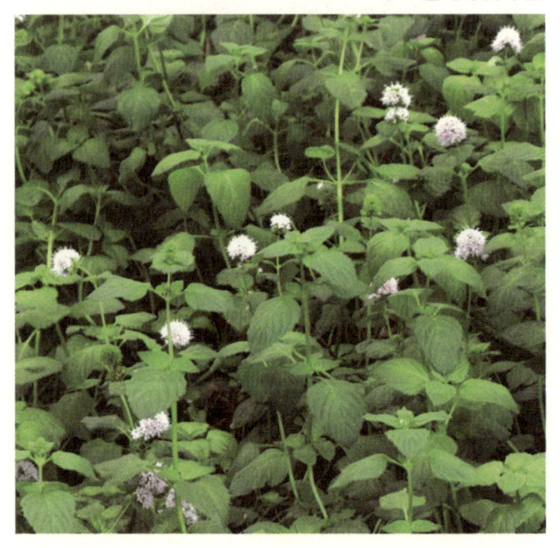

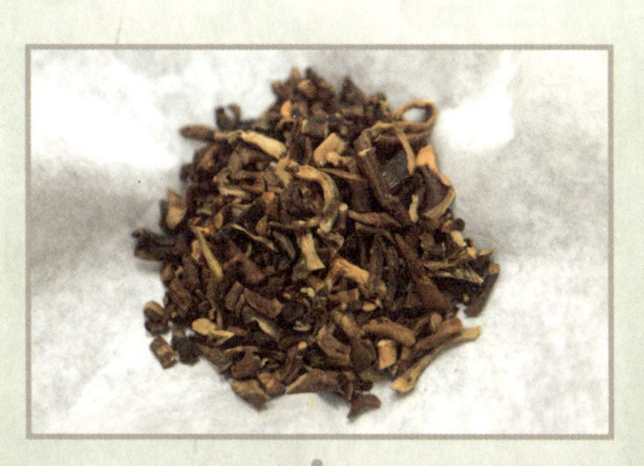

+

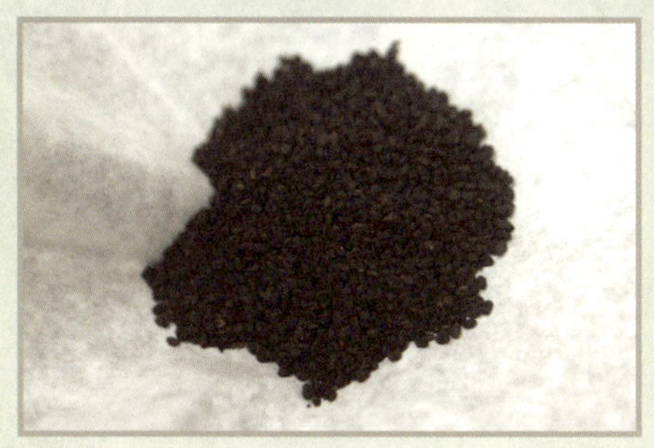

+

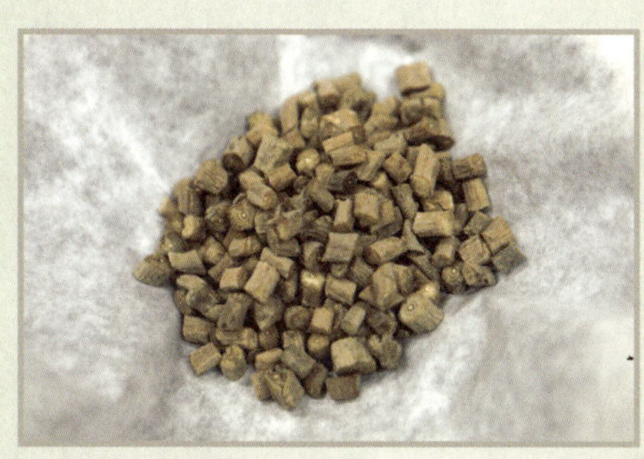

+

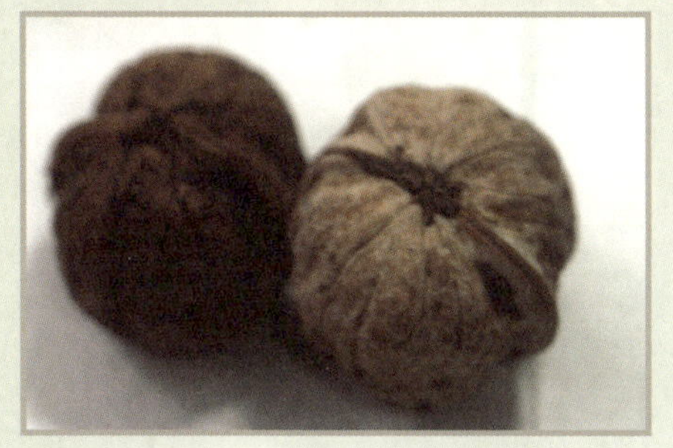

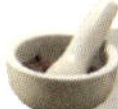
골쇄보 + 보골지 + 우슬 + 호도인

행혈지혈하고 지통(止痛)하는 골쇄보와 온신고정(溫腎固精)시키는 보골지, 그리고 파어(破瘀)하고 하행(下行)하는 우슬과 노화방지와 어린이의 성장발육촉진에 쓰는 호두를 함께 쓰면 신허(腎虛)와 요각동통부지(腰脚疼痛不止) 등을 치료할 수 있다.

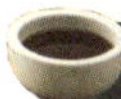
골쇄보와 보골지와 우슬과 호도인
발효액 담그기

골쇄보와 우슬(쇠무릎) 그리고 보골지(파고지)와 호도인를 합하여 발효액을 만드는 방법은 다음과 같다.

먼저 가을에 싱싱한 골쇄보의 뿌리와 우슬의 뿌리를 구해 잘 씻은 다음 잘게 잘라 동량의 설탕을 넣고 용기에 담아 골쇄보·우슬 발효액을 만든다. 그런 다음 건재인 보골지와 호도인을 구하여 거기에 대추·생강·설탕을 넣고 끓여서 먼저 만든 발효액에 넣는다.

▼ 호도 발효액

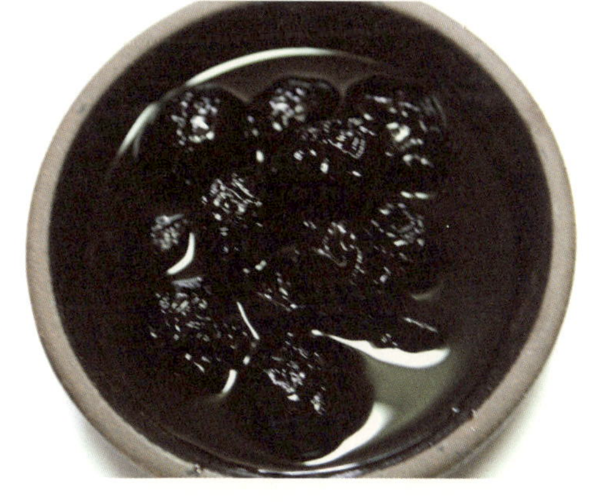

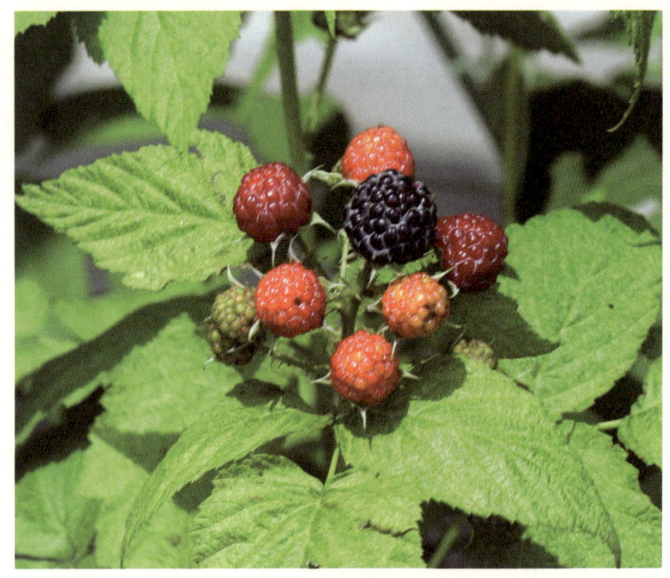

맛은 달고 시며 성질은 약간 따뜻하다
(甘 · 酸, 微溫)
간과 신장(방광)으로 들어간다
(歸肝 · 腎(· 膀胱)經)

복분자

- 신장의 기를 돋운다(益腎)
- 병자의 정력을 강하게 한다(固精)
- 잦은 소변을 다스린다(縮尿)
- 눈을 밝게 한다(明目)

복분자의 열매

복분자는 장미과로 우리나라 중부 이남 산기슭의 양지 바른 곳에서 자라는 낙엽이 지는 관목이다. 열매가 가지에 매달려 있는 모양이 물건을 받치고 있는 접시의 모양과 비슷하여 '복분자(覆盆子)'라고도 한다. 황록색이며 신맛이 나는 것이어야 하며 열매가 충실하며 부스러지지 않는 것이 좋은 품질이다. 열매는 7~8월에 모여서 달리며 검붉은 색이다. 여름에 익지 않은 열매를 따서 끓는 물에 잠시 삶은 후 꺼내어 햇볕에 말린다.

복분자 성질과 효능

복분자는 산수감보(酸收甘補)하여 수렴고삽(收斂固澁)할 뿐만 아니라 간신(肝腎)을 자양(滋養)하여 익신고정(益腎固精) · 축뇨(縮尿)하므로, 신허(腎虛)로 정기(精氣)가 견고하지 못해서 오는 유정활정(遺精滑精) · 유뇨뇨빈(遺尿尿頻)을 치료한다. 또 미온(微溫)하여 약간 조양(助陽)하며 자간(滋肝)하여 명목(明目)하므로, 신허양위와 간신부족(肝腎不足)으로 인한 목암불명(目暗不明)에도 사용한다.

신장이 허약하여 생기는 양위 · 유정 · 조설 · 소변빈수 · 야간다뇨 · 유뇨에 쓰이며, 여자들의 대하병에 식용하면 적합하다. 또 간(肝)이 허약하여 나타나는 시력감퇴나 사물이 흐릿하게 보이는 증상에 효과가 있다.

1) 복분자를 산수유 · 검실 · 용골 · 연수(蓮須) 등과 함께 쓰면 신허유뇨(腎虛遺尿)를 치료할 수 있다.

2) 음허화왕(陰虛火旺)과 방광습열(膀胱濕熱)로 인한 유정뇨빈(遺精尿頻)에는 복용하지 않는 것이 좋다.

3) 고열 후에 진액이 소실되어 불면 · 번조증상이 나타날 때는 석곡 · 현삼 · 맥문동 · 산조인을 넣어 쓴다.

4) 본태성 고혈압에는 여정자 · 현삼 · 한련초를 넣어 쓴다. 동맥 경화성 고혈압에는 현삼 · 하고초 · 조구등 · 택사를 넣어 쓴다.

5) 뇌일혈로 혈압이 내리지 않을 때는 갈근 · 조구등 · 결명자를 넣어 쓴다.

6) 각종 안질환과 야맹증을 예방하고 시신경 및 각막의 퇴화성 병변을 치료하려면 복분자에 석곡 · 육종용 · 토사자 · 당귀 등을 넣어 쓴다.

7) 고령자의 시력감퇴에는 석곡 · 구기자 · 지황 · 여정자 · 하수오를 넣고 환으로 만들어 지속적으로 복용한다.

8) 방광무력증 · 요실금 · 신경성 빈뇨 · 소이 야뇨증에는 육계 · 부자 · 육종용 · 보골지를 넣어 쓰면 척추신경의 반사기능이 강화되어 배뇨가 촉진된다.

9) 노인의 다뇨와 빈뇨가 특히 야간에 심해질 때는 하수오 · 구기자 · 연자 등을 넣고 환약으로 만들어 복용하면 좋다.

10) 잠을 깊이 못 이루고 꿈이 많으며 통계 · 두혼의 증상이 있을 때는 오미자 · 산조인 · 백자인을 넣어 쓴다.

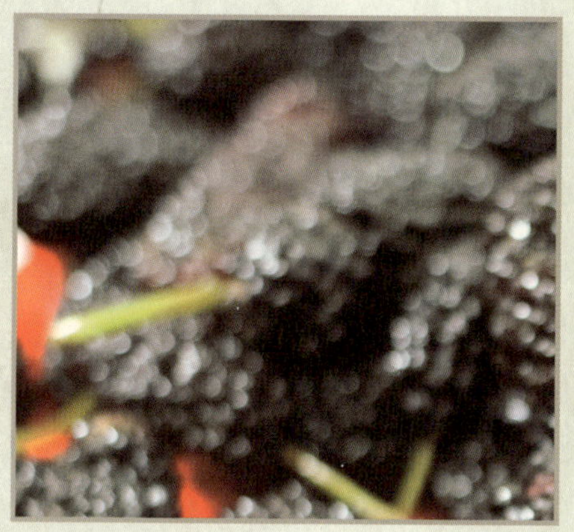

+

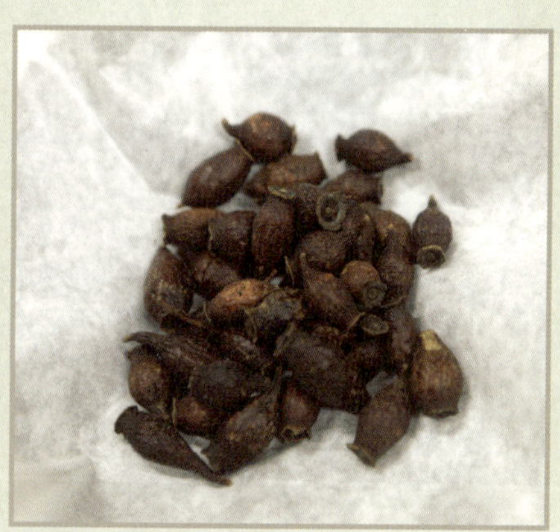

+

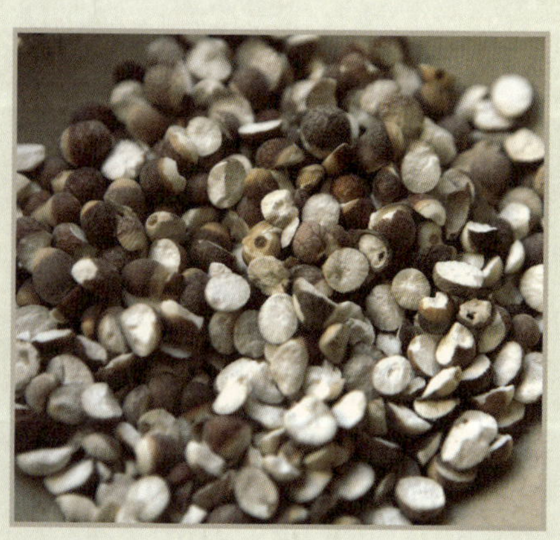

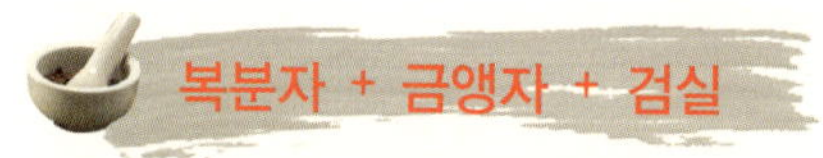

검실·금앵자·복분자는 모두 고정축뇨(固精縮尿)하는 공효(功效)가 있어서 신허유정(腎虛遺精)·활정(滑精)·요빈(尿頻)·유뇨(遺尿) 등의 증상에 사용되는데, 구실과 금앵자는 또 삽장지사(澁腸止瀉)하여 비허구사구리(脾虛久瀉久痢)에 사용된다.

검실은 보비(補脾)하는 힘이 비교적 뛰어나며, 금앵자는 보비(補脾)하는 효능은 없고 오직 수삽(收澁)하는 성질이라 수렴지혈(收斂止血)하여 부녀(婦女)의 붕루하혈(崩漏下血)에 사용된다. 더불어 복분자는 능히 보신조양(補腎助陽)하여 신허양위에 상용되며 겸하여 능히 명목(明目)하므로 간신부족(肝腎不足)으로 인한 목암불명(目暗不明)에도 사용된다.

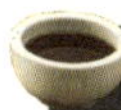
복분자와 금앵자와 검실 발효액 담그기

복분자와 금앵자 그리고 검실(가시연의 씨앗)을 합하여 발효액을 만드는 방법은 다음과 같다. 먼저 여름에 싱싱한 복분자의 열매를 구해 잘 씻은 다음 동량의 설탕을 넣고 용기에 담아 복분자 발효액을 만든다.

그 후에 건재인 금앵자와 검실을 구하여 거기에 대추와 생강 그리고 설탕을 넣고 끓여서 먼저 만든 발효액에 넣는다.

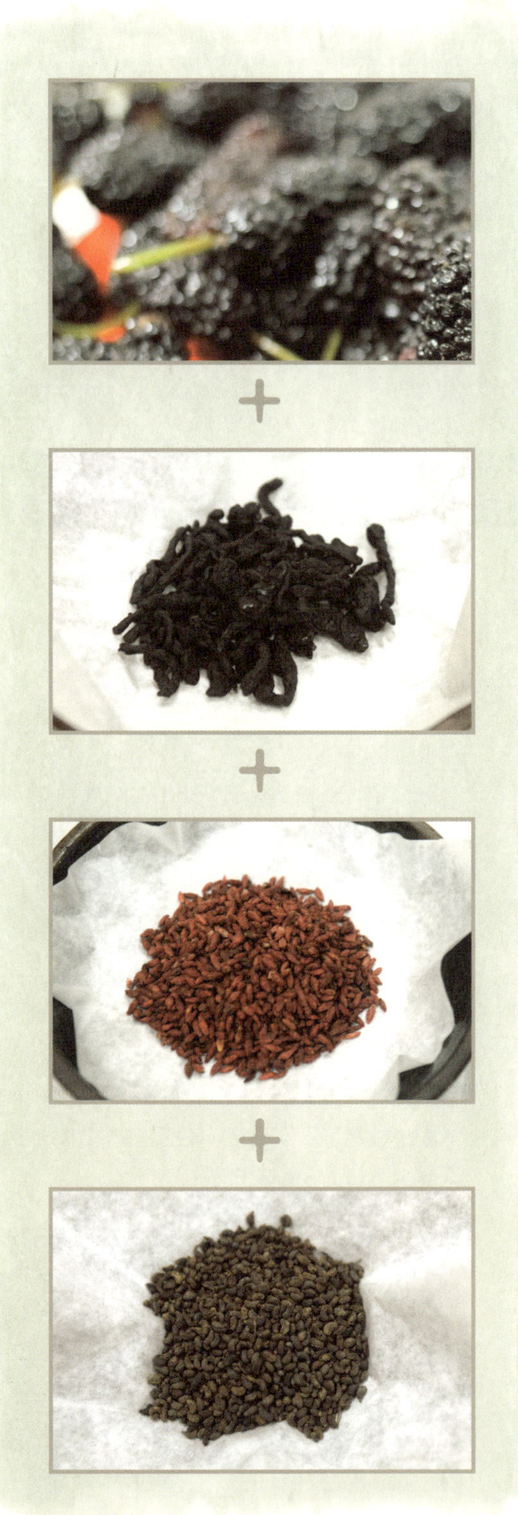

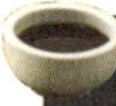

복분자 + 숙지황 + 구기자 + 여정자

복분자·숙지황·구기자·여정자 이 네 가지 약재를 배오하여 약으로 쓰면 간신부족(肝腎不足)으로 인한 목암불명(目暗不明)에 쓸 수 있다.

복분자와 숙지황과 구기자와 여정자
발효액 담그기

복분자와 구기자 그리고 숙지황과 여정자를 합하여 발효액을 만드는 방법은 다음과 같다.

먼저 복분자와 구기자의 열매를 구하여 잘 씻은 다음 동량의 설탕을 넣고 용기에 담아 복분자·구기자 발효액을 만든다.

그 후에 건재인 숙지황과 여정자(광나무 열매)를 구하여 거기에 대추와 생강 그리고 설탕을 넣고 끓여서 먼저 만든 발효액에 넣는다.

▼ 복분자 생재

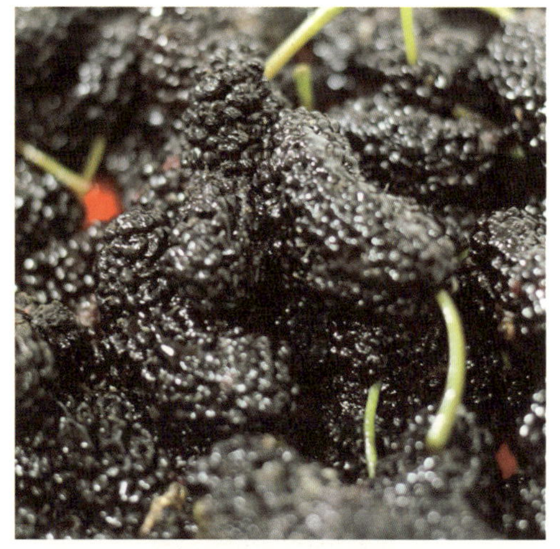

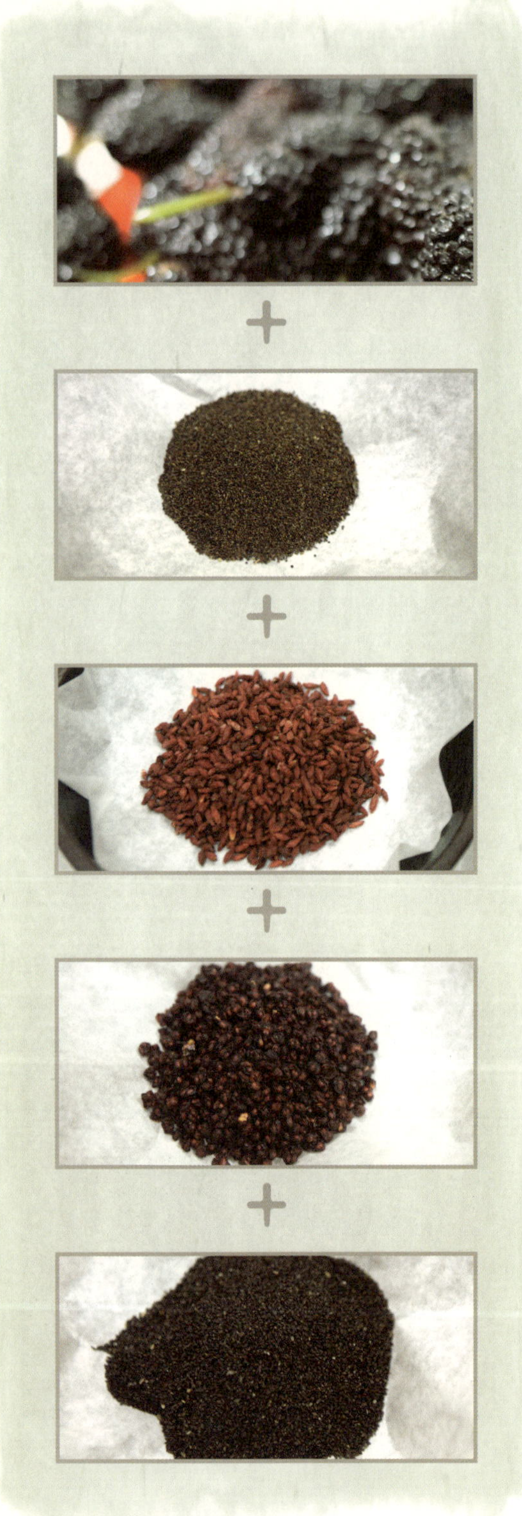

복분자 · 토사자 · 구기자 · 오미자 · 차전자 이 다섯 가지 약재를 합해서 쓰면 오자연종환(五子衍種丸)으로 신허양위 · 정소불육(精少不育)을 치료할 수 있다.

복분자와 토사자와 구기자와 오미자와 차전자 발효액 담그기

복분자와 토사자(새삼), 구기자와 오미자 그리고 질경이 씨인 차전자(혹은 사상자를 쓰기도 한다), 이 다섯 가지 약재는 한방에서는 오자환의 재료로 오래 먹으면 신정이 증가되는 유명한 약재들이다.

이러한 다섯 재료를 합방하여 오자 발효액을 만드는 방법은 다음과 같다.

우선 액이 잘 나오는 복분자와 구기자 그리고 오미자의 열매를 구하여 발효액으로 만들어 놓는다. 이 세 가지 약재는 나오는 시기가 다르므로 따로따로 발효를 시켜 놓았다가 합방을 시킨다.

그런 다음 건재인 토사자와 차전자(혹은 사상자)를 구하여 거기에 대추와 생강 그리고 설탕을 넣고 끓여서 먼저 만든 발효액에 넣는다. 이때 토사자와 차전자(혹은 사상자)는 씨앗이므로 볶고 깨서 쓰는 것이 더욱 효과적이다.

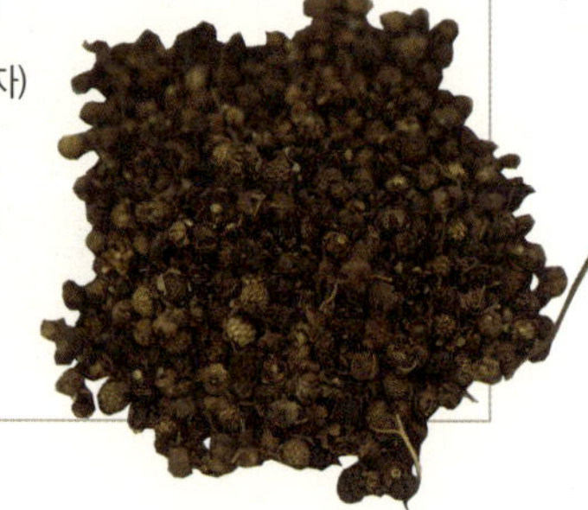

신(腎)과 짠맛(鹹味)

짠맛인 함미는 연견·윤조·보신·양혈·자음 등의 작용을 갖는다. 짠맛은 무·배추 같은 김장거리에 소금을 뿌려두면 숨이 죽어 흐물흐물해지는 것처럼 단단한 것을 무르게 풀어주는 연견작용을 가지고 있다. 함미의 연견은 망초처럼 능히 사하하여 대변조결을 치료하는 것과 모려가 견음하여 나력과 담핵을 없애는 것과 같은 것을 의미한다.

함미가 있는 약재나 식재는 해산물 외에도 자하거·녹용·합개 등과 같이 자양강장시키는 효능을 가진 동물성 약재나 식재들인 경우가 많은데, 이들의 경우 근경류·경엽화류·과실류·종자류 등의 약재나 식재에 비해 염분 함량이 높고 대부분 고단백·고콜레스테롤 식품으로 영양적으로 가치가 높은 것들이다.

이들 동물성 약재나 식재를 '혈육유정지품'이라 하여 간신의 정혈부족에 사용한 경우가 많다. 이는 혈육이 있는 같은 동물이기 때문에 서로 공통되는 점이 많아서 이장보장에서와 같이 동기감응·동류상응의 이치가 작용하기 때문인데, 동물들은 체액 중에 기본적인 염분을 함유해야만 건강을 유지할 수 있으므로 대체로 짠맛을 내는 것이다.

짠맛을 나타내는 것은 주로 무기 혹은 유기염류에 의한 것으로 특히 염소이온과 관련이 있으며 염소이온과 결합된 Na·K·Ca·Mg 등 양이온에 따라 조금씩 그 짠맛이 달라진다.

〈약선식료학개론 제2절 오미〉

보골지

- 신(腎)을 보하고 인체의 양기를 강하게 한다
  (補腎壯陽)
- 정(精)을 밖으로 새지 않도록 하고 소변을
  다스린다(固精縮尿)
- 비(脾)를 따뜻하게 하여 설사를 멎게 한다
  (溫脾止瀉)

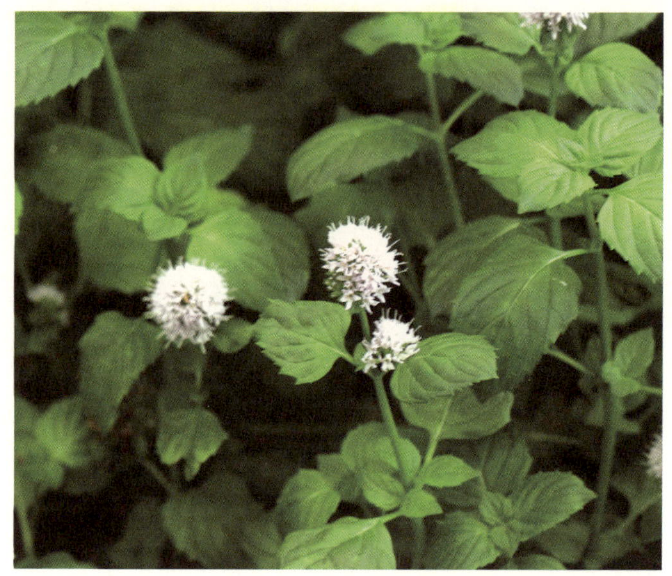

보골지의 꽃

우리말로 개암풀의 열매를 말한다. 양기를 보충하기 위한 한약 처방에 흔히 쓰이는 국내 자생식물이다. 약으로 쓰이는 것은 주로 열매이다. 깍지 속에 담긴 낟알의 크기는 여물다만 작은 콩에 비할만하다. 열매는 향기와 함께 비릿한 냄새가 있다. 성숙한 종자를 채취하며 햇볕에 말려 쓰는데, 껍질이 잘 벗겨지지는 않는다.

보골지 성질과 효능

보골지(補骨脂)는 대온(大溫)해서 보화조양(補火助陽)하며, 중하이초(中下二焦)를 지키고 비신(脾腎)의 양(陽)을 따뜻하게 하며, 수렴(收斂)하는 성질을 겸하고 있어서 비신양허(脾腎陽虛)와 하원불고(下元不固)에 상용(常用)하는 약재이다. 또한 보신장양(補腎壯陽)하고 온(溫)하면서 삽(澁)하므로 고정축뇨(固精縮尿)하는 효능이 있다. 신양부족(腎陽不足)·하원허냉(下元虛冷) 및 신허성 정관불고(腎虛性精關不固)와 방광부장(膀胱不藏)으로 인한 유정활정(遺精滑精)·소변빈삭(小便頻數) 등의 증상에 적용한다.

신을 보하고 양(陽)을 씩씩하게 하여 신양부족(腎陽不足) · 하원허냉(下元虛冷)으로 인한 소변빈삭(小便頻數) · 유뇨(遺尿) · 양위(陽萎) · 유정조설(遺精早泄) · 요슬냉통(腰膝冷痛) 등의 증상을 주치한다. 신장의 양기를 보하고 정기를 고정시키며 소변을 축적하고 비장을 튼튼하게 하며 설사를 멈추게 한다.

비장과 신장의 양기가 부족하여 설사를 하거나, 신장의 양기가 부족하고 명문화가 쇠약하여 허리와 무릎이 차고 아픈 증상, 양위 · 유정 · 빈뇨 등에 효과가 있다. 또한 신장의 납기기능이 약해 허증으로 오는 천식에 좋다. 백전병을 치료한다.

1) 보골지에 토사자 · 호도인(胡桃仁) · 침향(沈香) 등과 동용하면 신양휴허(腎陽虧虛)로 오는 양위를 치료할 수 있다. 〈보골지환〉

2) 보골지에 두충(杜仲) · 호도인(胡桃仁) 등과 동용하면 신양부족(腎陽不足)으로 오는 요슬냉통(腰膝冷痛)이나 위연무력을 치료할 수 있다. 〈청아환〉

3) 사원질려 · 금앵자(金櫻子) · 복분자(覆盆子) 등의 약과 배오해서 유정(遺精) · 활정(滑精)을 치료할 수 있다.

4) 상표소 · 익지(益智仁) · 복분자 등의 약과 배오해서 유뇨(尿) · 뇨빈(尿頻) · 소변실금(小便失禁)을 치료할 수 있다.

5) 오수유 · 오미자 · 육두구 등과 배오해서 거한지사(祛寒止瀉)하는 효능을 증강시킬 수 있다. (예 : 사신환)

6) 보골지는 신온조양(辛溫助陽)해서 음액(陰液)을 손상하기 쉬우므로 음허화왕자(陰虛火旺者)나 대변조결자(大便燥結者) 및 임신부는 기복(忌服)한다.

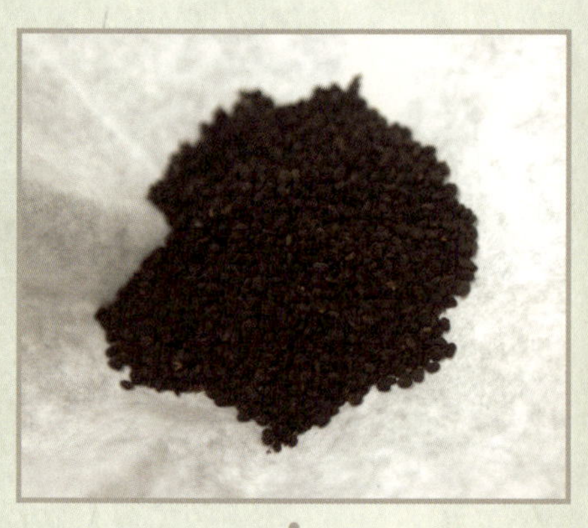

+

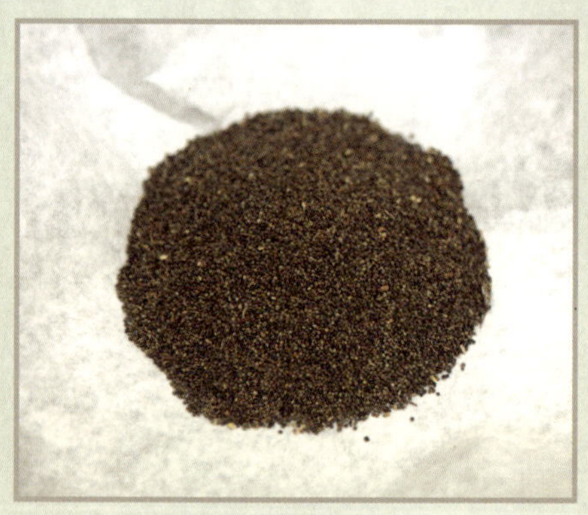

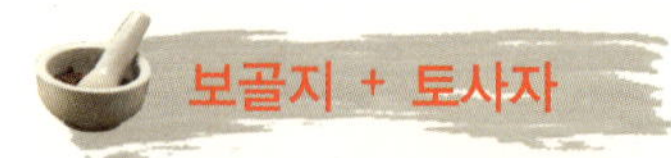

보골지(파고지)와 토사자(새삼)로 발효액을 만드는 방법은 다음과 같다.

먼저 가을에 신선한 토사자의 줄기를 구하여 잘 씻은 다음 잘게 잘라 동량의 설탕을 넣어 용기에 담아 토사자 발효액을 만든다.

그런 다음 보골지를 건재로 구하여 거기에 감초 · 대추 · 생강 그리고 설탕을 넣고 끓여서 먼저 만든 발효액에 넣는다.

보골지는 조신양(助腎陽)하면서 고정(固精)하고 토사자는 익간신(益肝腎)하면서 고정(固精)하므로, 양약(兩藥)을 상수위용(相須爲用)하면 보신고정(補腎固精)하는 효능이 있어서 신허양위(腎虛陽萎) · 유정(遺精) · 조설(早泄) · 요슬냉통(腰膝冷痛) 등의 증싱을 치료한다.

Tip

토사자 이용법

새삼의 씨앗을 '토사자'라고 하는데, 용도에 따라 법제를 다르게 한다.

보신작용을 증가시킬 때

7~9월에 걸쳐 종자가 성숙했을 때 잘라서 햇볕에 말린다. 걸어낸 씨를 체로 쳐서 껍질을 제거하고 맑은물로 씻어내고 말린다. 용기에 넣고 일정량의 소금물(소금 1 : 물 3)을 뿌려 고루 축인 후, 토사자 100kg에 소금 2kg을 솥에 넣고 약한불로 옅은 황색이 되도록 볶아서 그늘에 말린다.

온신장양(溫腎壯陽)의 작용이 증강시킬 때

씨를 솥에 넣고 적당량의 물을 부어 터져 갈라질 때까지 저으면서 삶아 물이 흡수되어 걸쭉한 죽처럼 되면 일정량의 막걸리와 밀가루를 넣고(새삼 씨 100kg에 막걸리 15kg, 밀가루15kg), 고루 섞어 떡을 만들어 작은 덩어리로 썰어 햇볕에 말린다.

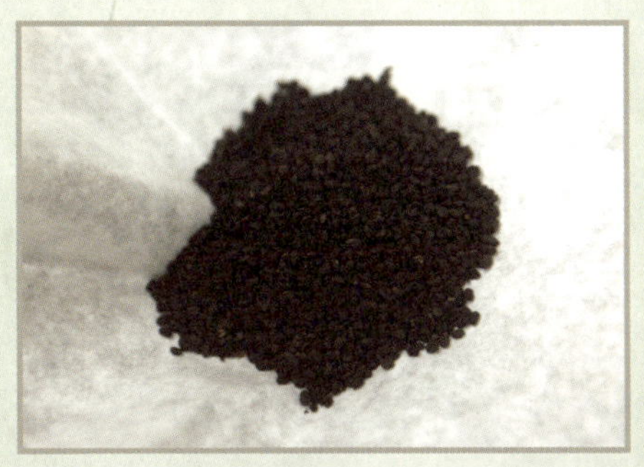

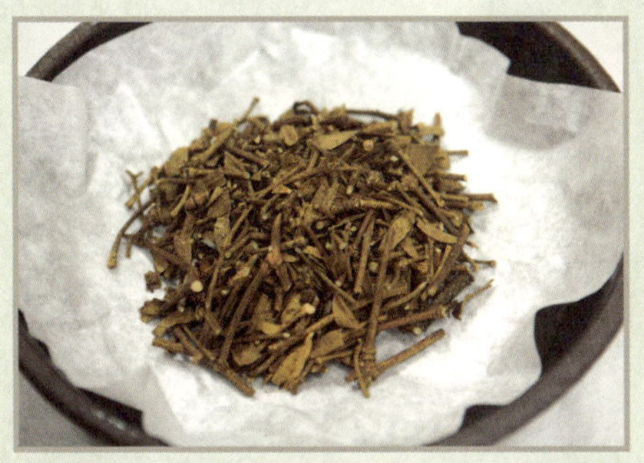

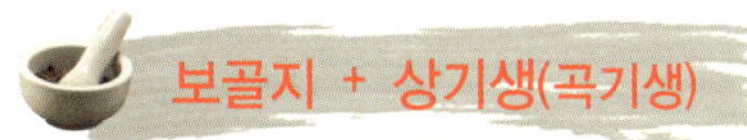

보골지는 온보신양(溫補腎陽)하고 상기생은 보간신(補肝腎)·강근골(强筋骨)·거풍습(祛風濕)하므로, 양약(兩藥)을 합용(合用)하면 온신조양(溫腎助陽)·강근골(强筋骨)하는 효능이 있어서 신허(腎虛) 또는 감한(感寒)으로 인한 요슬한냉통(腰膝寒冷痛)을 치료한다.

보골지와 상기생 **발효액 담그기**

　보골지와 상기생을 함께 발효시키기 위해서는 먼저 겨울에 상기생(뽕나무 겨우살이)을 채취하여야 한다. 그러나 상기생은 구하기가 어려우므로 곡기생(참나무 겨우살이)을 구하여 이것을 잘 씻고 잘라서 설탕과 함께 발효액으로 만든다. 그런 다음 보골지 건재를 구하여 먼저 만든 상기생(혹은 곡기생) 발효액에 감초·대추·생강 그리고 설탕을 넣고 끓여서 함께 넣어 발효를 시킨다.

　아니면 마른 보골지(파고지)를 상기생(혹은 곡기생) 발효액 만들 때 함께 넣어 발효액으로 만든다. 이때 건재의 양은 생물의 1/3을 사용한다.

Tip

겨우살이의 생태

　상기생은 '뽕나무 겨우살이', 곡기생은 '참나무 겨우살이'를 말하는데, 이런 겨우살이는 새들을 통해서 번식한다.

　여름철에는 다른 식물의 그늘에 가려서 햇볕을 받지 못하므로 자라지 않고 있다가 가을이 되어 나뭇잎이 떨어지면 꽃을 피우고 겨울 동안에 구슬처럼 생긴 연한 노란빛의 열매를 주렁주렁 맺는다.

　이 열매는 겨울 철새들이 먹이를 구하기 어려울 때 새들의 좋은 먹이가 된다. 열매에는 끈적끈석한 점액이 많이 들어 있는데, 새들은 이 점액과 씨앗을 먹고 나서 부리에 붙은 점액을 다른 나무의 껍질에 비벼서 닦는다. 이때 끈끈한 점액에 붙어 있던 씨앗이 나무껍질에 달라붙어 있다가 싹을 틔우게 된다.

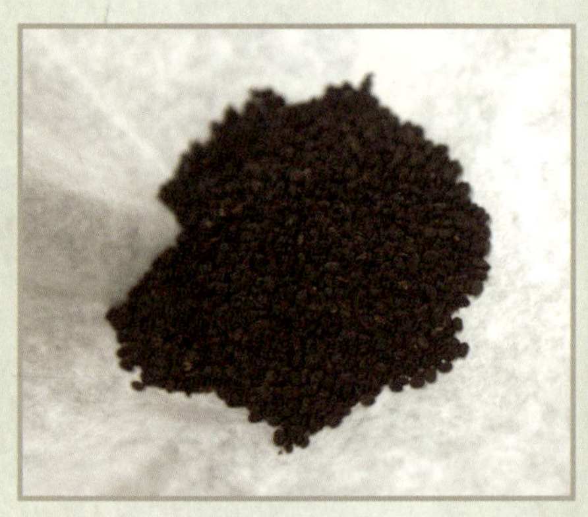

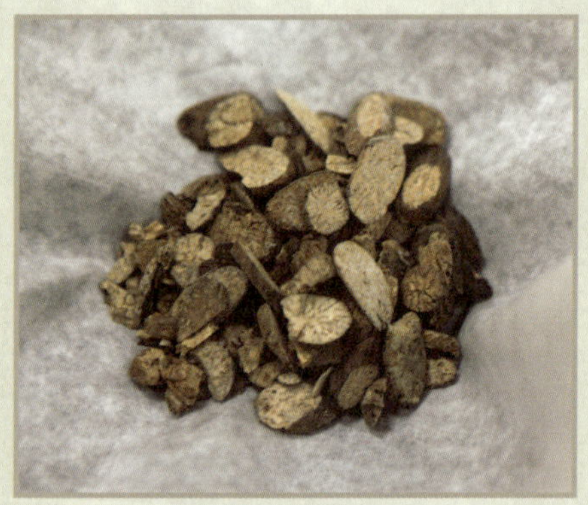

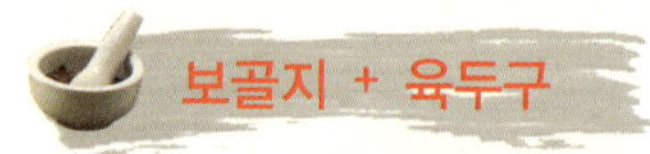

보골지와 육두구는 모두 능히 지사(止瀉)하지만 육두구는 조비양(助脾陽)하여 비습(脾濕)을 말려서 지사(止瀉)하고 보골지는 보신난비(補腎暖脾)해서 고장지사(固腸止瀉)한다.

양약(兩藥)을 활용하면, 함께 비신(脾腎)을 따뜻하게 하여 지설(止泄)하는 효능이 있다. 때문에 비신양허(脾腎陽虛)로 인한 식소복사(食少腹瀉)·요산지냉(腰酸肢冷)을 수반하는 자(者)를 치료한다.

Tip.

육두구 이용법

육두구는 20m 정도 높이의 상록수로 2개로 쪼개지는 옅은 갈색빛의 육질 열매가 열린다. 열매의 안쪽은 길고 딱딱한 씨와 독특한 밝은 적색의 가종피로 둘러 싸여 있다.

육두구의 기름은 통증과 가려움의 완화를 목적으로 자극 조절제로 사용한다. 많은 양을 사용하면, 두통과 어지럼을 유발하니 주의한다.

▼ 육두구

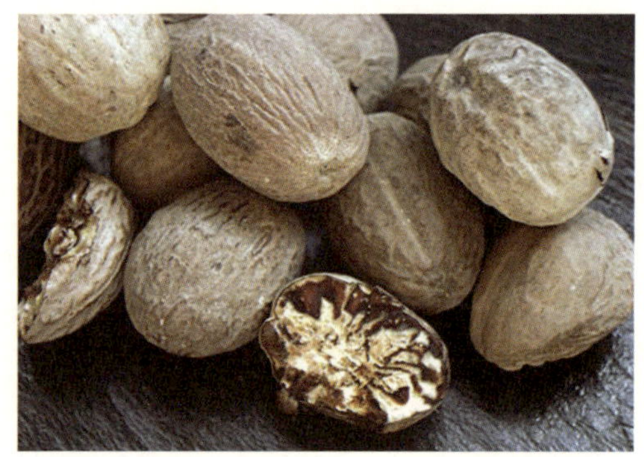

보골지와 육두구 발효액 담그기

보골지와 육두구의 만남이다. 보골지와 육두구는 현재 우리나라에서 거의 재배를 하지 않고 수입에 의존하고 있다.

그러므로 이들 약재를 합방하여 발효액으로 만들기 위해서는 보골지와 육두구의 건재를 구하여 거기에 감초·대추·생강 그리고 설탕을 넣고 끓여서 시럽으로 만들어 약성이 적은 미나리나 돌나물 등 다른 발효액에 넣고 발효시키는 방법을 쓴다.

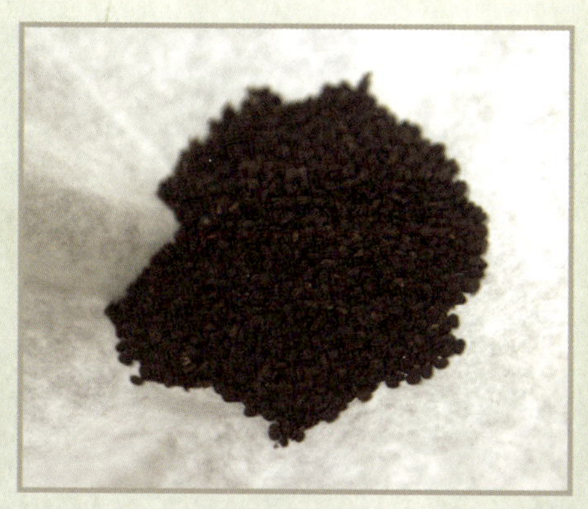

+

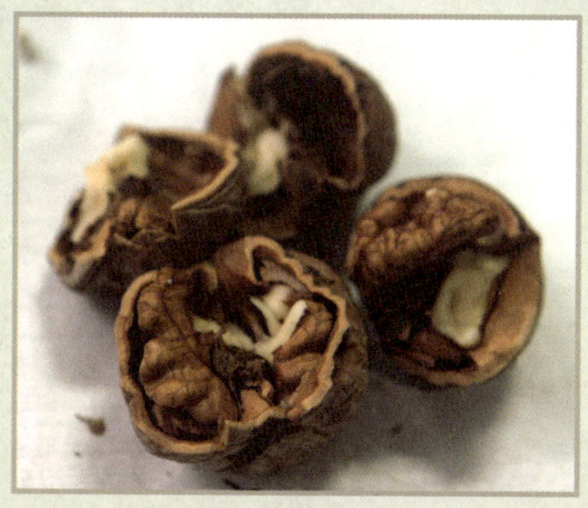

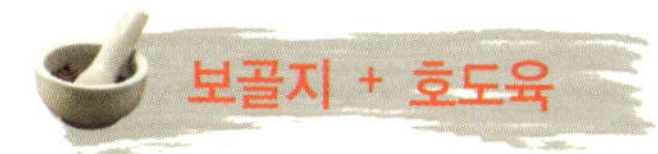

보골지(파고지)는 명문을 돕고 단전을 난(暖)하고 신명(神明)을 수감(收斂)하여 심포의 화(火)로 하여금 명문의 화(火)와 상통하므로 보신(補腎)·장화(壯火)·익토(益土)의 요약이 된다. 호도육은 감온질윤(甘溫質潤)해서 폐신(肺腎)을 선보(善補)하고 정천조양(定喘助陽)하면서 윤장통변(潤腸通便)하므로 폐신양허(肺腎兩虛) 및 장조변비(腸燥便秘) 등의 증상에 적합하게 쓰인다.

이 두 약재를 배합하여 장기복용하면 수명이 연장되고 기(氣)를 도우며 심장이 안정되고 눈이 밝아지며 근골을 보하는 명약이 된다.

보골지와 호도육 **발효액 담그기**

호도와 보골지 발효액을 만들기 위해서는 깨끗한 파고지를 씻은 다음 곱게 찧어 체로 거른 후, 호도는 파고지의 2배의 양으로 더운 물에 담가 진흙처럼 곱게 갈아서 먼저 만들어 둔 미나리 또는 돌나물 등 약성이 순한 발효액에 함께 넣어 발효시키면 된다. 이때 검은 깨를 함께 넣으면 더 좋다.

Tip

호도 이용법

호두나무의 씨앗은 자양성 안신효과가 대단히 뛰어난 약재로 식이요법에도 사용된다. 생식하면 끓인 것보다도 효과가 크며 환제로 하여도 좋다. 양심(養心)·안신(安神)용으로도 보통 하루에 3~5개씩 먹는다.

▼ 호도

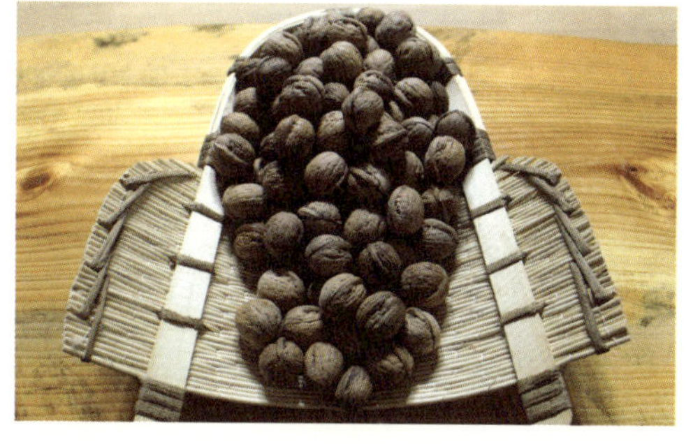

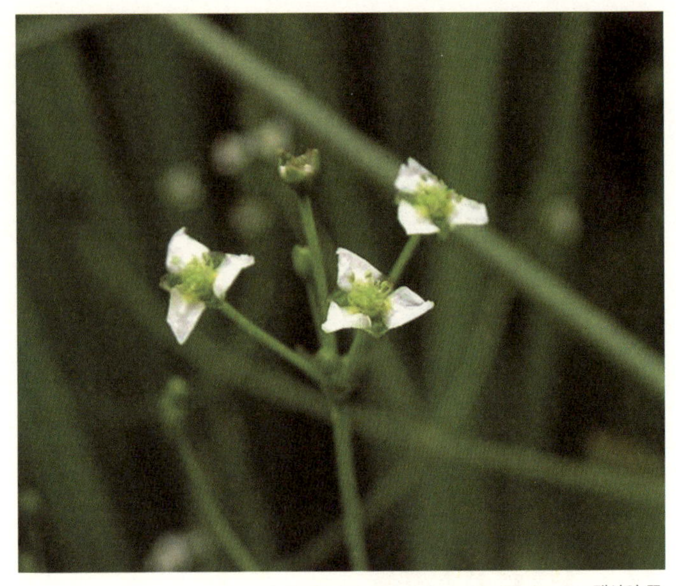

택사의 꽃

택사는 잎이 소의 귀를 닮아 '쇠택나물'이라고 부른다. 우리나라 각처의 논이나 습지에서 나는 택사과의 여러해살이풀인 택사는 근경은 짧고 둥근형이며 겉껍질은 갈색이고 수염뿌리가 많다.

택사는 주로 경기·충북·강원지역에서 재배하며, 특히 보은 것이 유명하다. 우리나라에 나는 것은 '상택', 중국산은 '당택'이라 한다. 잎은 '택사엽'이라 하여 약용으로 쓰지만 덩이뿌리를 주로 쓴다. 늦가을에 잎이 마르면 채취하는데 줄기와 수염뿌리는 제거하고 햇볕에 말린 후에 다시 조피를 제거한다. 잘게 썰어 쓰거나 소금에 담근 후 사용한다.

택사 성질과 효능

택사는 맛이 감담[甘淡]하고 성질이 한[寒]하므로, 승열(勝熱)세수하고 담(淡)하여 수습을 삼리한다. 그리고 성질이 한(寒)하여 청열하므로 신경(腎經)으로 들어가 신경의 상화를 사(瀉)하는 작용을 한다. 또한 이뇨작용이 현저하고, 혈압 및 혈당을 낮추는 능력과 지방간을 억제하고 갈증과 종양을 없애며 땀을 많이 흘리는데 효력이 있다.

택사는 이수삼습작용을 하므로 주로 소변불리 · 수종 · 설사 · 임탁 · 대하 · 담음 등을 치료한다. 또한 설열(泄熱)하여 신음부족으로 상화가 항성된 유정 · 이명 · 현훈 등에 사용된다.

1) 소변불리 · 요로감염 · 수종담음(水腫痰飮) · 현훈(眩暈)의 치료 : 택사 6g을 짓찧어서 가루 내어 쌀을 넣고 탕을 끓인 후 하루에 1차례씩 복용한다. 〈가정식료방〉

2) 수습정체(水濕停滯) · 소변불리 · 수종(水腫) · 고혈압 · 고혈압증 · 당뇨병 · 만성 간병의 치료 : 택사가루 10g, 쌀 50g을 준비하여 먼저 쌀로 죽을 끓인다. 쌀이 퍼지기 시작하면 가루를 넣고 다시 약한불로 줄여서 끓여낸다. 〈중화식물요법대전〉

:: 택사 발효액

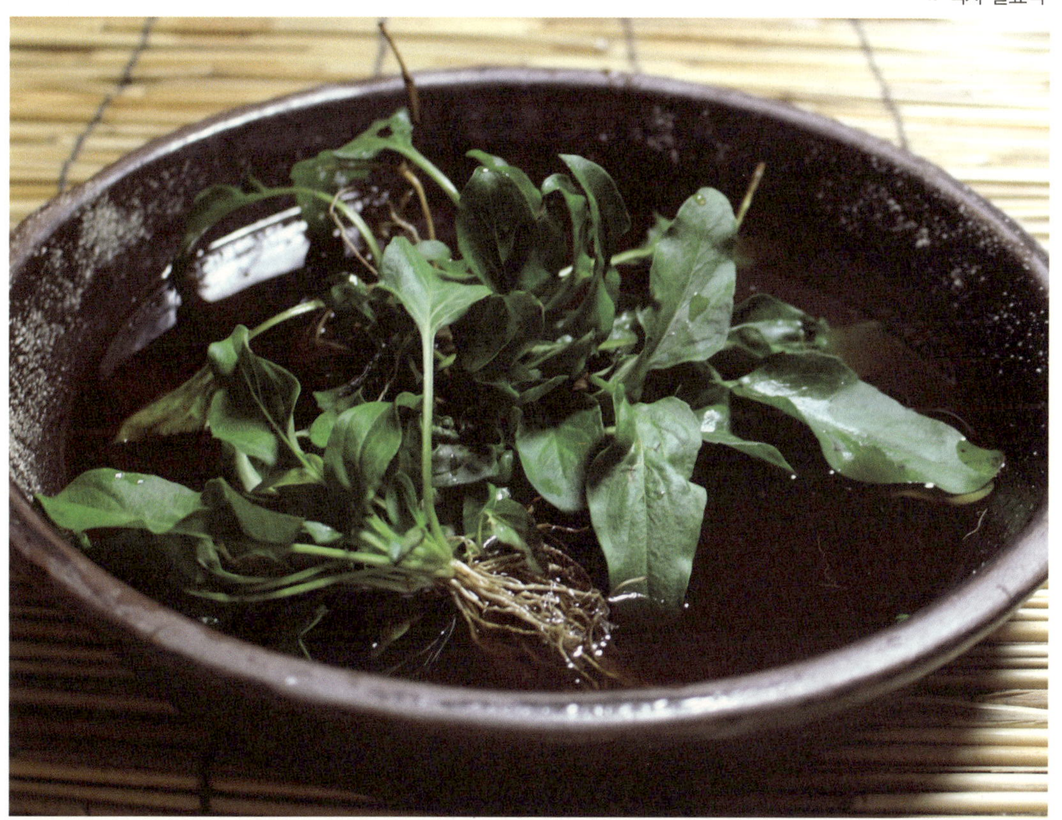

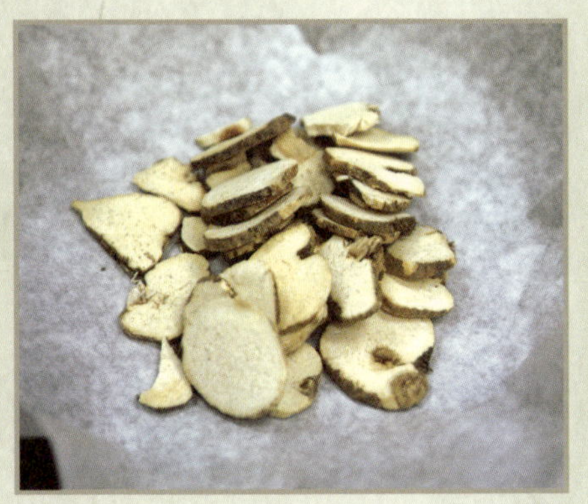

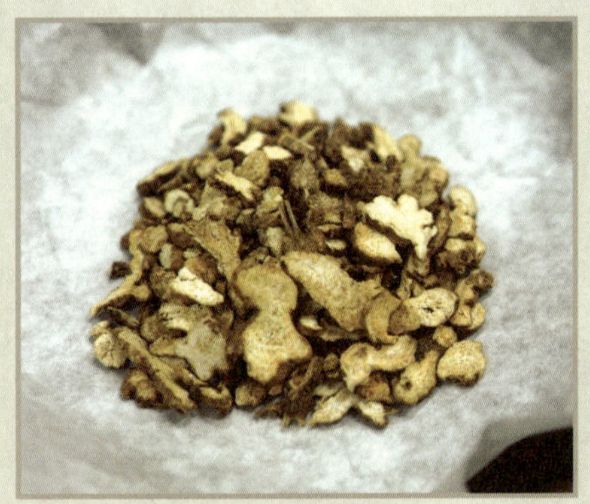

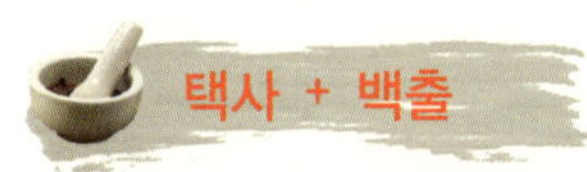

택사와 백출은《금궤요약》의 택사탕에서 처음으로 볼 수 있는데, 이 방은 심하에 지음이 있고 모현으로 괴로운 경우를 다스린다.

대개 위(胃)에 정음(停飮)이 있으면 청양이 승(升)하지 못하고 탁음은 강(降)하지 못하는데, 백출은 건비(健脾)하여 청양을 승(升)하게 하고, 택사는 수습(水濕)을 이(利)하여 탁음이 강(降)하게 하므로 공(攻)하면서도 보(補)하고 보(補)하면서도 공(攻)하는 효(效)로써 승청강탁이 이루어지게 하여 이수제습하므로 그 효능이 확실하다.

소변불리·수종설사·임탁체하 등 대부분의 병증에 모두 이 약재를 사용할 수 있다.

〈약대론〉

택사와 백출 발효액 담그기

택사과 백출 두 약재를 합방하여 발효시키려면 택사와 백출의 뿌리를 채취하여 잘 씻어서 물기를 제거한 후에 동량의 설탕과 섞어서 발효액을 담그면 된다.

택사와 백출은 모두 뿌리이므로 발효액이 많이 나오고 발효가 잘 되므로 생물이 없을 때에는 먼저 담가 놓은 택사나 백출 발효액에 마른 약재 한 가지를 시럽화해서 넣고 담그면 된다. 이때 건재의 양은 생재의 3분의 1 정도를 넣고 적당량의 설탕을 더 넣어 주면 된다.

택사 이용법

택사는 잎이 소의 귀를 닮아 '쇠택나물'이라고도 부른다. 잎은 '택사엽'이라 하여 약용으로 쓰지만 덩이뿌리를 주로 쓴다.

늦가을에 잎이 마르면 채취하는데 줄기와 수염뿌리는 제거하고 햇볕에 말린 후에 다시 조피를 제거한다. 잘게 썰어 쓰거나 소금에 담근 후 사용한다.

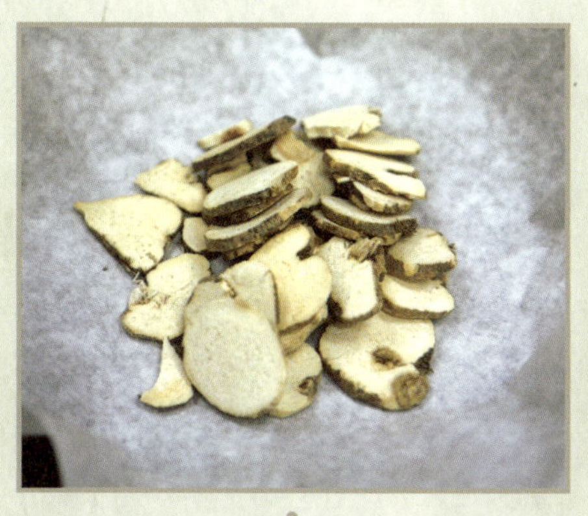

+

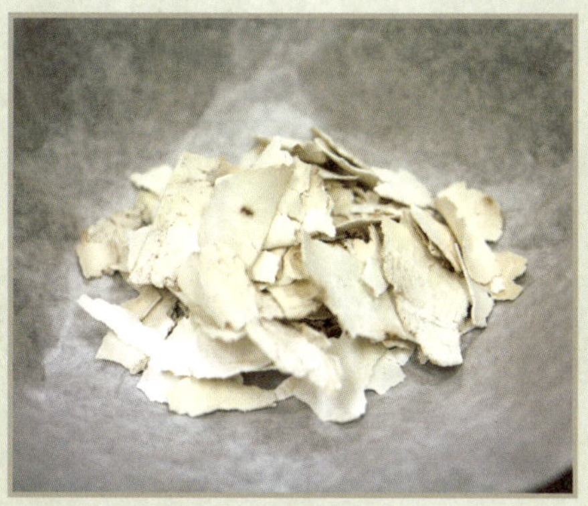

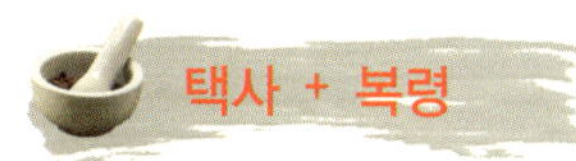

택사와 복령 발효액 담그기

　택사과 복령 두 약재를 합방하여 발효시키려면 택사와 복령의 뿌리를 채취하여 잘 씻어서 물기를 제거한 후에 동량의 설탕과 섞어서 발효액을 담그면 된다.

　건재를 활용해서 발효액을 담글 때는 먼저 담아 놓은 택사 발효액에 건재 복령을 구하여 거기에 감초·대추·생강·설탕을 넣고 끓여서 시럽을 만든 다음 먼저 만든 발효액에 넣으면 된다.

복령과 택사의 배오는 임상에서 이수삼습의 목적으로 상용되는 약재이다. 복령은 감담평(甘淡平)한 성미로서 담삼이습의 공(功)과 아울러 비(脾)의 운화를 돕는 작용을 가지고 있다.

택사는 감담(甘淡)하고 양(凉)한 성미를 가지며 삼초방광의 수습을 몰아내는 효능이 좋다. 복령이 택사를 얻으면 이수제습하는 효력이 배로 증가되고, 택사가 복령과 함께 쓰이면 이수하되 비기(脾氣)를 상하지 않게 된다.

이 약재는 상사배오로서 상보작용을 일으켜 중초의 운화를 정상적으로 하고 수도를 통조하므로써 수습을 상하로 이끌어 결국은 방광을 통하여 내보낸다.

임상에서의 응용은 매우 광범위한데 가령 수종·황달·설사·임탁·소변불리 등 수습의 정유가 원인이 되는 모든 병증에는 각각의 병증에 대한 구체적인 병증논치의 기초 위에서 이 약재를 사용하면 모두 좋은 효과를 얻을 수 있다.

보통 이 약재로는 중하이초의 수습을 다스리는 것이 이상적이라고 알려져 있다.

〈약대론〉

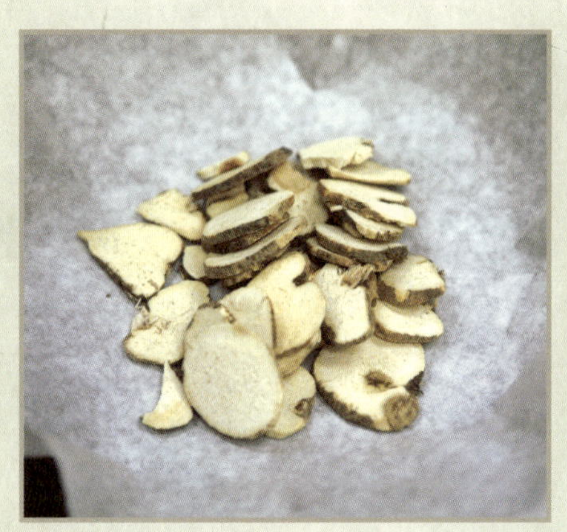

+

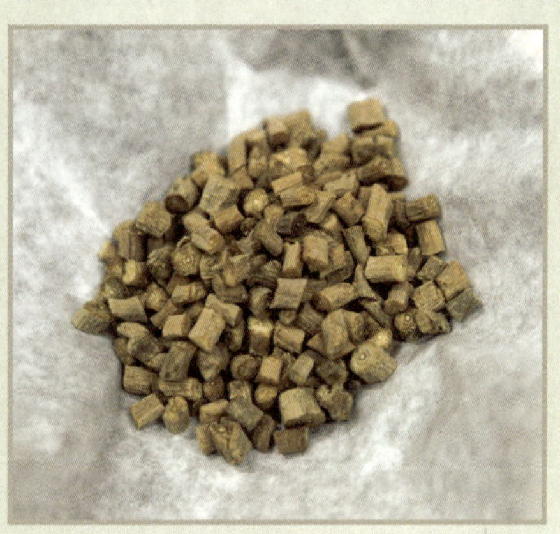

+

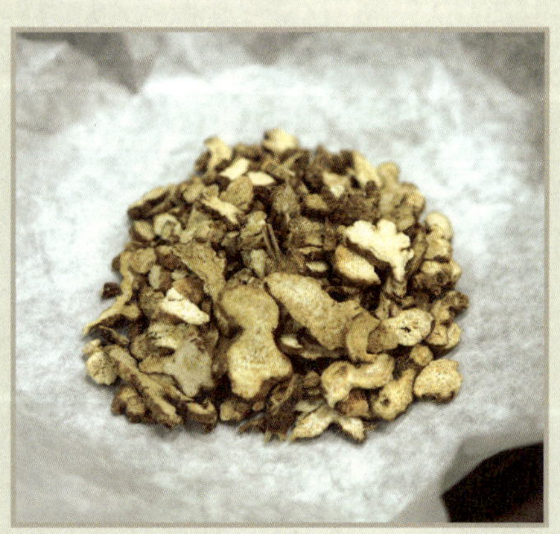

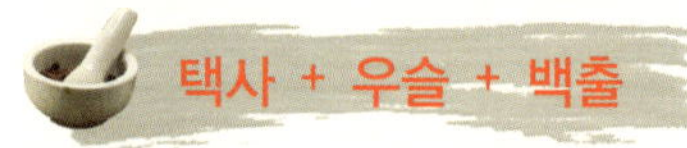

택사는 감한(甘寒)하여 위경의 열을 사(瀉)하고 방광의 습을 이수시키는 제습의 성약이며, 우슬은 성미가 고산(苦酸)·미한(微寒)하고 파어(破瘀)하고 하행하는 주약이다.

그리고 백출은 고감(苦甘)하고 온(溫)하여 익기건비·조습화담·이수지한하는 효능이 있다.

이 세 약재를 배오하면 담탁중조(痰濁中阻)로 인한 현훈(眩暈), 즉 메니에르 증후군을 치료할 수 있다.

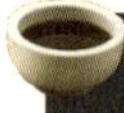
택사와 우슬과 백출
발효액 담그기

이들 세 약재를 발효시키기 위해서는 택사 10 : 백출 3 : 우슬(牛膝) 2의 비율로 넣고 발효를 시키면 된다.

택사와 우슬(쇠무릎) 그리고 백출을 합하여 발효액을 만드는 방법은 다음과 같다. 먼저 가을에 싱싱한 택사와 우슬 그리고 백출의 뿌리를 구해 잘 씻은 다음 잘게 잘라 동량의 설탕을 넣고 용기에 담그면 된다.

이 세 가지 약재는 액이 많이 나오고 모두 발효가 잘 되므로 건재를 활용하여 발효액을 만들기도 간편하다. 세 가지 중에서 생으로 구하기 어려운 약재는 건재로 구하여 거기에 대추와 생강 그리고 설탕을 넣고 끓여서 먼저 만든 발효액에 넣는다.

산야초 효소 발효액과 설탕

산야초를 발효시키기 위해선 반드시 생재료와 자연당이 필요하다. 생재료는 가급적 채취한 즉시 이용하는 것이 제일 좋고, 건재는 원칙상 자연 발효시킬 수 없다. 당은 가급적 탄수화물이 포함된 자연당 즉 덜 가공된 원당이 제일 좋다.

발효란 생재료에 살아 있는 미생물이 당을 먹고 탄산가스를 배출하면서 영양소를 만들어 내는 것을 말한다. 곧, 알콜발효나 초산발효가 되기 전의 자연발효를 말한다.

산야초를 발효시킬 때 고려할 사항 첫째는 산야초의 종류와 상태이며, 둘째는 발효 온도이며, 셋째는 설탕의 양이다. 이 세 가지는 상호 관련이 매우 높고 발효 기간과 맛·향·효능을 결정짓는다. 그래서 집집마다 다양한 발효액이 나올 수밖에 없다. 일반적 기준인 일대일의 법칙이 결코 절대적일 수 없는 것이다.

예를 들어 신선도가 많이 떨어지는 재료에 10~20% 설탕량을 넣으면서 실온에서 발효시키면 자칫 맛이 술맛이 나거나 시어지기 쉽다. 이를 방지하기 위해서는 가급적 저어 주어 발효 기간을 단축시켜야 한다. 이미 당이 다 소모되어 알콜발효나 식초발효로 전환될 수 있는 조건이 되기 때문이다. 50%의 설탕을 넣고 일반발효를 시키면 온도를 높여야 되고 저어 주기를 해야 그나마 발효액을 유지하는데 거른 후 보관상태도 저온 창고나 냉장고 안에 넣어야 된다. 이것도 열매에 해당되지 잎이나 뿌리의 경우엔 잘 적용이 되지 않는다.

예를 들어 오미자 열매의 경우, 산지에서 바로 채취해 발효액을 만들 때 20% 설탕량으로 발효시킬 경우, 조금만 부주의하면 너무 새콤해질 수도 있고 보관 중 맛이 변하기 쉽다. 만일 50%의 설탕을 넣고 만들자면 발효 기간이 훨씬 단축되어야 하고 냉장고 신세를 면하지 못한다. 그럴 바에야 차라리 온도를 30~40℃로 높이고 거즈를 씌워 술이나 초를 만드는 것이 편하다.

일반적으로 가정에서 발효액을 만드는 것은 쉽고 간편해야 한다. 설탕이 갖고 있는 긍적적인 면보다 부정적인 면이 염려된다면 차라리 이렇게 초를 만드는 것도 바람직하다.

효소 발효액에 대한 고찰

요즘 '웰빙'이라는 순풍을 타고 건강에 대한 관심이 높아졌는데, 대표적인 것이 발효식품에 대한 드높아진 인기라 하겠다. 현재 우리나라의 김치는 세계 5대 식품으로 선정되었고, 막걸리 등 발효주는 국내뿐만 아니라 해외에서도 판매량이 늘어 호황을 누리고 있다고 한다. 그리고 이러한 상황에서 발효식품의 가치를 더욱 올려준 것으로 '효소 발효액'을 이야기할 수 있다.

발효란 생물체의 촉매작용을 하는 고분자 단백질인 효소를 활용하여 발효를 시키는 것으로 흔히 설탕(흑설탕, 황설탕)을 미생물의 먹이로 주어 생물체를 발효시키는 것을 말한다. 우리에게 가장 많이 알려진 것으로는 '매실 발효액'이 있는데, 이는 가장 기초적인 발효법으로 봄에 잘 익은 매실이나 청매실을 항아리에 넣고 같은 양의 설탕을 넣어 100일 정도 두었다가 매실을 건져 내고 그 액을 물에 희석해서 먹는 것이다. 이때 매실 발효액은 매실의 종류나 발효 온도, 발효 기간 등 숙성 과정에 따라 맛과 향이 달라진다.

발효는 미생물들의 작용을 통해 일어나는 것이지만 부패와는 전혀 다른 것이며, 효소 발효액을 만드는 발효법은 김치를 만드는 발효법과도 다르다. 김치는 젖산균에 의해 발효가 되어 신맛이 나지만, 효소 발효액은 설탕을 미생물의 먹이로 주기 때문에 단맛이 난다.

이러한 효소 발효액에는 곡류 · 해초류 · 산야초류 · 한약재류 등 여러 가지 재료가 쓰이는데, 여기서는 산야초 효소 발효액에 국한해서 이야기하고자 한다. 산야초 효소 발효액이란 산야초의 잎 · 줄기 · 뿌리 · 열매 등에 주요한 약효 성분을 흑설탕을 이용해 추출하고 발효시킨 액이다. 산 야초 발효액 요법은 약초의 성분이 가장 왕성하고 즙액이 풍부할 때 채취하여 흑설탕을 사용하여 발효시키는 것으로, 이 방법으로 약초를 섭취하면 해당 약초가 가지고 있는 약성과 미생물(1cm²당 10만 마리 이상의 각종 유산균과 효모)을 함께 섭취하게 되어 건강한 몸을 더욱 건강하게, 병든 몸을 자연의 힘으로 되돌릴 수 있게 된다는 원리이다.

효소 발효액에 대한 의문점들

첫째로, 산야초를 이용해서 효소 발효액을 만들다 보면 가장 먼저 부딪치는 문제가 과다한 설탕의 사용이다. 필자 역시 효소 발효액을 만드는 사람으로 설탕에 대한 고민을 많이 하게 되는 것이 사실이다. 또 한때 발효업계에서는 설탕 논쟁까지 붙어서 흑설탕이 좋은가, 황설탕이 좋은가를 두고도 열띤 토론이 벌어졌다.

때문에 〈산야초 효소 발효액 연구회〉에서는 설탕 대신 엿기름·물엿·쌀겨·꿀 등을 넣어 발효를 시도해 보기도 하고 연구도 하고 있다. 하지만 결론은 역시 설탕이 들어가야 발효가 된다는 사실이다. 물론 꿀을 넣어도 발효는 되지만 발효 속도가 늦어지고 비용이 높기 때문에 실제로 이용하기에 어려움이 있다. 아직 연구 중이라 다 이야기할 수는 없지만 설탕이 전혀 들어가지 않으면 발효가 이처럼 어렵기 때문에 설탕의 양을 최대한 줄여서 발효하는 방법을 찾고 있다.

둘째로, 효소 발효액을 만들다 보면 과학적으로 개량화하여 똑같은 맛을 내기가 어렵다는 것이다. 필자 역시 10년 동안 수백 종류의 효소 발효액을 만들어 보았지만, 같은 재료와 동량의 설탕을 가지고 같은 기간 동안 발효를 시켜도 맛이 똑같지 않았다. 효소 발효액은 재료와 설탕의 양·발효 기간·숙성 기간·발효 장소에 따라 맛과 향이 달라지기 때문에 과학적으로 개량화하기가 참으로 어렵다. 이러한 점 때문에 아무리 몸에 좋은 발효액을 만들어도 현대 과학이나 학계로부터 인정을 받기 어려운 건지도 모르겠다. 하지만 발효는 인간이 재료와 환경만 제공했을 뿐 모든 것은 자연이, 인간이 잘 알지 못하는 미생물이 만드는 것이므로 과학적인 분석만으로는 이해할 수 없는 부분이 너무나도 많다.

셋째로, 효소 발효액을 만들면서 어려운 점은 약성에 대한 의문이다. 효소 발효액이 몸에 좋다는 말을 많이 하는데 과연 어느 성분 때문에 몸에 어떻게 좋은지 그저 막연할 뿐 정확하게 잡히지가 않는다는 것이다. 또한 발효를 시켰을 때 과연 그 재료(산야초 잎이나 뿌리, 꽃 등)에 들어 있는 미생물들이 설탕을 먹고 그 미생물들이 더 많은 미생물들로 증가되며, 미생물들의 먹이가 된 설탕(2당류)이 포도당(단당류)으로 바뀌어 몸에 유익하도록 작용하느냐에 대한 명확한 예시가 부족하다.

그러나 발효식품이 인간의 건강에 매우 좋은 영향을 미친다는 것은 분명한 사실이며, 효소 발효액 역시 그러하다는 것은 많은 사람들이 만들고 먹어 본 경험을 통해서 알고 있는 사실이다. 단지 그것을 과학적으로 입증하지 못했다고 하여 비과학적이라고 폄하하는 것은 성급한 오류인 것이다. 과학적 패러다임은 시대가 변하면 언제든지 변할 수 있다.

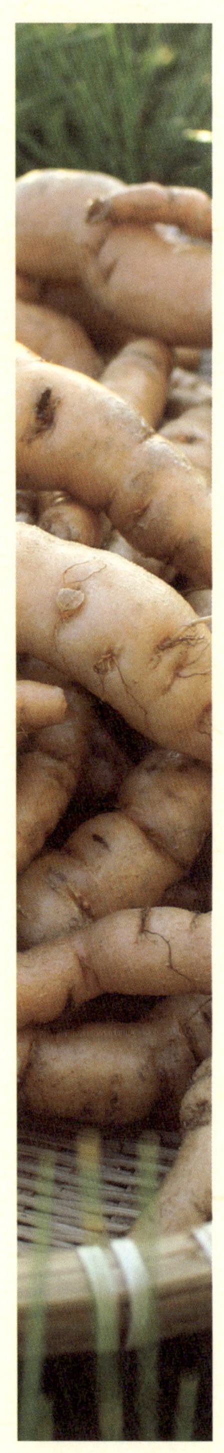

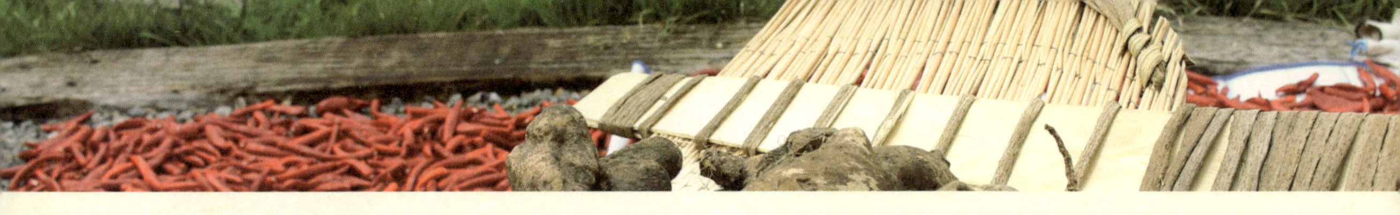

효소 발효액에 대한 전망

우리가 만든 다양한 효소 발효액에는 어떤 미생물이 얼마나 있고 그 효능을 어떻게 증명할 수 있는가? 가장 본질적이고 중요한 질문이다. 결론부터 말하자면 이에 대한 과학적 증명과 체계적인 임상실험 결과 및 자료는 아직 존재하지 않는다.

현재 학계에서는 효소 발효액에 대해 체계적인 분석과 효능 실험을 하지 않는 것으로 알고 있다. 왜냐하면 효소 발효액 산업이 미미하여 연구비를 주고 실험을 의뢰하는 기업체나 개인이 없고, 학교나 기업 및 국가연구소에서도 이 분야에 관심을 갖지 않기 때문이다. 일반적으로 연구는 돈이 되는 테마에만 몰리기 마련이다.

때문에 현재 이야기되는 효소 발효액의 효능은 일본 등 다른 나라에서 수행한 제한적인 연구 결과나 한방 방법론 및 민간요법에 근거한 것이다. 그런데 일부에서는 효소 발효액이 특정 질병에 효과가 있다고 하거나 만병통치약인 듯이 광고하면서 판매하고 있다. 이는 매우 위험한 행위이다. 김치ㆍ된장ㆍ막걸리의 경우에는 현재 학회 등의 제도권에서 체계적인 연구가 수행되고 있지만, 효소 발효액은 학문적으로나 사업적으로 태동기에 불과하다. 따라서 과학적 근거 없는 효능을 언급하면서 판매할 경우 언론으로부터 집중적인 조명을 받을 수 있고 이 경우 자칫하면 효소 발효액 산업이 시작도 하기 전에 붕괴될 수 있다.

따라서 효소 발효액이 된장ㆍ막걸리와 같이 개인이 만들어 판매하는 수준에서 벗어나 대중화되고 산업이 커지려면 먼저 효소 발효액에 대한 많은 과학적 연구가 있어야 하고 동시에 체계적인 임상적 효능이 밝혀져야 하는 것이다. 필자는 이제 그런 시기가 되었다고 생각한다.

효소 발효액에 대한 이러한 연구나 실험 등은 개인들이 하기에는 너무나 어렵고 많은 시간이 소비되므로 정부나 관련 기관 또는 대기업이나 대학 등의 연구기관에서 맡아서 해주기를 바란다. 부디 효소 발효액의 성분과 약효가 과학적으로 철저하게 검증이 되고 좋은 발효법이 정립되어 우리의 김치나 장류가 그러하듯이 효소 발효액도 가족들의 건강을 지키는 초석이 되었으면 하는 바람이다.

2014년 저자 일동

참고문헌

- 미상,《신농본초경》, 하북과학기술 출판사(2000)
- 무희옹 저,《신농본초경소》, 중국중의약 출판사(2000)
- 과학 백과사전 출판사 편,《향약집성방》, 일월서각(1993)
- 과학 백과사전 출판사 편,《약초의 성분과 이용》, 일월서각(1991)
- 노영호 역,《중약대사전》, 상해 과학 기술 출판사(2000)
- 신길구 저,《신씨본초학》, 수문사(1988)
- 김수철 역주,《항암본초》, 바람과 물결(1992)
- 장상문 공저,《한약자원식물학》, 학문출판(주)(1999)
- 서부일 공편저,《본초비요》, 일중사(1999)
- 신장환 공편역,《본초삼가합주》, 일중사(2000)
- 이정원 공편저,《한약포제와 응용》, 영림사(1991)
- 김완희 공편,《장부변증론치》, 성보사(1998)
- 김재길 저,《원색천연약물대사전》, 남산당(1992)
- 진존인 저,《도설, 한방의약대사전》, 도서출판 송악(1990)
- 이창복 저,《대한 식물도감》, 향문사(2006)
- 이영노 저,《원색 한국식물도감》, 교학사(2000)
- 과학백과사전 종합출판사(재편집),《동의학 사전》, 까지출판사()
- 이시진 저,《본초강목(정화본)》, 과학출판사(1998)
- 황도연 저,《방약합편》, 여강(2007)
- 엄우흠 외저,《설탕》, 김영사(2005)
- 양승 저,《약선식품동의보감》, 세계중탕약선연구소(2010)
- 김훈 외저,《본초생약학》, 신일북스(2012)
- 김규열 저,《보익본초》, 원광디지털대학교(2010)
- 안지영 저,《한약본초》, 원광디지털대학교(2012)
- 노영호 역,《약대론》, 일중당(1995)
- 한의학대학 방제학교수 공편저,《방제학》(1999)
- 강병수 외저,《원색 한약도감》, 동아문화사(2008)
- 김창민 외저,《중약대사전》, 정담(1997)
- 최윤희 외저,《약선식료학개론》, 의성당(2009)
- 백명현 저,《문중지혜》, 심오활도(2012)
- 백명현 저,《학시가반》, 심오활도(2012)
- 김선호 편역,《본초문답》, 주민(2009)
- 최철환 저,《본초기》, 대성의학사(2009)
- 안덕균 저,《임상 한약대도감》, 현암사(2012)
- 구본홍 역,《동의보감》, 대중서관(1994)
- 안덕균 외저,《한약포제학》, 일중사(2000)
- 이승혁 편역,《신편 임상 약대론》, 의성사(2007)
- 김정자 외편,《본초(한약재)의 약효 비교 와 감별》, 대원당기획출판사(2011)
- 류주열 저,《새로 쓴 사상의학》, 대성의학사(2007)

천장사와 함께 하는 산야초 참살이 강좌

✿ 산야초 효소 발효액 만들기

산야초 효소 발효액은 자연의 맛과 향을 그대로 전해주는 최고의 건강음료입니다.
산야초의 꽃 · 잎 · 열매 · 줄기 · 뿌리로 발효액 만들기와 방제식 발효액 만들기를 강의합니다.

✿ 산야초 체험 학습

우리나라의 산과 들, 주변에서 쉽게 찾아 이용하고 활용할 수 있는 '산야초의 놀라운 효능과 음용 방법'을
위한 산야초 교실을 안내합니다.

✿ 한방 산야초 교실 (약초)

산야초의 올바른 식용과 약용을 위하여 한방의 진단학, 변증론 및 체질론에 기초하여 산야초의 활용법을
알기 쉽게 강의합니다.

✿ 산야초 음식 연구 교실

산야초 음식에 대한 이론적 강의와 더불어 차(茶) · 초(醋) · 장(醬) · 장아찌 등 기타 발효음식 만들기 실습
을 체험합니다.

강의 최양수

- **저서**

  《약이 되는 산야초 108가지 ① ② ③》
  《산야초로 만드는 효소 발효액 ① ② ③》
  《산야초와 함께 하는 참살이 건강 ① ② ③》 외 다수

- **방송**

  불교TV(www.btn.co.kr)
  〈산야초와 효소로 지키는 건강 365〉 22회 강의

진행 최양수 · 김채용

- **강의 형태** 수시 · 정기 모집
- **장소** 충청남도 서산군 천장사
- **문의** 보리행 김채용 010-4664-2252

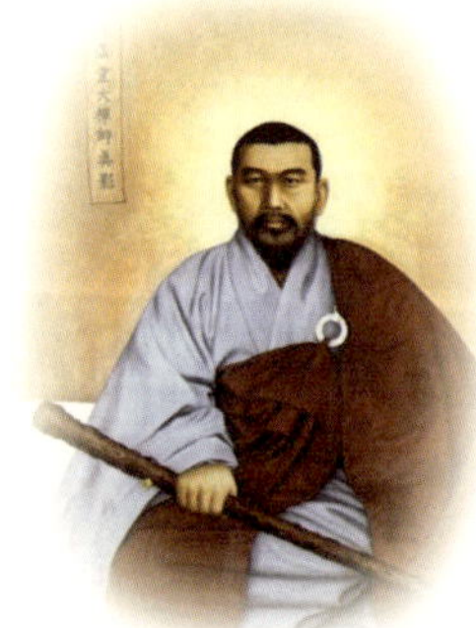

경허스님

"홀연히 사람에게서 고삐 뚫을 구멍없다는 말을 듣고
문득 깨달아 보니 삼천대천세계가 다 나의 집일세
유월 연암산 아랫길에
들사람 일이 없어 태평가를 부르네"